E. Biesinger

H. Iro (Hrsg.)

HNO Praxis heute 25

E. Biesinger
H. Iro (Hrsg.)

HNO Praxis heute

Begründet von H. Ganz

Band 25
Tinnitus

Unter Mitarbeit von
Ch. Archonti, N. Birbaumer, H.-D. Borowsky, D. Brehmer, R. D'Amelio, W. Delb,
P. Falkai, M. Fichter, G. Goebel, K.V. Greimel, J. Gross, H. Haupt, G. Hesse,
W. Hiller, E. Knör, B. Kröner-Herwig, W. Kypke, B. Mazurek, P. Plinkert, H. Schaaf,
B. Seling, T. Verse, T. Wesendahl, A. Wienke, M. Winter, T. Wobrock, I. Zalaman,
H.-P. Zenner

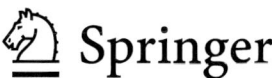 Springer

Dr. med. Eberhard Biesinger
Maxplatz 5
83278 Traunstein

Prof. Dr. med. Heinrich Iro
Universitäts-HNO-Klinik
Waldstraße 1
91054 Erlangen

ISSN 0173-9859
ISBN 3-540-22720-2
Springer Medizin Verlag Heidelberg

Bibliografische Information der Deutschen Bibliothek
Die Deutsche Bibliothek verzeichnet diese Publikation in der Deutschen Nationalbibliografie;
detaillierte bibliografische Daten sind im Internet über http://dnb.ddb.de abrufbar.

Springer Medizin Verlag.
Ein Unternehmen von Springer Science+Business Media
springer.de
© Springer Medizin Verlag Heidelberg 2005
Printed in Germany

Planung: Dr. F. Kraemer / Dr. L. Rüttinger, Heidelberg
Projektbetreuung: I. Conrad / S. Hofmann, Dr. L. Rüttinger, Heidelberg
Design: de'blik, Berlin
Titelbild: de'blik, Berlin

SPIN: 11009856
Satz: Fotosatz-Service Köhler GmbH, Würzburg
Druck: Krips, Meppel, Niederlande

Gedruckt auf säurefreiem Papier   Rü/2111 – 5 4 3 2 1 0

Vorwort

Liebe Leserinnen, liebe Leser,
diesem Jubiläumsband haben wir das Schwerpunktthema »Tinnitus« zugeteilt. Unser Dank gilt den hochkarätigen Autorinnen und Autoren, die das aktuelle Wissen zu diesem Thema hier vortragen. Wie Sie leicht erkennen können, geht es bei der Behandlung des komplexen chronischen Tinnitus in erster Linie um die saubere HNO-ärztliche Diagnostik und die richtige Beratung. Zur Kompensation eines Tinnitus sind die Fachrichtungen Psychologie und auch Psychiatrie gefragt. Das Wissen aus diesem Buch wird Sie in die Lage versetzen, einen verzweifelten Tinnituspatienten richtig zu behandeln. Dabei steht nicht die Beseitigung des Tinnitus im Vordergrund, sondern die Umlenkung der Wahrnehmung, der subjektiven Bewertung und die Behandlung von Komorbiditäten. Dies führt schlussendlich zu einer Kompensation und Habituation.
Dies ist sozusagen »State of the Art« der aktuellen Tinnitustherapie und hilft den allermeisten Patienten.
So vortrefflich behandelt steht dann aber doch immer noch die Frage nach der »Beseitigung« dieses akustischen Phänomens im Raum, was auch von vielen Patienten angesprochen wird. Dies ist immer noch eine Aufgabe, derer sich die zukünftigen Arztgenerationen widmen müssen.

Traunstein/Erlangen im Januar 2005
Dr. med. Eberhard Biesinger
Prof. Dr. med. Heinrich Iro

Inhaltsverzeichnis

Autorenverzeichnis

Archonti, Christina,
Dr. rer. med. Dipl.-Psych.
Zentralinstitut für Seelische
Gesundheit
J5
68159 Mannheim

Biesinger, Eberhard, Dr. med.
Maxplatz 5
83278 Traunstein

Birbaumer, Niels, Prof. Dr. med.
Institut für Medizinische Psycho-
logie
Universität Tübingen
Gartenstraße 29
72074 Tübingen

Borowsky, Hans-Dieter
auric Hörsysteme GmbH & Co. KG
Osnabrücker Straße 2–12
48429 Rheine

Brehmer, Detlef, Priv.-Doz.
Dr. med.
HNO-Gemeinschaftspraxis
Friedrichstr. 3/4
37073 Göttingen

D'Amelio, Roberto
Dipl.-Psych.
Klinik für Psychiatrie
und Psychotherapie
der Universität des Saarlandes
66421 Homburg/Saar

Delb, Wolfgang, Priv.-Doz.
Dr. med.
Klinik und Poliklinik für Hals-
Nasen-Ohrenheilkunde
der Universität des Saarlandes
66421 Homburg/Saar

Falkai, Peter, Prof. Dr. med.
Klinik für Psychiatrie
und Psychotherapie
der Universität des Saarlandes
66421 Homburg/Saar

Fichter, Manfred, Prof. Dr. med.
Dipl. Psych.
Medizinisch-Psychosomatische
Klinik Roseneck
Am Roseneck 6
83201 Prien

Goebel, Gerhard, Priv.-Doz.
Dr. med.
Medizinisch-Psychosomatische
Klinik Roseneck
Am Roseneck 6
83201 Prien

Greimel, Karoline V., Dr. phil.
Universitätsinstitut für Klinische
Psychologie der Paracelsus
Medizinischen Privatuniversität
Salzburg
Müllner Hauptstraße 48
A-5020 Salzburg

Gross, Johann, Prof. Dr. med.
Charité Campus Mitte
Hals-, Nasen-, Ohrenklinik
und Poliklinik
Schumannstraße 20/21
10117 Berlin

Haupt, Heidemarie, Dipl. Ing.
Abteilung Chirurgisch orientierte
Klinik
Charité Campus Mitte
Schumannstraße 20/21
10117 Berlin

Hesse, Gerhard, Priv.-Doz.
Dr. med.
Tinnitus-Klinik Arolsen
Große Allee 1–3
34454 Bad Arolsen

Hiller, Wolfgang, Prof. Dr.
Institut für klinische Psychologie
und Psychotherapie
der Universität Mainz
Staudingerweg 9
55099 Mainz

Knör, Elke
Deutsche Tinnitus-Liga e.V.
Postfach 210351
42353 Wuppertal

Kröner-Herwig, Birgit, Prof. Dr.
Georg-Elias-Müller-Institut
für Psychologie
Goßlerstraße 14
37073 Göttingen

Kypke, Wolfgang, Dr. med.
Arzt für Psychotherapeutische
Medizin
Maxplatz 5
83278 Traunstein

Mazurek, Birgit, Dr. med.
Charité Campus Mitte
Hals-, Nasen-, Ohrenklinik
und Poliklinik
Schumannstraße 20/21
10117 Berlin

Plinkert, Peter, Prof. Dr. med.
Klinik und Poliklinik für Hals-
Nasen-Ohrenheilkunde
der Universität des Saarlandes
66421 Homburg/Saar

Schaaf, Helmut, Dr. med.
Tinnitus-Klinik Arolsen
Große Allee 1–3
34454 Bad Arolsen

Seling, Brigitte
Fachärztin für Psychiatrie,
Fachärztin für Psychotherapeutische
Medizin, Homöopathie
Tinnitus-Klinik Arolsen
Große Allee 1–3
34454 Bad Arolsen

**Verse, Thomas, Priv.-Doz.
Dr. med.**
Klinik und Poliklinik für Hals-
Nasen-Ohrenheilkunde
der Universität des Saarlandes
66421 Homburg/Saar

**Wesendahl, Theo, Dr. med.
Dipl.-Phys.**
HNO-Facharztpraxis
Dr. Isselstein/Dr. Wesendahl
Osnabrücker Straße 4–6
48429 Rheine

Wienke, Albrecht, Dr.
Kanzlei Wienke & Becker – Köln
Bonner Straße 323
50968 Köln

Winter, Mark, Dr. Dipl.-Ing.
Hörzentrum Rheine GbR
Osnabrücker Straße 2–12
48429 Rheine

Wobrock, Thomas, Dr. med.
Klinik für Psychiatrie
und Psychotherapie
der Universität des Saarlandes
66421 Homburg/Saar

Zalaman, Ilse, Dipl. Psych.
Universitäts-HNO-Klinik
Universität Tübingen
Elfriede-Aulhorn-Str. 5
72076 Tübingen

**Zenner, Hans-Peter, Prof.
Dr. med.**
Universitäts-HNO-Klinik
Universität Tübingen
Elfriede-Aulhorn-Str. 5
72076 Tübingen

Themenverzeichnis
der bisher erschienenen Bände

Rhinologie

Regionale plastische Chirurgie

Spezielle Tumorkapitel

Allgemeine Themen/Randgebiete

Tinnitus heute: ein Wahrnehmungsproblem?

D. Brehmer

Einleitung. Der Tinnitusbetroffene nimmt Geräuschsensationen wahr, ohne dass eine objektivierbare externe Schallquelle vorhanden ist. Hierbei handelt es sich wahrscheinlich um eine fehlerhafte Kodierung auditorischer Informationen innerhalb des Hörsystems. Subjektiver Tinnitus wird unabhängig von seinem Entstehungsort bewusst wahrgenommen. Infolgedessen ist der Hörkortex bei der Tinnitusentstehung aktiviert. Dies konnte mit mehreren voneinander unabhängigen Methoden nachgewiesen werden.

1.1 Das neurophysiologische Modell

Jastreboff et al. [8, 9] stellten 1988 erstmals ihr aus der Forschung mit Ratten gewonnenes Tinnitusmodell vor. In diesem Modell wurden mittels Salicylatgaben Phantomhörwahrnehmungen beschrieben bzw. dargestellt. Es ist bekannt, dass Acetylsalicylsäure im auditorischen System beim Menschen Tinnitus hervorruft [4, 18]. Dieses Tiermodell orientiert sich an den Modellen der Konditionierung (Pawlow-Reflex).

Zuerst wurden die Ratten unter Flüssigkeitsentzug gesetzt, anschließend wurde das Trinkverhalten beobachtet und gemessen. Danach begann die Konditionierungsphase. Das Sicherheitssignal stellte ein 24-stündiges Hintergrundrauschen dar. Das Abstellen des Hintergrundrauschens (konditionierter Stimulus) geschah gleichzeitig mit einem 0,5 Sekunden dauernden Elektroschock von 1,5 mA (unkonditionierter Stimulus). Das Trinkverhalten während der Konditionierungsphase (Dauer etwa 30 Sekunden) wurde mit dem Trinkverhalten der letzten 30 Sekunden vor der Konditionierungsphase verglichen.

Eine Gruppe von Ratten erhielt 350 mg/kg Körpergewicht (KG)/Tag Natriumsalz subkutan (das entspricht 300 mg/kg KG Acetylsalicylsäure). Hier erfolgte die Dekonditionierung schneller, da die Tiere sich unter dem medikamentös erzeugten kontinuierlichen Geräusch nach dem Pawlow-Training sicher fühlten und die angstbesetzte Lärmpause wegfiel. Die Vergleichsgruppe, die Kochsalz injiziert bekam, zeigte im Vergleich dazu diese Wirkung nicht. In einem weiteren Experiment wurde die Spontanaktivität am Colliculus inferior bei Meerschweinchen gemessen. Nach der intraperitonealen Gabe von Salicylat war die Spontanaktivität am Colliculus inferior deutlich angestiegen [7].

Die Autoren stellen die These auf, dass die durch Salicylatgabe hervorgerufenen Änderungen der Zellaktivität vom auditorischen Kortex als Geräusch interpretiert werden. Sie schließen daraus, dass die salicylatinduzierten Änderungen der Entladungsrate im Bereich des Colliculus inferior in vielen Dingen den Effekten entspricht, wie bei einer akustischen Stimulation des intakten auditorischen Systems. In einem Versuch, bei dem anstatt Salicylat Kochsalz injiziert wurde, kam es zu keiner Änderung der Spontanaktivität des Colliculus inferior.

Anhand dieser tierexperimentellen Untersuchungen wurde bewiesen:

1. Subjektiver Tinnitus ist im Tierversuch objektivierbar.
2. Tinnitus ist ein Produkt abnormer neuronaler Aktivitäten in der Hörbahn, die dann in höheren auditorischen Zentren als Geräusch oder Tinnitus wahrgenommen werden [27].
3. Tinnitus stellt unabhängig von dem Ort der Generierung eine Folge einer Fehlschaltung im neuronalen Netzwerk dar [10].

In Weiterentwicklung dieser Basisarbeiten hat Jastreboff zusammen mit Hazel [11–15] das neurophysiologische Tinnitusmodell entwickelt.

> **Wichtig**
>
> Jastreboff u. Jastreboff [16] führen in ihrem Überblick auf das neurophysiologische Modell an, dass Tinnitus nur bei einer geringen Zahl der Betroffenen zu einem Leiden führt und dass kein Zusammenhang zwischen den psychoakustischen Messwerten und dem Leiden an Tinnitus besteht. Auch die Therapieergebnisse sind unabhängig von den erhobenen psychoakustischen Messwerten [12].

Für Jastreboff et al. [12] ist das auditorische System in der Tinnitusverarbeitung nur sekundär, sie halten andere mit dem auditorischen System vernetzte Systeme wie das limbische System und das autonome Nervensystem, neben Zentren die Gedächtnis- und Aufmerksamkeitsleistungen erbringen, für dominant in der Tinnitusverarbeitung.

> Das Hauptpostulat des neurophysiologischen Tinnitusmodells ist, dass alle auditorischen Bahnen und einige nichtauditorische Systeme eine wesentliche Rolle in jedem Fall von subjektivem Tinnitus involviert sind.

1.2 Objektiver Nachweis von Tinnitus im Tiermodell

Auch andere Arbeitsgruppen konnten im Tierexperiment zeigen, dass Salicylatgaben eine Veränderung im auditorischen System und im limbischen System verursachen.

Wallhäusser-Franke et al. [24] evaluierten die Aktivität im Gehirn von Mäusen, denen Natriumsalicylat gegeben worden war, mit ^{14}C-markierter Desoxyglukonase. Die Kontrollgruppe erhielt nur Kochsalz. In einem zweiten Versuch wurde bei den Mäusen ein Knalltrauma durch das Abfeuern einer Spielzeugpistole erzeugt. Die radioaktiv markierte Glukose wird von den aktiven Neuronen aufgenommen, kann aber nicht mehr zur Energiegewinnung herangezogen werden. Daher kommt es in dem Gebiet der Aufnahme zu einer Anreicherung dieser radioaktiv markierten Glukose. Diese Neurone emittieren dann vermehrt β-Strahlung. Dies kann dann auf den tiefgefrorenen Gehirnschnitten, die auf einen ^{14}C-sensitiven Röntgenfilm gelegt werden, nachgewiesen werden.

Die Salicylatgabe und das Knalltrauma führten zur nachweisbaren erhöhten Aktivität im auditorischen Kortex, dagegen war im auditorischen Hirnstamm nur eine geringe Aktivität messbar. Bei den Kontrollen zeigte sich nach Stimulation mit einem leisen Sinusdauerton Aktivität im auditorischen Hirnstamm nicht jedoch im auditorischen Kortex.

Somit konnte experimentell gezeigt werden, dass hohe Natriumsalicylatgaben oder ein Knalltrauma konsekutiv zu einer Unterdrückung der neuronalen Aktivität des Hirnstammes führt. Die Autoren folgern daraus, dass die Haarzellen in der Kochlea nicht aktiviert wurden, sonst hätten vermehrt neuronale Signale in die übergeordneten Zentren gesandt werden müssen, welches sich in einer Aktivierung des Hirnstammes gezeigt hätte. Eine periphere Generierung des Tinnitus scheidet bei diesem Versuch aus, wohl aber nicht eine periphere Genese (Schädigung der Haarzellen durch das Knalltrauma).

Zusätzlich wurde eine immunhistochemische Untersuchung mit einem polyklonalen Antikörper (c-fos-Protein) an den Mäusegehirnen durchgeführt [25, 26]. Bei Einwirken neuartiger Reize wird dieses Gen als eines der ersten Gene, die zu einem Umbau im Zellstoffwechsel führen, im Gehirn exprimiert. Hier konnten im auditorischen Kortex viele immunreaktive Neurone nach experimenteller Tinnitusauslösung gefunden werden. Bei den Kontrollen ließen sie sich nur vereinzelt nachweisen. Ebenso zeigte sich eine gegenüber den Kontrollen wesentlich erhöhte c-fos-Expression in der zum limbischen System gehörenden Amygdala.

> Somit wurde eine starke Aktivierung des für Emotionen, Stimmung, Motivation und Aufmerksamkeit verantwortlichen limbischen Systems bewiesen [17, 26]. Durch die Vernetzung des limbischen und retikulären Systems mit dem auditorischen System erklären sich die mit dem Tinnitus verbundenen Emotionen und auch das Auftreten von Stressreaktionen durch den negativ besetzten Höreindruck Tinnitus.

Hoke et al. [5] verwenden den Zwicker-Ton [28] als Tinnitusmodell in ihren neuromagnetischen Studien und favorisieren im Bereich des Kortex eine Zunahme neuraler Aktivität. Auch Jastreboff [10] interpretiert Tinnitus als eine »aberrant neural activity« innerhalb des auditorischen Systems, die irrtümlich von der Hörrinde als Geräusch gewertet wird.

1.3 Vernetzung im neurophysiologischen Modell

Die im neurophysiologischen Tinnitusmodell (◘ Abb. 1.1) beschriebenen Ebenen sind untereinander vernetzt [11].

Die *untere Ebene (1)* entspricht den Regionen einer möglichen Tinnitusgenerierung (z. B. kochleäre Schädigung im Haarzellbereich oder im Bereich der afferenten Hörnervenfasern).

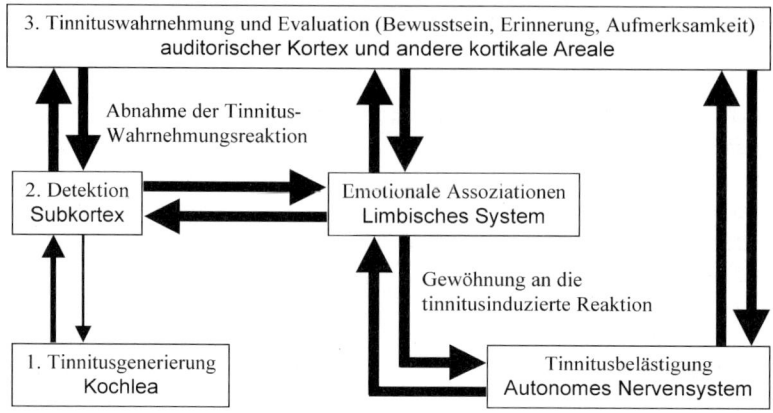

◘ Abb. 1.1. Blockdiagramm Neurophysiologisches Tinnitusmodell. Die Schwärzung der Pfeile zeigt die Bedeutung der Vernetzung an. (Nach [16])

Die *mittlere Ebene (2)* entspricht subkortikalen Zentren (Kernen), mit deren Hilfe der Mustererkennungsprozess (Detektion) peripherer Signale geleistet wird.

Die *obere Ebene (3)* entspricht dem auditiven Kortex, in dem die Wahrnehmung (Perzeption) und Evaluation der neuronalen Aktivitäten stattfindet.

Die *4. Ebene* entspricht der Vernetzung zum limbischen System und autonomen Nervensystem. Ist das Tinnitushören bei der Person nicht mit negativen Assoziationen verbunden, spielen nur die ersten 3 Stufen eine Rolle. Der Patient hört und nimmt Tinnitus wahr, ist aber dadurch nicht gestört.

Wichtig

Kommt es in Verbindung mit der Tinnituswahrnehmung zu negativen Emotionen, ist die 4. Stufe aktiviert und damit letztlich der entscheidende Faktor für das Empfinden der Belästigung und die negative Bewertung des Tinnitus [16].

Das limbische System stellt gewissermaßen eine Übergangszone zwischen Neokortex und Hirnstamm dar. Es ist das verantwortliche Erregungskreissystem für Ausdrucksmechanismen, Affektgestaltung, Stimmungen und Triebe [1].

Nach Jastreboff et al. [14] bestehen zwischen dem Tinnitussignal und diesen Zentren Verbindungen im Sinne von Reflexen. In dem Modell werden 2 Regelkreise benannt:

— der »upper loop« als Regelkreis zwischen dem auditorischen System und der bewussten Wahrnehmung und Bewertung des Tinnitus, und
— der »lower loop« als Regelkreis zwischen dem auditorischen System und den unbewussten Prozessen (emotionelle Assoziationen im limbischen System, autonomes Nervensystem).

Der Upper loop kann durch Counseling beeinflusst werden, während der Lower loop nur indirekt kontrolliert werden kann [16].

Es handelt sich hierbei nicht um statische Verknüpfungen, das bedeutet, dass die Aktivität aller Zentren plastisch ist und die Verarbeitung des Tinnitus beeinflussbar ist.

Die TRT (»tinnitus retraining therapy«) setzt mit ihren unterschiedlichen Modalitäten gleichzeitig an den verschiedenen Ebenen an. Das Tragen eines Rauschgenerators setzt an der Ebene 1 (Tinnitusgenerierung) und an der Ebene 2 (Detektion) an und fördert so die Habituation. Das Rauschen des Rauschgenerators erschwert dem zentralen Hörsystem das Tinnitussignal von neuronaler Hintergrundaktivität zu separieren [3]. Die Ebene 3 ist Angriffspunkt für das Counseling. Die anatomisch nachweisbare enge Verknüpfung und Vernetzung des für Emotionen und Aufmerksamkeit verantwortlichen limbischen Systems, des für das Verhalten verantwortlichen präfrontalen Kortex und des autonomen Nervensystems mit dem auditorischen System erklärt, wie unterschiedlich ein Tinnitussignal wahrgenommen und gewertet werden kann.

Eine im Bereich der Hörbahn vorhandene Aktivität, die von einer Person als Tinnitus wahrgenommen werden kann, unterliegt im Gehirn einer Bewertung. Dieses Signal kann durch subkortikale Prozesse verstärkt oder abgeschwächt werden. Die Bewertung unterliegt einer bestimmten Situation, aber auch der persönlichen Stimmungslage. Wird der wahrgenommene Tinnitus als nicht bedeutsam eingestuft, verliert sich die Aufmerksamkeit auf ihn. Der Tinnitus wird weggefiltert.

> Kommt es jedoch zu einer negativen emotionalen Besetzung der Tinnituswahrnehmung, wird die Aufmerksamkeit noch mehr auf den Tinnitus gelenkt, welches wiederum den Mustererkennungsprozess (Detektion) in den subkortikalen Zentren steigert.

Die vermehrte Detektion des Tinnitussignals aktiviert das limbische System und das autonome Nervensystem, welches zur gleichen Zeit die Aufmerksamkeit auf den Tinnitus lenkt. Somit wird die Aktivierung des limbischen und autonomen Nervensystems aufrechterhalten. Unter Berücksichtigung der neurophysiologischen Modellvorstellungen wird angenommen, dass der (auf Ebene 2) subkortikale Mustererkennungsprozess (Detektion) des Tinnitus beeinflussbar und damit reversibel ist. Voraussetzung hierfür sind Umgewöhnungsprozesse im Sinne eines Retraining im zentralen auditorischen System, im limbischen und autonomen Nervensystem.

Wichtig

Das Reaktionsmuster tinnitusspezifischer neuronaler Aktivität des limbischen Systems und autonomen Nervensystems wird blockiert. Folglich kommt es zu einer Habituation der negativen tinnitusinduzierten Reaktionen. Der Tinnitus wird trotzdem noch wahrgenommen, aber nicht mehr so belästigend empfunden. Außerdem wird ein Gewöhnungsprozess der Tinnituswahrnehmung erreicht. Hier wird die tinnitusspezifische neuronale Aktivität blockiert, bevor sie das Bewusstsein erreicht.

Diese Vorgänge werden als Retraining subkortikaler und kortikaler Areale verstanden. Auch wenn ein hohes Maß an Habituation der tinnitusspezifischen Reaktionen und der Tinnituswahrnehmung erreicht werden, ist der Tinnitus, wenn die Aufmerksamkeit bewusst auf ihn gelenkt wird, noch da. Selbst die Qualität des Tinnitus und seine Lautstärke sind unverändert wie zur Beginn der Therapie [16].

> Die Tinnitusgenese soll für das Ergebnis der TRT unerheblich sein, da die habituationsbedingten Änderungen des Nervensystems oberhalb der Tinnitusquelle beginnen.

1.4 Analogien zum chronischen Schmerz

Chronischer Tinnitus wird oft mit chronischen Schmerzen verglichen: Beide Phänomene sind subjektiv und rufen Unbehagen und Angst hervor. Genau wie Tinnitus kann Schmerz viele Ursachen haben, und genauso wenig wie beim Tinnitus beseitigt die Nervenresektion sicher den Schmerz [6]. Ähnlich wie beim Tinnitus verstärken Stress und emotionelle Probleme auch die Wahrnehmung von Schmerz, und beide Phänomene werden bei erfolgreicher Ablenkung weniger schlimm oder temporär gar nicht wahrgenommen. Der psychologischen Betreuung von Patienten wird auch in der Schmerztherapie ein großer Stellenwert eingeräumt [23].

Wichtig

Die kognitive Verhaltenstherapie, die auch beim chronischen Tinnitus angewendet wird, ist bei der Behandlung chronischer Schmerzen seit langem etabliert [22].

Møller [20] hat die Gemeinsamkeiten von Schmerz und Tinnitus detailliert beschrieben. Chronische Schmerzen sind oft Folge einer peripheren Verletzung, diese Verletzung selbst ist aber dann schon nicht mehr verantwortlich für den persistierenden Schmerz. Als Generator von Tinnitus wird häufig das periphere auditorische System angenommen, welches jedoch nicht an der Aufrechterhaltung und der Belästigung der Tinnituswahrnehmung beteiligt ist. Schmerz und Tinnitus können initial durch periphere Unterbrechungen zwischen efferenten und afferenten Signalen generiert werden. Mit der Zeit triggert diese Unterbrechung eine Reorganisation des zentralen Nervensystems und führt zu einem chronischen Zustand. Wahrscheinlich ist das limbische System an dieser Reorganisation beteiligt [10]. Ähnlich wie sich die kortikale Re-Organisation bei dem Phänomen des Phantomgliedschmerzes vollzieht, kommt es auch zu einer Re-Organisation im auditorischen Kortex als Folge von Veränderungen in der auditorischen Peripherie [19]. Viele Studien unterstützen die Hypothese, dass die neurale Plastizität für bestimmte Formen des Tinnitus eine entscheidende Rolle spielt (Übersicht bei [23]).

Folmer et al. [2] haben die Gemeinsamkeiten ihrer Tinnituspatienten mit denen von Schmerzpatienten verglichen.

Wichtig

Sie fanden heraus, dass der Schweregrad des chronischen Tinnitus mit dem Schweregrad von Schlafstörungen, Ängstlichkeit und Depression korreliert und dass diese Beziehungen die gleichen sind, wie für Patienten mit chronischen Schmerzen.

Sie führen an, dass diese Symptome nur mit beschränktem Erfolg zu behandeln sind und oft ein multimodales Therapiekonzept benötigen.

Literatur

1. Duus P (1983) Zwischenhirn (Dienzephalon). In: Duus P (Hrsg) Neurologisch-topische Diagnostik. Thieme, Stuttgart New York, S 239–301
2. Folmer RL, Griest SE, Martin WH (2001) Chronic tinnitus as phantom auditory pain. Otolaryngol Head Neck Surg 124:394–400
3. Goebel G, Wedel H v (2001) Tinnitus-Retrainig-Therapie in Deutschland. In: Goebel G (Hrsg) Ohrgeräusche. Psychosomatische Aspekte des komplexen chronischen Tinnitus. Urban & Vogel, München, S 83–96
4. Guitton MJ, Caston J, Ruel J, Johnson RM, Pujol R, Puel JL (2003) Salicylate induces tinnitus through activation of cochlear NMDA receptors. J Neurosci 23:3944–3952
5. Hoke ES, Hoke M, Ross B (1996) Neurophysiological correlate of the auditory after-image ('Zwicker tone'). Audiol Neurootol 1:161–174
6. House JW, Brackmann DE (1981) Tinnitus: surgical treatment. In: Evered D, Lawrenson G (eds) Tinnitus Ciba Foundation Symposium 85. Pitman Books, London, pp 204–216
7. Jastreboff PJ, Sasaki CT (1986) Salicylate-induced changes in spontaneous activity of single units in the inferior colliculus of the guinea pig. J Acoust Soc Am 80:1384–1391
8. Jastreboff PJ, Brennan JF, Coleman JK, Sasaki CT (1988 a) Phantom auditory sensation in rats: an animal model for tinnitus. Behav Neurosci 102:811–822
9. Jastreboff PJ, Brennan JF, Sasaki CT (1988b) An animal model for tinnitus. Laryngoscope 98:280–286
10. Jastreboff PJ (1990) Phantom auditory perception (tinnitus): mechanisms of generation and perception. Neurosci Res 8:221–254
11. Jastreboff PJ, Hazell JW (1993) A neurophysiological approach to tinnitus: clinical implications. Br J Audiol 27:7–17
12. Jastreboff PJ, Hazell JW, Graham RL (1994) Neurophysiological model of tinnitus: dependence of the minimal masking level on treatment outcome. Hear Res 80:216–232
13. Jastreboff PJ (1996) Clinical implications of the neurophysiological model of tinnitus. In: Reich G, Vernon J (eds) Proceedings of the Fifth International Tinnitus Seminar 1995. Portland, Oregon, USA. Am Tinnitus Association, Portland/OR, pp 500–507
14. Jastreboff PJ, Gray WC, Gold SL (1996) Neurophysiological approach to tinnitus patients. Am J Otol 17:236–240
15. Jastreboff PJ, Jastreboff MM, Kwon O, Shi J, Hu S (1999) An animal model of noise-induced tinnitus. In: Hazell J (ed) Proceedings of the Sixth International Tinnitus Seminar 1999, Cambridge, UK. Biddles Short Run Books, King's Lynn/Norfolk, pp 198–202
16. Jastreboff PJ, Jastreboff MM (2000) Tinnitus Retraining Therapy (TRT) as a method for treatment of tinnitus and hyperacusis patients. J Am Acad Audiol 11:162–177
17. Langner G, Wallhäusser-Franke E (1999) Computer simulation of a tinnitus model based on labelling of tinnitus in the auditory cortex. In: Hazell J (ed) Proceedings of the Sixth International Tinnitus Seminar 1999, Cambridge, UK. Biddles Short Run Books, King's Lynn/Norfolk, pp 20–25
18. McFadden D, Plattsmier HS, Pasanen EG (1984) Aspirin-induced hearing loss as a model of sensorineural hearing loss. Hear Res 16:251–260
19. Meickle MB (1995) The interaction of central and peripheral mechanisms in tinnitus. In: Vernon JA, Møller AR (eds) Mechanisms of tinnitus. Allyn & Bacon, London, pp 185–206
20. Møller AR (1997) Similarities between chronic pain and tinnitus. Am J Otol 18:577–585

21. Møller AR (2003) Pathophysiology of tinnitus. Otolaryngol Clin North Am 36:249–266

22. Morley S, Eccleston C, Williams A (1999) Systematic review and meta-analysis of randomized controlled trials of cognitive behaviour therapy and behaviour therapy for chronic pain in adults, excluding headache. Pain 80:1–13

23. Simanski C, Lempa M, Koch G, Tiling T, Neugebauer E (1999) Phantomschmerztherapie mit Lachscalcitonin und Einfluß auf die postoperative Patientenzufriedenheit. Chirurg 70:674–681

24. Wallhäusser-Franke E, Braun S, Langner G (1996) Salicylate alters 2-DG uptake in the auditory system: a model for tinnitus. NeuroReport 7:1585–1588

25. Wallhäusser-Franke E (1997) Salicylate evokes c-fos expression in the brain stem: implications for tinnitus. NeuroReport 8:725–728

26. Wallhäusser-Franke E, Olivia R, Braun S, Wenz G, Langner G (1997) C-fos activation in auditory and limbic brain structures in an animal model of tinnitus. J Mol Med 75:B36

27. Wedel H v, Wedel UC v (2000) Eine Bestandsaufnahme zur Tinnitus-Retraining-Therapie. HNO 48:887–901

28. Zwicker E (1964) »Negative afterimage« in hearing. J Acoust Soc Am 36:2413–2415

Zentrale Prozesse bei Tinnitus und ihre Bildgebung

K. V. Greimel, E. Biesinger

2

Einleitung. Aufgrund der hohen Korrelation zwischen Hörschäden und Tinnitus ist man lange Zeit davon ausgegangen, dass Tinnitus eine Folge einer peripheren, kochleären Schädigung ist. Beobachtungen, dass Tinnitus aber auch ohne kochleäre Schädigung auftreten kann, sowie die Tatsache, dass Tinnitus auch nach einer Durchtrennung des Hörnerves nicht verschwindet, haben den Blickpunkt in den letzten Jahren von peripheren auf zentrale Prozesse gelenkt. Die Entwicklung bildgebender Verfahren (z. B. Positronenemissionstomographie/PET und Magnetresonanztomographie/MRT), hat das Interesse an der Erforschung kortikaler Prozesse zusätzlich gefördert.

Mit Hilfe moderner bildgebender Verfahren wird heute versucht, zentrale Mechanismen der Entstehung und Verarbeitung von Tinnitus sichtbar zu machen.

> **Wichtig**
>
> Insgesamt haben bildgebende Verfahren nicht nur Veränderungen der Aktivität im auditiven Kortex sondern auch in Gehirnregionen, die mit Aufmerksamkeit, Gedächtnis und Emotionen in Verbindung gebracht werden, gezeigt.

Im Einzelnen sind aber noch lange nicht alle Fragen geklärt, und auch der Entstehungsmechanismus von Tinnitus ist nach wie vor unklar.

> **Wichtig**
>
> Einigkeit besteht jedoch zunehmend darüber, dass Tinnitus mit peripheren Schädigungen allein nicht erklärt werden kann und dass zentrale Prozesse – psychologische und physiologische – in das Erklärungsmodell integriert werden müssen.

2.1   Zentrale Prozesse bei Tinnitus

2.1.1   Das »Leiden« an Tinnitus – psychologische Grundlagen

Psychologisch orientierte Tinnitusmodelle haben sich von Beginn an mit zentralen Mechanismen,

d. h. mit Mechanismen der Wahrnehmung und der Verarbeitung von Tinnitus beschäftigt.

Richard Hallam und Mitarbeiter haben Anfang der 1980er-Jahre ein Tinnitusmodell entwickelt, das neben physiologischen Prozessen psychologische Faktoren wie Wahrnehmung, Aufmerksamkeit, Emotionen, Kognitionen usw. berücksichtigt [17, 18]. Theoretische Grundlagen dieses Modells bilden u. a. die Reizvergleichstheorie von Sokolov [49] sowie die Informationsverarbeitungstheorie von Öhmann [41]. Diese Theorien gehen im Wesentlichen davon aus, dass jeder Reiz auf neuronaler Ebene dahingehend verglichen wird, ob dafür bereits ein Gedächtnisinhalt, ein »Modell« existiert. Neue Reize, die auf neuronaler Ebene noch nicht repräsentiert sind, lösen eine Orientierungsreaktion aus.

Nimmt eine Person das erste Mal Tinnitus wahr, so richtet sie zunächst die gesamte Aufmerksamkeit darauf: Was ist das für ein Geräusch? Woher kommt es? Ist es gefährlich? Was kann ich dagegen tun?

Hallam sieht Tinnitus primär als ein Problem der Habituation. Das Geräusch wird als ein interner Stimulus bzw. als ein Stressor betrachtet, auf welchen der oder die Betroffene aufgrund der Neuartigkeit des Reizes und des fehlenden neuronalen Modells die Aufmerksamkeit fokussiert. Generell nehmen Aufmerksamkeits- und Orientierungsreaktionen jedoch bei fehlender Handlungsrelevanz oder bei wiederholter Darbietung desselben Reizes im Laufe der Zeit ab, sie habituieren. Das trifft auch auf Tinnitus zu. Die Mehrzahl der Betroffenen nehmen das Geräusch im Laufe der Zeit immer seltener wahr, sie gewöhnen sich daran.

> **Wichtig**
>
> Unterbrochen werden kann der Habituationsprozess jedoch, wenn sich der Tinnitus verändert bzw. wenn er als bedeutsam und handlungsrelevant eingestuft wird.

Spezifische dysfunktionale Gedanken (z. B. »Tinnitus ist eine Katastrophe!«, »Damit kann ich nicht leben«, »Tinnitus ist gefährlich und schädigt die Gesundheit«) geben dem Geräusch eine spezielle

Bedeutung und führen zu negativen emotionalen Konsequenzen (z. B. Verzweiflung, Angst, Depression) – ein Teufelskreis entsteht.

Kröner-Herwig [23] hat das Habituationsmodell von Hallam aufgegriffen und erweitert und auf dessen Grundlage ein standardisiertes Behandlungskonzept entwickelt (▸ s. Kap. 9).

2.1.2 Neuronale Plastizität und Tinnitus – physiologische Grundlagen

Unter neuronaler Plastizität versteht man die »ability of nerve cells to change their properties for example by sprouting new processes, making new synapses or altering the strength of existing synapses« (http://www.dictionarybarn.com/NEURONAL-PLASTICITY.php).

Neuronale Plastizität tritt in allen Teilen des Nervensystems auf, kann entwicklungs- oder lernbedingt sein oder kompensatorisch nach Schädigungen oder Verletzungen auftreten [9, 43, 44, 48].

Kompensatorische Plastizität kann aber nicht nur innerhalb einer Sinnesmodalität, sondern auch zwischen verschiedenen Sinnesmodalitäten auftreten (»cross-modal neuroplasticity«).

> **Wichtig**
>
> Bei Tinnitus wurden Interaktionen zwischen dem somatosenorischen, dem somatomotorischen und dem visuellen System gefunden.

Es konnte beispielsweise beobachtet werden, dass manche Patienten die Lautstärke oder Tonhöhe ihres Tinnitus durch Augenbewegungen (»gaze-evoced tinnitus«), durch Gesichts- und Kieferbewegungen, durch Bewegung der Hände oder Berührung der Fingerspitzen beeinflussen können und dass das Geräusch durch Elektrostimulation oder kraniozervikale Manipulationen verändert werden kann [5–7, 28, 30, 45].

2.1.3 Kortikale Reorganisation bei Tinnitus

Reorganisationen des somatosensorischen Kortex nach Verletzungen (z. B. Phantomempfindungen nach Amputationen) sind ein bekanntes Phänomen [11, 12].

> **Wichtig**
>
> Vor dem Hintergrund dieser Erkenntnisse wurde Tinnitus, in Analogie zum Schmerz, als Phantomempfindung des akustischen Systems interpretiert.

Ähnlichkeiten zwischen chronischem Schmerz und chronischem Tinnitus wurden auf verschiedenen Ebenen hergestellt: Beides sind subjektive Phänomene, die durch eine periphere Schädigung ausgelöst werden und in der Folge zu zentralen Veränderungen (kortikale Reorganisation, »re-mapping«) führen können [3, 13, 38, 39, 50].

> **Wichtig**
>
> Ein sensorineuraler Hörverlust in einem bestimmten Frequenzbereich führt zentral zu einer verminderten Aktivierung im korrespondierenden Frequenzbereich, aber zu einer erhöhten Aktivität im benachbarten Frequenzbereich und zu einem Expansion in den geschädigten Bereich (»Filling-in-Phänomen«).

Das führt zu einer Überrepräsentation dieser Frequenzen und zur Wahrnehmung von Tinnitus (◘ Abb. 2.1).

Psychoakustische Vergleichsmessungen konnten enge Zusammenhänge zwischen der Schädigungsfrequenz und der wahrgenommenen Tinnitusfrequenz feststellen, z. B. Wahrnehmung eines hochfrequenten Tinnitus nach einem Hochtonverlust [9, 19, 47], und mittels bildgebender Verfahren konnten Expansionseffekte und deren Korrelation mit dem Schweregrad des Tinnitus nachgewiesen werden [8, 29, 40].

Reorganisationsprozesse im auditiven Kortex geben Hinweise auf den zentralen Ursprung des Tinnitus. Das unterschiedliche Ausmaß der Beeinträchtigung lässt sich damit aber nicht erklären.

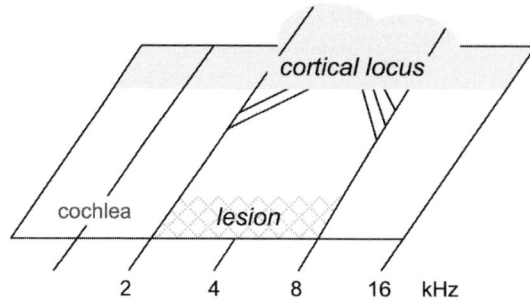

◘ Abb. 2.1. Kortikale Reorganisation bei Verlust von Haarzellen in der Kochlea. (Aus [44])

> **Wichtig**
>
> Das Verständnis des subjektiven Leidensdruckes erfordert eine Erweiterung des Modells um psychologische Faktoren.

2.1.4 Verbindungen zwischen akustischem und nicht-akustischem System im Gehirn

Möller [38, 39] versucht in seinem Tinnitusmodell, akustische und nichtakustische Gehirnareale zu integrieren und die Verbindungen zwischen den klassischen und nichtklassischen akustischen Bahnen zur Amygdala darzustellen (◘ Abb. 2.2).

Die klassischen Bahnen projizieren über Kerne im ventral-medialen Corpus geniculatum des Thalamus zum primären auditiven Kortex, während die nichtklassischen Bahnen den dorsalen und medialen Corpus geniculatum des Thalamus benutzen und zu sekundären und zu assoziativen Kortexarealen projizieren.

> **Wichtig**
>
> Möller geht davon aus, dass alle Formen von Tinnitus mit schwerer Beeinträchtigung mit funktionalen Veränderungen des zentralen Nervensystems erklärt werden können.
>
> Die affektive Komponente des Tinnitus (z. B. Depression, Angst) wird über Verbindungen zum limbischen System, im Speziellen zur Amygdala, erklärt.

Diese steht sowohl mit den nichtklassischen Bahnen (»low routes«) als auch mit den klassischen akustischen Bahnen (»high routes«) in Verbindung. Weiterhin steht die Amygdala in Verbindung mit verschiedenen Arealen des zentralen Nervensystems, einschließlich derer, die das endokrine und autonome Nervensystem kontrollieren. Diese Verbindungen könnten für abnorme Aktivierungen des autonomen Nervensystems, die mit schwerem Tinnitus einhergehen, verantwortlich sein.

LeDoux [25] hat die Verbindungen zwischen auditiven Systemen und der Amygdala bei der Konditionierung von Angstreaktionen eingehend untersucht. Die Amygdala besteht insgesamt aus ungefähr 12 verschiedenen Regionen. Für die Angstkonditionierung sind das laterale, das basale und das zentrale Kerngebiet am relevantesten. Wird von der Amygdala ein Gefahrsignal entdeckt, wird das Arousalsystem aktiviert, welches die weitere Verarbeitung des Reizes determiniert.

Verbindungen zwischen auditiven und nichtauditiven Gehirnarealen werden auch im computersimulierten Tinnitusmodell von Langer u. Wallhäuser-Franke [24] sowie im neurophysiologischen Tinnitusdmodell von Jastreboff [20], Jastreboff et al. [21, 22] diskutiert (► s. dazu Kap. 1).

2.2 Tinnitus in bildgebenden Verfahren

Ziel funktioneller bildgebender Verfahren ist es, die Aktivität des »lebenden« Gehirns räumlich und zeitlich darzustellen. Für das nichtinvasive funktionelle Neuroimaging gibt es im Wesentlichen zwei Ansätze: elektrophysiologische Methoden und metabolisch-vaskuläre Methoden.

Elektrophysiologische Methoden, wie z. B. die Elektroenzephalographie (EEG) oder die Magnetenzephalographie (MEG) messen die elektrische Aktivität der Zellen. Der große Vorteil dieser Methoden ist die hervorragende zeitliche Auflösung, ein Nachteil ist die unbefriedigende räumlich Auflösung.

Methoden, die metabolische bzw. vaskuläre Veränderungen erfassen, basieren auf der Tatsache, dass die neuronale Aktivität des Gehirns mit Stoffwechselveränderungen, vor allem mit Glukose- und

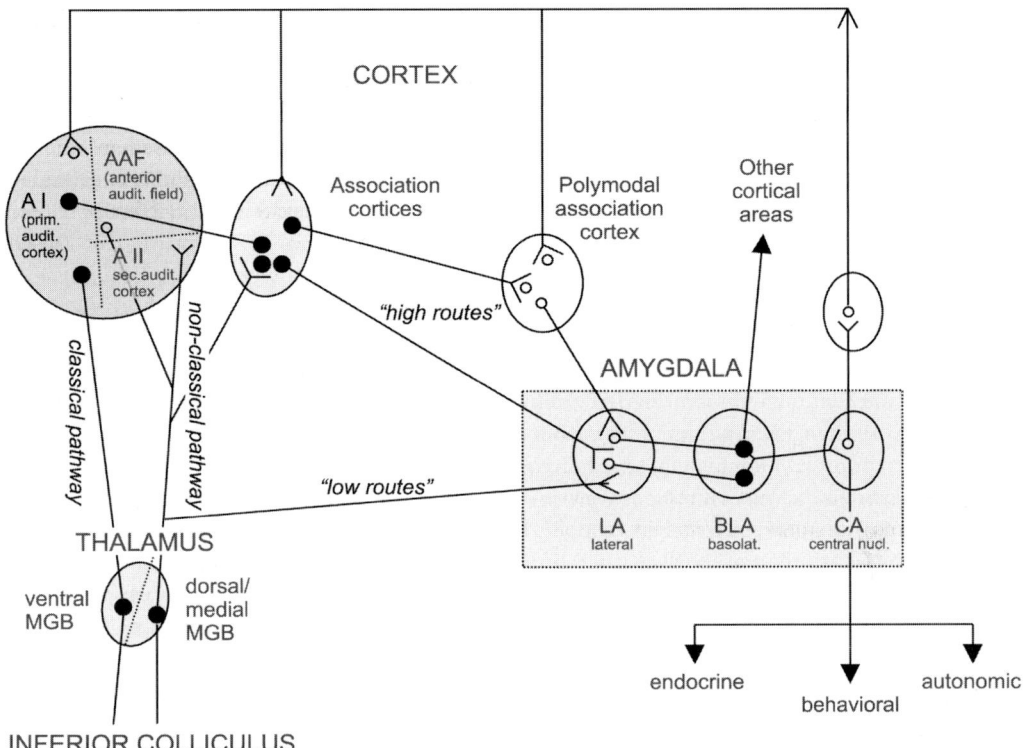

Abb. 2.2. Verbindungen zwischen akustischen und nichtakustischen Gehirnarealen. (Nach [39])

Sauerstoffverbrauch, verbunden ist (»neurovascular coupling«). Aus der Messung der Durchblutung oder des Stoffwechsels wird auf die neuronale Aktivität geschlossen. Die wichtigsten dieser Methoden sind die PET und die funktionelle MRT (fMRT).

Die PET nutzt radioaktiv markierte Tracer, um das Durchblutungs- und Stoffwechselverhalten darzustellen. Bei der fMRT wird der regionale Blutfluss (rCBF) durch das andersartige magnetische Verhalten von desoxygeniertem und oxygeniertem Hämoglobin bildlich dargestellt (BOLD/»blood oxygenation level dependant«). Die Vorteile von PET und fMRT sind die gute räumliche Auflösung (fMRT besser als PET) und die damit verbundenen Möglichkeiten einer genauen Bestimmung eines aktivierten anatomischen Areals [51].

Funktionelle Imagemethoden im auditiven Bereich sind jedoch mit speziellen Problemen verbunden: Die akustische Stimuli können mit den Scannergeräuschen oder mit den Umgebungs-geräuschen interferieren. Sie können zum einen die Wahrnehmung erschweren (indem sie experimentell dargebotene akustischen Stimuli maskieren) und zum anderen das akustische System zusätzlich aktivieren. Durch spezielle experimentelle Designs (z. B. »cluster« or »sparse« sampling), durch akustische Abschirmungsmaßnahmen sowie durch die Verwendung von Hörschutz können diese Artefakte jedoch weitgehend kontrolliert werden [10,16,31].

Bei der experimentellen Untersuchung von Tinnitus ergibt sich jedoch noch ein weiteres Problem. Da die Darstellung der Gehirnaktivität auf Vergleiche verschiedener Zustände (z. B. Stimulation/Aktivierung und Ruhe) beruht, der Tinnitus aber ständig vorhanden ist, müssen für die Darstellung tinnitusspezifischer Gehirnaktivitäten spezielle experimentelle Bedingungen geschaffen werden. Durch Veränderung der Lautstärke des Tinnitus (z. B. durch Maskierung mit Geräuschen), durch Unterdrückung des Tinnitus mittels Lidocain oder durch Untersuchung von Patient(inn)en, die z. B.

durch Augen-, Mund- oder Gesichtsbewegungen in der Lage sind, ihren Tinnitus zu verändern oder auszuschalten, können verschiedenen Zustände erzeugt und miteinander verglichen werden. Des Weiteren besteht die Möglichkeit, die kortikale Aktivität zwischen Tinnitusbetroffenen und gesunden Kontrollpersonen zu vergleichen.

2.2.1 fMRT- und PET-Studien bei Tinnitus

Tinnitus wird nicht nur mit einem breiten Spektrum von organischen Erkrankungen in Verbindung gebracht, sondern er kann auch, unabhängig vom Ort der Entstehung, mit erheblichen psychischen Beeinträchtigungen einhergehen. Während für die Entstehung sowohl periphere als auch zentrale Mechanismen verantwortlich sein können [54], ist die Wahrnehmung und weitere Verarbeitung des Signals immer an zentrale Prozesse gebunden.

Bildgebende Verfahren, vor allem PET und fMRT, bieten neue Möglichkeiten der Erforschung der kortikalen Repräsentation des Tinnitus, d. h. der Erforschung anatomischer Korrelate der Entstehung, Wahrnehmung und Verarbeitung von Tinnitus.

Levine et al. [26] verglichen in einer fMRT-Studie Tinnituspatient(inn)en mit gesunden Kontrollpersonen. Dabei konnten sie nach unilateraler Stimulation mit weißem Rauschen bei Gesunden eine bilaterale Aktivierung im auditiven Kortex beobachten, die nach Beendigung der Stimulierung auf das ursprüngliche Niveau zurückging. Ein gegenteiliger Effekt wurde bei Tinnituspatient(inn)en gefunden. Die Patient(inn)en zeigten nach Beendigung der externen Stimulierung, d. h. während der Wahrnehmung des Tinnitus, eine erhöhte Aktivierung im auditiven Kortex. Diese Aktivierung wurde daher als tinnitusspezifisch interpretiert.

In einer weiteren Untersuchung von normalhörigen Patient(inn)en mit lateralisiertem Tinnitus fanden Levine et al. [27], dass bei binaueraler externer Stimulierung mittels Geräuschen die Aktivierung im Colliculus inferior bei Tinnitusbetroffenen immer asymmetrischer war als bei gesunden Kontrollpersonen. Alle Patient(inn)en mit unilate-

ralem Tinnitus zeigten in der fMRT eine abnormal niedrige Aktivierung im Colliculus inferior, kontralateral zum Tinnitus.

Melcher et al. [32] untersuchten in einer fMRT-Studie die Auswirkungen von Lidocain auf die neuronale Aktivierung im Colliculus inferior. Dabei zeigte sich, dass unter einem binauralen Maskierungsparadigma vor der Lidocaingabe eine starke asymmetrische Aktivierung im Colliculus inferior stattfand, ähnlich dem Muster, wie es auch bei lateralisiertem Tinnitus gefunden wurde [33].

Asymmetrische Aktivierungsmuster konnten auch von Reyes et al. [46] nachgewiesen werden.

> **Wichtig**
>
> Veränderungen der Lautstärke des Tinnitus durch Gabe von Lidocain waren insgesamt mit einer signifikanten Veränderung der neuronalen Aktivierung im auditiven Assoziationskortex der rechten Hemisphäre verbunden, wobei eine Reduktion der Lautstärke eine größere Veränderung des rCBF zur Folge hatte als eine Zunahme.

Die Autoren zogen daraus den Schluss, dass das unilaterale Aktivierungsmuster (im Gegensatz zu einem bilateralen bei realer akustischer Stimulation) ein Hinweis auf einen zentralen Entstehungsmechanismus des Tinnitus sein könnte.

Anderson et al. [1] fanden in einer PET-Studie bei einer Patientin mit bilatralem, links dominantem Tinnitus und leichtgradigem Hörverlust bei Tinnituswahrnehmung eine stärkere Durchblutung im linken parietotemporalen auditiven Kortex sowie in rechtsseitigen frontalen paralimbischen Arealen (Brodmann 47, 49 und 15). Zur Unterdrückung des Tinnitus wurde Lidocan eingesetzt sowie eine akustische Maskierung verwendet.

Mirz et al. [34, 35] fanden in PET-Studien, bei der sie Geräusche und Lidocain zur Unterdrückung des Tinnitus einsetzten, eine höhere Aktivierung im assoziativen auditiven Kortex sowie eine Aktivierung von kortikalen Zentren, die mit der Aufmerksamkeit und emotionalen Prozessen in Verbindung gebracht werden (rechtsseitig, präfrontaltemporales Netzwerk). Die Effekte zeigten sich unabhängig von der verwendeten Suppressionsmethode (pharmakologisch oder akustisch).

Arnold et al. [2] verglichen in einer PET-Studie Patient(inn)en mit chronischem Tinnitus und Hörverlust mit gesunden Kontrollpersonen. Tinnituspatient(inn)en zeigten im Gegensatz zu Gesunden eine metabolische Hyperaktivität im primären auditiven Kortex, vor allem in der linken Hemisphäre, unabhängig von der Lokalisation des Tinnitus.

Östreicher et al. [42] verglichen in einer PET-Studie 25 Tinnituspatient(inn)en mit 20 Gesunden und fanden bei Tinnitusbetroffenen einen Hypermetabolismus in kortikolimbischen Strukturen. Keine Unterschiede konnten hingegen im auditiven System gefunden werden. Die Autoren interpretierten die veränderte kortikale Aktivierung als neuronale Adaptation an Tinnitus.

Wang et al. [52] untersuchten mittels PET 11 rechtshändige Tinnituspatient(inn)en und verglichen diese mit 10 gesunden Kontrollpersonen. Unabhängig von der Lokalisation des Tinnitus zeigte sich bei den Patient(inn)en eine erhöhte metabolische Aktivität in der prädominanten linken Hemisphäre vor allem im Bereich des primären und sekundären auditiven Kortex.

Lockwood et al. [29] fanden in einer PET-Studie mit Patient(inn)en, die die Lautstärke ihres Tinnitus mittels orofazialer Bewegungen beeinflussen konnten, bei unilateral kochleärer Stimulation mittels eines Reintones sowohl bei Gesunden als auch bei Tinnitusbetroffenen eine bilaterale Aktivierung von zentralen auditiven Arealen. Veränderten hingegen Tinnitusbetroffe die Lautstärke ihres Tinnitus mittels Gesichtsbewegungen, so konnten nur unilateral (kontralateral zum Ohr, in dem Tinnitus wahrgenommen wurde) Veränderungen der zerebralen Durchblutung beobachtet werden. Die Autoren interpretierten diese Befunde als einen Hinweis auf einen retrokochleären Ursprung des Tinnitus. Weiterhin zeigten Tinnitusbetroffene, bei tonaler Stimulation, im Vergleich zu Gesunden eine erhöhte Aktivierung im Hippocampus und im Thalamus.

Cacace [4,7] fand in fMRT-Studien im Vergleich zu Gesunden eine erhöhte Aktivierung im oberen Gehirnstamm sowie im frontalen Kortex.

Giraud et al. [15] fanden in einer PET-Studie bei vier Patient(inn)en mit »Gaze-evoked-Tinnitus«, dass Tinnitus bilateral zu einer Zunahme des zerebralen Blutflusses in temporoparietalen akustischen assoziativen Kortex führte. Keine Aktivierung konnte im primären akustischem Kortex gefunden werden. Die Autor(inn)en sahen darin eine Bestätigung, dass die bewusste Wahrnehmung akustischer Signale nicht notwendigerweise mit einer Aktivierung im primären akustischen Kortex verbunden ist und dass verschiedene Wahrnehmungsqualitäten des Tinnitus, wie z. B. Intensität, Lokalisation oder Tonhöhe, in temporoparietalen Arealen repräsentiert sind.

Einen anderen Untersuchungsansatz zur Erforschung tinnitusspezifischer Verarbeitungsmechanismen wurde u. a. von Mirz et al. [37], Zald u. Pardo [53] sowie Frey et al. [14] gewählt. Diese Arbeitsgruppen untersuchten die kortikalen Aktivierungsmuster bei aversiven akustischen Reizen und verglichen diese mit der Aktivierung bei Tinnitus.

Mirz et al. [37] gingen davon aus, dass dem Tinnitus ähnliche neuronale Mechanismen zugrunde liegen könnten wie der Wahrnehmung von aversiven Geräuschen. Zur Überprüfung dieser Hypothese wurden den Versuchspersonen in einem PET-Experiment aversive Stimuli, deren Geräuschcharakteristika ähnlich dem von Tinnitus waren, präsentiert. Die Ergebnisse zeigten, dass aversive auditive Stimuli bilateral primäre und sekundäre auditiven Kortexareale aktivieren, dorsolaterale frontale Aufmerksamkeitsareale sowie Strukturen des limbischen Systems – ähnlich wie bei der Wahrnehmung von Tinnitus.

Zald u. Pardo [53] fanden bei Stimulation mit aversiven akustischen Reizen ebenfalls ein weit verbreitetes Netzwerk zwischen kortikalen und subkortikalen Strukturen. Im Vergleich zu weißem Rauschen riefen aversive Geräusche eine signifikante Zunahme der Durchblutung in der lateralen Amygdala-/Claustrumregion hervor.

Frey et al. [14] fanden in einer PET-Studie Veränderungen der regionalen Durchblutung bei Exposition mit aversiven akustischen Reizen. Die Ergebnisse zeigten, dass der kaudale orbitofrontale Kortex (Brodmann 13), welcher eine wichtige Verbindung zu medialen temporalen limbischen Regionen herstellt und in die Regulationen von autonomen Reaktionen involviert ist, im Hinblick auf die Verarbeitung unangenehmer akustischer Reize eine wichtige Rolle spielt.

Korrelationen zwischen dem subjektive empfundenen Leidensdruck und dem Ausmaß der kortikalen Reorganisation wurden auch in Magnetenzephalographiestudien gefunden [8, 40].

Fazit

Mit bildgebenden Verfahren hat man in den letzten Jahren versucht, zerebrale Mechanismen der Tinnitusentstehung, -wahrnehmung und -verarbeitung zu erforschen.

Insgesamt zeigen sich erhöhte Aktivierungen nicht nur im primären und sekundären auditiven Kortex, sondern auch im limbischen System sowie in Bereichen des Frontalhirns, die vor allem in höher kognitive Funktionen involviert sind.

Aufgrund der heterogenen Resultate wurde bis heute kein Konsens bezüglich der neuroanatomischen Korrelate des Tinnitus erzielt.

Unterschiede in den experimentellen Designs können ein Grund für die abweichenden Ergebnisse sein.

Eine weitere Rolle spielt das Ausmaß der subjektiven Beeinträchtigung – besonders im Hinblick auf die Aktivität verschiedener Gehirnareale, die der emotionalen und kognitiven Verarbeitung akustischer Signale dienen. Aber auch Schwerhörigkeit, Lärmempfindlichkeit oder andere körperliche Erkrankungen können die Gehirnaktivität beeinflussen. Aus den Studien geht nicht immer deutlich hervor, inwieweit all diese Kriterien bei der Planung der Experimente bzw. bei der Interpretation der Befunde berücksichtig worden sind.

Beeinträchtigungen durch den Tinnitus führen zu einer stärkeren kortikalen Reorganisation und zu einer permanenten Aktivierung von Netzwerken, die der Aufmerksamkeit, Wahrnehmung und Analyse von akustischen Signalen, einschließlich emotionaler und kognitiver Reaktionen, dienen. Eine rein organische Sichtweise kann der Vielschichtigkeit des Phänomens Tinnitus nicht gerecht werden.

Literatur

1. Andersson G, Lyttkens L, Hirvela C, Furmark T, Tillfors M, Fredrikson M (2000) Regional cerebral blood flow during tinnitus: a PET case study with lidocaine and auditory stimulation. Acta Otolaryngol (Stockh) 120:967–972
2. Arnold W, Bartenstein P, Östreicher E, Romer W, Schwaiger M (1996) Focal metabolic activation in the predominant left auditory cortex in patients suffering from tinnitus: a PET study with [18F]deoxyglucose. ORL J Otorhinolaryngol Relat Spec 58:195–199
3. Baguley DM (2002) Mechanisms of tinnitus. Br Med Bull 63:195–212
4. Cacace AT (1997) Imaging tinnitus with fMRI. Assoc Res Otolaryngol 20:7 (Abstract)
5. Cacace AT, Cousins JP, Parnes SM et al. (1999 a) Related articles, cutaneous-evoked tinnitus. I. Phenomenology, psychophysics and functional imaging. Audiol Neurootol 4:247–257
6. Cacace AT, Cousins JP, Parnes SM et al. (1999 b) Cutaneous-evoked tinnitus. II. Review of neuroanatomical, physiological and functional imaging studies. Audiol Neurootol 4:258–268
7. Cacace AT (2003) Expanding the biological basis of tinnitus: crossmodal origins and the role of neuroplasticity. Hearing Research 175:112–132
8. Diesch E, Struve M, Rupp A, Ritter S, Hülse M, Flor H (2004) Enhancement of steady-state auditory evoked magnetic fields in tinnitus. Eur J Neurosci 19:1093–1104
9. Dietrich V, Nieschalk M, Stoll W, Rajan R, Pantev C (2001) Cortical reorganization in patients with high frequency cochlear hearing loss. Hear Res 158:95–101
10. Edmister WB, Talavage TM, Leddeen PJ, Weisskopf RM (1999) Improved auditory cortex imaging using clustered volume acquisition. Human Brain Mapping 7:89–97
11. Elbert T, Flor H, Birbaumer N, Knecht S, Hampson S, Larbig W, Taub E (1994) Extensive reorganization of the somatosensory cortex in adult humans after nervous system injury. Neuroreport 20:2593–2597
12. Flor H, Elbert T, Knecht S et al. (1995) Phantom-limb pain as a perceptual correlate of cortical reorganization following arm amputation. Nature 375:482–484
13. Folmer RL, Griest SE, Martin WH (2001) Chronic tinnitus as phantom auditory pain. Otolaryngol Head Neck Surg 124:349–400
14. Frey S, Kostopoulos P, Petrides M (2000) Orbitofrontal involvement in the processing of unpleasant auditory information. Eur J Neurosci 12:3709–3712
15. Giraud AL, Chery-Croze S, Fischer G et al. (1999) A selective imaging of tinnitus. Neuroreport 18;10:1–5
16. Hall DA, Haggard MP, Akeroyd MA et al. (1999) »Sparse« temporal sampling in auditory fMRI. Human Brain Mapping 7:213–223
17. Hallam RS, Rachman S, Hinchcliffe R (1984) Psychological aspects of tinnitus. In: Rachman S (ed) Contributions to medical psychology, vol 3. Pergamon, Oxford

18. Hallam RS (1997) Psychological approaches to the evaluation and management of tinnitus distress. In: Hazell JWP (ed) Tinnitus. Churchill Livingstone, Edinburgh

19. Hazell JW, Jastreboff PJ (1990) Tinnitus. I: Auditory mechanisms: a model for tinnitus and hearing impairment. J Otolaryngol 19:1–5

20. Jastreboff PJ (1990) Phantom auditory perception (tinnitus): mechanisms of generation and perception. Neurosci Res 8:221–254

21. Jastreboff PJ, Gray WC, Gold SL (1996) Neurophysiological approach to tinnitus patients. Am J Otol 17:236–240

22. Jastreboff PJ, Jastreboff MM (2000) Tinnitus Retraining Therapy (TRT) as a method for treatment of tinnitus and hyperacusis patients. J Am Acad Audiol 11:162–177

23. Kröner-Herwig B (Hrsg) (1997) Psychologische Behandlung des chronischen Tinnitus. Beltz – PsychologieVerlagsUnion, Weinheim

24. Langner G, Wallhäuser-Franke E (1999) Computer simulation of a tinnitus model based on labeling of tinnitus activity in auditory cortex. In: Hazell J (ed) Proceedings of the Sixth International Tinnitus Seminar, Cambridge, UK. The Tinnitus and Hyperacusis Center, London, pp 20–25

25. LeDoux JE (2000). Emotion circuits in the brain. Ann Rev Neurosci 23:155–184

26. Levine RA, Benson RR, Talavage TM, Melcher JR, Rosen BR (1997) Functional magnetic resonance imaging and tinnitus: preliminary results. Assoc Res Otolaryngol 20:65 (Abstract)

27. Levine RA, Melcher JR, Sigalovsky I, Guinan JJ (1998) Abnormal inferior colliculus activation in subjects with lateralized tinnitus. Ann Neurol 44:441

28. Levine RA (2000) Somatic modulation of tinnitus: prevalence and properties. Assoc Res Otolaryngol 23:272

29. Lockwood AH, Salvi RJ, Coad ML, Towsley AL, Wack DS, Murphy BW (1998) The functional neuroanatomy of tinnitus: evidence for limbic system links and neural plasticity. Neurology 50:114–120

30. Lockwood AH, Wack DS, Burkhard RF, Coad ML, Reyes SA, Arnold SA, Salvi RJ (2001) The functional anatomy of gaze-evoked tinnitus and sustained lateral gaze. Neurology 56:472–480

31. Melcher JR, Talavage TM, Harms MP (1999 a) Functional MRI of the auditory system. In: Moonen CTW, Bandettini PA (eds) Funktional MRI. Springer, Berlin Heidelberg New York Tokyo, pp 393–406

32. Melcher JR, Sigalovsky IS, Levine RA (1999 b). Tinnitus-related fMRI activation patterns in human auditory nuclei. In: Hazell J (ed) Proceedings of the Sixth International Tinnitus Seminar, Cambridge, UK. The Tinnitus and Hyperacusis Center, London, pp 116–170

33. Melcher JR, Sigalovsky IS, Guinan JJ, Levine RA (2000) Lateralized tinnitus studied with functional magnetic resonance imaging: abnormal inferior colliculus activation. J Neurophysiol 83:1058–1072

34. Mirz F, Pedersen B, Ishizu K, Johannsen P, Ovesen T, Stodkilde-Jorgensen H, Gjedde A (1999 b) Positron emission tomography of cortical centers of tinnitus. Hear Res 134:133–144

35. Mirz F, Gjedde A, Ishizu K, Pedersen CB (2000 b) Cortical networks subserving the perception of tinnitus – a PET study. Acta Otolaryngol Suppl (Stockh) 543:241–243

36. Mirz F, Gjedde A, Stodkilde-Jorgensen H, Pedersen CB (1999 a) Neuroanatomical correlates of induced tinnitus. In: Hazell J (ed) Proceedings of the Sixth International Seminar, Cambridge, UK. The Tinnitus and Hyperacusis Center, London, pp 323–328

37. Mirz F, Gjedde A, Sodkilde-Jrgensen H, Pedersen CB (2000 a) Functional brain imaging of tinnitus-like perception induced by aversive auditory stimuli. Neuroreport 11:633–637

38. Möller AR (1999) Pathophysiology of severe tinnitus and chronic pain. In: Hazell J (ed) Proceedings of the Sixth International Seminar, Cambridge, UK. The Tinnitus and Hyperacusis Center, London, pp 26–31

39. Möller AR (2003) Pathophysiology of tinnitus. Otolaryngol Clin North Am 36:249–266

40. Mühlnickel W, Elbert T, Taub E, Flor H (1998) Reorganization of auditory cortex in tinnitus. Proc Natl Acad Sci U S A 95:10340–10343

41. Öhmann A (1979) The orienting response, attention and learning: an information-processing perspective. In: Kimmer HD, van Olst EH, Orlebeke JF (eds) The orienting reflex in humans. Lawrence Erlbaum, Hillsdals/NJ, pp 443–471

42. Östreicher E, Willoch F, Lamm K, Arnol W, Bartenstein P (1999) Changes of metabolic glucose rate in the central nervous system induced by tinnitus. In: Hazell J (ed) Proceedings of the Sixth International Seminar, Cambridge, UK. The Tinnitus and Hyperacusis Center, London, pp 171–199

43. Pessoa L, de Weerd P (eds) (2003) Filling-in: from perceptual completion to cortical reorganization. Oxford University Press, Osford

44. Rauschecker JP (1999) Auditory cortical plasticity: a comparison with other sensory systems. Trends Neurosci 22:74–80

45. Rubinstein B (1993) Tinnitus and craniomandibular disorder – is there a link? Swed Dent J Suppl 95:1–46

46. Reyes SA, Salvi RJ, Burkard RF, Coad ML, Wack DS, Galantowicz PJ, Lockwood AH (2002) Brain imaging of the effects of lidocaine on tinnitus. Hear Res 171:43–50

47. Salvi RJ, Lockwood AH, Burkard R (2000) Neuronal plasticity and tinnitus. In: Tyler RS (ed) Tinnitus handbook. Singular – Thompson Learning, San Diego, pp 123–148

48. Scheich H (1991) Auditory cortex: comparative aspects of maps and plasticity. Curr Opin Neurobiol 1:236–247

49. Sokolov EN (1963) Higher nervous functions; the orienting reflex. Annu Rev Physiol 25:545–580

50. Tonndorf J (1987) The analogy between tinnitus and pain: a suggestion for a physiological basis of chronic tinnitus. Hear Res 28:271–275

51. Villinger A (1999) Physiological changes during brain activation. In: Moonen CTW, Bandettini PA (eds). Funktional MRI. Springer, Berlin Heidelberg New York Tokyo, pp 3–13

52. Wang H, Tian J, Yin D et al. (2001) Regional glucose metabolic increases in left auditory cortex in tinnitus patients: a preliminary study with positron emission tomography. Chin Medical J 14:848–851

53. Zald DH, Pardo JV (2002) The neural correlates of aversive auditory stimulation. Neuroimage 16:746–753

54. Zenner HP (1998) A systematic classification of tinnitus generator mechanisms. Int Tinnitus J 4:109–113

Der Schweregrad des Tinnitus

G. Goebel, E. Biesinger, W. Hiller, K.V. Greimel

Einleitung. Tinnitus bedeutet für den Betroffenen einen »Verlust der Stille« und damit eine Störung der Aufmerksamkeit mit allen ihren Folgen. Da weder die Tinnitusursache in Verbindung mit einer Innenohrerkrankung, noch die Frequenz der Ohrgeräusche, noch die Tinnitusintensität mit dem Belästigungsgrad korrelieren, ist das Ausmaß der Tinnitusbelastung allein den Angaben des zu Begutachtenden zu entnehmen. Für den Arzt und Gutachter ergibt sich damit die schwierige Frage, ob überhaupt und wenn ja, wie viele Anteile der geklagten psychischen Störung auf den Tinnitus zurückzuführen sind und wie viele Anteile den übrigen psychosozialen Belastungsfaktoren, einschließlich Persönlichkeitsanteilen, zugeordnet werden sollen.

Wissenschaftlich begründete Kriterien zur Unterscheidbarkeit zwischen kompensiert und dekompensiert werden je nach Untersucher meist individuell entschieden. Die Dichotomisierung der Tinnitusbetroffenen in nur zwei Schweregrade erscheint allerdings problematisch, da hiermit die Gefahr einer für die Praxis wenig brauchbaren Simplifizierung entsteht und der Kliniker dem Leidensausmaß der Betroffenen damit oft nicht gerecht wird. Eine differenzierte Möglichkeit liegt in der Entwicklung von nosologischen Gruppierungen bzw. Anwendung von Messinstrumenten zur Erfassung graduierter Schweregrade des Tinnitus (Fragebögen).

Erste Ansätze, wie sie auf der Konsensussitzung des vierten Internationalen Tinnitusseminars in Bordeaux 1991 diskutiert wurden, sind bezüglich der Erfassung eines Tinnitusschweregrades auf einem niedrigen Kompromissniveau geblieben bzw. werden nur in ungenügenden Ansätzen vorgeschlagen [51].

Wichtig wird die psychometrische Diagnostik besonders bei den chronischen Tinnitusformen: Die große Zahl von Betroffenen macht es erforderlich, herauszufinden, wer z. B. einer weiteren Betreuung bedarf oder für wen z. B. eine apparative Maßnahme (Rauschgenerator, Hörgerät) indiziert ist. Erfahrungsgemäß werden solche Therapien nur von denjenigen Betroffenen konsequent durchgehalten, die ein bestimmtes Leidensausmaß im Zusammenhang mit dem Tinnitus erleben. Aber auch für die Begutachtung (Grad der Behinderung/GdB, Minderung der Erwerbsfähigkeit/MdE) ist die Erfassung des individuellen Leidensdrucks von großer Bedeutung.

In der Vergangenheit wurden psychometrische Gütekriterien entwickelt, die allgemein als verbindlich anerkannt sind: Als besonders relevant gelten

- die Reproduzierbarkeit von Ergebnissen (Reliabilität),
- ein Gültigkeitsbereich von relevanten Aussagen (Validität),
- die Spezifität des angewandten Verfahrens und
- eine verständliche Praktikabilität.

Solche Anforderungen sind nicht hoch genug anzusetzen. Vor allem in der Diskussion um Qualitätssicherung kommt der klinischen Messung von Tinnitus und der Dokumentation der Therapieeffekte eine zunehmend wichtigere Rolle zu.

3.1   Messung der Tinnitusbelastung

In die Beschreibung des Tinnitus – und wie er erlebt wird – gehen neben den psychoakustischen Charakteristika Persönlichkeitseigenschaften, psychische Aspekte und psychiatrische Komorbidität mit ein. Somit sind Tinnitus und seine Beschreibung auch Ausdruck der gesamten Person mit ihren gegenwärtigen Gedanken und Hoffnungen in die Zukunft.

Die Erlebensphäre des Tinnitus lässt sich nicht mittels psychoakustischer Befunde wie Tinnitusintensität oder Tinnitusfrequenz erklären [2, 41, 42]. Sie ist vielmehr das Ergebnis eines individuellen Bewertungsprozesses [17, 21, 26]. Auf den ersten Blick gibt es dafür so unplausibel erscheinende Phänomene wie das »Zufriedenheitsparadox«: Trotz lautem und permanentem Ohrgeräusch (z. B. in Verbindung mit einer höhergradigen Schwerhörigkeit) fühlen sich viele dieser Betroffenen wohl. Andererseits gibt es auch das »Unzufriedenheitsdilemma«: Trotz leisem Ohrgeräusch bei unauffälliger Hörkurve und Ausschluss einer bedrohlichen medizinischen Diagnose gibt es Betroffene, die unter solchen Tinnitusintensitäten leiden und alles nur Erdenkliche unternehmen, um von ihrem Tinnitus loszukommen.

3.2 Fremdeinschätzung der Tinnitusbelastung (Experteneinschätzung, Fremdbeurteilungsinventare)

Für die klinische Erfassung des subjektiven Schweregrades sind Parameter heranzuziehen, die sowohl für den Mediziner und dessen Hilfspersonal als auch für den Patienten praktikabel sind. Die gebräuchlichste Form ist es, den Patienten direkt zu fragen, wie es ihm geht. Um eine Vergleichbarkeit des Untersuchungsergebnisses zu gewährleisten, ist es von Vorteil, evaluierte Fremdeinschätzungsinstrumente zu verwenden. Der Untersucher verschafft sich durch strukturierte Fragen, die er an den Patienten stellt, einen Eindruck über die verschiedenen Belastungsaspekte des Tinnitus und ermittelt aus den jeweiligen Beantwortungsvarianten den Tinnitusschweregrad. Vorraussetzung für die Wertigkeit einer solchen Vorgehensweise ist die empathische Zugewandtheit des Untersuchers bzw. Gutachters sowie die Zuverlässigkeit der Items (Fragen).

Die von Biesinger vorgeschlagene vierfach gestufte Gradeinteilung orientiert sich an der Beeinträchtigung durch das Ohrgeräusch und bezieht den beruflichen Bereich in die Beurteilung mit ein [3, 21]).

Goebel u. Hiller [18] favorisieren in ihrem Strukturierten Tinnitus-Interview (STI) eine dreifach gestufte Gradeinteilung des Tinnitusschweregrades in Bezug auf die Präsenz des Tinnitus in Relation zur Stärke allgemeiner Umgebungsgeräusche. Darüber hinaus ist innerhalb des Hauptteils des STI mittels 20 Items eine weitgehende und zuverlässige Möglichkeit der Differenzierung der Tinnitusbelastung einschließlich der Erstellung eines STI-Gesamtscores, der eine vierfach gestufte Gradeinteilung der Tinnitusbelastung ermöglicht.

3.2.1 Klinische Gradeinteilung nach Biesinger

Naturgemäß kommen Tinnituspatienten zunächst zum HNO-Arzt. Dieser entscheidet nach der entsprechenden somatischen und audiologischen Diagnostik, welche Instrumente aus der Tinnitustherapie für den individuellen Patienten erforderlich sind. Er muss eine Form finden, um mit dem Patienten den bestehenden Leidensdruck zu definieren. In ◘ Tabelle 3.1 werden Beschreibungen der verschiedenen Schweregrade vorgeschlagen. Die Gradeinteilung wurde seit 1998 mehrfach den Praxisbedürfnissen angepasst [3, 21].

Diese Gradeinteilung enthält jedoch keine Definition der Ursachen, die zu der individuellen Belastung führen. Dies muss jedoch insbesondere bei Grad 3 und 4 erfolgen, da hier psychische Komorbiditäten zu erwarten sind, die den Krankheitsverlauf im Wesentlichen bestimmen (► s. Kap. 10).

Testgüte

Die Gradeinteilung korreliert mit den Subskalen des Tinnitus-Beeinträchtigungs-Fragebogens (TBF-12; [22, 23]) mit 0,49 bis 0,64. Bei 19 Patienten, die mit der Fragenmethode untersucht wurden (► s. folgender Abschnitt), ergibt sich eine Rater-Interrater-Korrelation von 0,92 [22, 23].

◘ **Tabelle 3.1.** Orientierende Schweregradeinteilung. (Nach [3])

Grad 1	Der Tinnitus ist gut kompensiert, es besteht kein Leidensdruck
Grad 2	Der Tinnitus wirkt zeitweise störend in bestimmten Situationen und bei bestimmten Belastungen
Grad 3	Der Tinnitus führt zu einer dauernden Beeinträchtigung im privaten und/oder beruflichen Bereich. Es treten Störungen im emotionalen, kognitiven und körperlichem Bereich auf. Es besteht noch Arbeitsfähigkeit
Grad 4	Der Tinnitus führt zu einer völligen Dekompensation im privaten Bereich, Erwerbsunfähigkeit

Praxis

In der Praxis kann durch eine strukturierte Befragung z. B. im Rahmen einer orientierenden HNO-Erstuntersuchung oder im Verlauf eines Interviews der Tinnitusschweregrad eruiert und anschließend in der Patientenkartei dokumentiert werden. Mittels der drei folgenden Fragen und einer differenzierenden Antwortkategorie werden die vier Schweregrade ermittelt:

Befragung zur Ermittlung des Tinnitus-schweregrades

1. Leiden Sie unter dem Tinnitus bzw. stört sie der Tinnitus?
   Antwort: nein: *Grad 1*
   Diese Patienten kommen zum HNO-Arzt, weil sie »über Tinnitus gehört haben«, Ängste haben, er könne schlimmer werden, beraten worden sind, einen Arzt zu konsultieren. Sie berichten, dass sie den Tinnitus zwar wahrnehmen, aber nur, wenn sie ihn aktiv gedanklich »abrufen«.
   Antwort: Ja: nächste Frage

2. Hat Ihr Tinnitus nur zeitweise oder dauernd negative Auswirkungen?
   Antwort: nur zeitweise: *Grad 2*
   Diese Patienten berichten, dass sie den Tinnitus störend empfinden z. B. beim Einschlafen, in Stresssituation oder wenn andere körperliche Belastungen hinzukommen (z. B. bei Grippe). Entscheidend für die Definition des Grad 2 ist die nur zeitweise als störend empfindliche Situation.
   Antwort: dauernd: weiter zu Frage 3.

3. Sind Sie arbeitsfähig bzw. können Sie Ihre Hausarbeit/Familie versorgen?
   Antwort: ja: *Grad 3*
   Diese Patienten fühlen sich dauernd vom Tinnitus beeinträchtigt, sind aber noch in der Lage, ihren privaten Haushalt zu führen, bzw. ihrer Arbeit nachzugehen, dies aber mit mehr oder weniger Mühe. Es besteht noch überwiegende Arbeitsfähigkeit.

▼

Antwort: nein: *Grad 4*
Diese Patienten sind nicht mehr in der Lage, ein normales Leben zu führen und können nicht mehr arbeiten bzw. ihren Haushalt versorgen.

Wichtig

Der große Vorteil dieser Vorgehensweise ist, dass der Untersucher schnell und weitgehend zuverlässig ein orientierendes Ergebnis erhält und verschiedene Beurteiler, z. B. innerhalb einer Gemeinschaftspraxis oder Ambulanz, ein weitgehend übereinstimmendes Resultat erzielen.

3.2.2 Strukturiertes Tinnitus-Interview (STI) nach Goebel und Hiller

Um in der teils unübersichtlichen und differenzierten Symptomatik des Tinnitus die Übersicht zu behalten, wurde zur Erfassung einer eingrenzbaren Anzahl von klinischen Merkmalen des Tinnitus und seiner neurootologischen und psychischen Komorbidität von Goebel u. Hiller [18] das »Strukturierte Tinnitus-Interview« (STI) entwickelt und evaluiert. Schritt für Schritt können manualgesteuert die differenzierten Eckdaten der Tinnitusanamnese, tinnitusassoziierte Aspekte wie Schwindel, Hörminderung und Hyperakusis, die ätiologische Zuordnungen sowie die wichtigsten Bereiche des Tinnituserlebens und der Krankheitsbewältigung erfasst werden [18].

In der Tinnitusanamnese werden klinische Charakteristika des Tinnitus wie Lokalisation, Geräuschqualität, Frequenzbereich, Lautstärke sowie bisheriger Verlauf beurteilt. Es können Ergebnisse der audiometrisch ermittelten Hörminderung und der Tinnitusanalyse sowie verschiedene Schwindelformen und Hyperakusis eingetragen und somit dokumentiert werden. Im ätiologischen Teil wird durch eine systematische Checkliste darauf hingewirkt, die Vielfalt der somatischen Ursachen des Tinnitus in die diagnostischen Überlegungen mit einzubeziehen.

Schweregradeinteilung im STI nach der Verdeckbarkeit

Ein einfaches Vorgehen, den Schweregrad des Tinnitus zu bestimmen, ist die Einteilung entsprechend einer dreistufigen Rangskala, die erstmals 1967 von Klockhoff u. Lindblom (in [47]) beschrieben wurde (◘ Tabelle 3.2). Sie wurde in das STI übernommen, um Quervergleiche mit Evaluationsstudien ziehen zu können, bei der diese Gradeinteilung eingesetzt wurde.

Diese Rangskala wurde in großen schwedischen Stichprobenstudien (in [47]) und Bevölkerungsstudien eingesetzt. So bemerkten in der repräsentativen Bevölkerungsstudie (strukturiertes Telefoninterview) der Deutschen Tinnitus-Liga [49] 37% ihren Tinnitus nur bei Stille (Grad I), bei 44% lässt sich der Tinnitus durch Umgebungsgeräusche weitgehend überdecken und bei 17% ist der Tinnitus selbst bei lautesten Geräuschen wahrzunehmen. Dies entspricht weitgehend den Ergebnissen der 1984 veröffentlichten großen Stichprobenstudien an einem Zentrum für Hörgeschädigte und der Bevölkerungsstudien von Axelsson [1].

Testgüte

Die Methode ist durch eine gute Rater-Interrater-Korrelation sowie gute Reliabilitäts- und Validitätskennwerte belegt. Die Veränderungssensitivität entspricht Verläufen, wie sie auch mit dem Selbsteinschätzungsinstrument Tinnitus-Fragebogen (► TF s. unten) gefunden werden, womit der STI in Therapiestudien sehr gut einsetzbar ist [10].

Praxis

Die drei Fragestellungen (◘ Tabelle 3.2) werden mit dem Patienten entweder im Verlauf des Interviews oder im Rahmen einer orientierenden Erstuntersuchung erörtert und in der Patientenkartei oder im STI-Bogen an der dafür vorgegebenen Stelle dokumentiert (Kästchen zum Ankreuzen).

Tinnitusbelastungsscore des STI

Zur Erfassung und Dokumentation des Therapeuteneindrucks steht mit den Items 37 bis 56 des psychologischen Teils des STI eine weitere Möglichkeit zur Bestimmung des Tinnitusschweregrades zur Verfügung. Mit diesen 20 Patientenfragen werden psychologische (psychosomatische) Symptome und Begleitbeschwerden der Tinnitussymptomatik erfasst. Jeweils drei Fragen werden den Abschnitten

- Hörbeeinträchtigung durch den Tinnitus (H),
- Penetranz des Tinnitus (P),
- Entspannungs- und Schlafstörungen (E/S),
- emotionale Belastungen (E),
- dysfunktionale Kognitionen (DK),
- psychosoziale Beeinträchtigungen (PS) und
- berufliche Beeinträchtigungen (B)

zugeordnet. Des Weiteren wird erfragt, ob der Patient im Zusammenhang mit seinem Tinnitus einen Rentenantrag zu stellen beabsichtigt oder aus diesem Grund bereits Rente bezieht (Item 57). Der Wertebereich der somit erfassbaren Tinnitusbelastung ermöglicht eine Abstufung von 0 Punkten (keinerlei Tinnitusbelastung) bis 40 Punkten (extremste Tinnitusbelastung). Mit Hilfe von evaluierten Quartilen wird eine Zuordnung des Patienten in vier Schweregrade ermöglicht (◘ Tabelle 3.3).

Testgüte

Das STI wurde an Stichproben unterschiedlicher Tinnituseinrichtungen evaluiert. Das so erstellte »Belastungsprofil« mit vier Graduierungen (► vgl.

◘ **Tabelle 3.2.** Rangskala des Tinnitusschweregrades im STI [18] in Anlehnung an Klockhoff u. Lindblom (nach [47])

Grad 1	Entspricht Ohrgeräuschen, die nur in stiller Umgebung wahrnehmbar sind
Grad 2	Die Ohrgeräusche sind auch bei geringem Außengeräuschpegel wahrnehmbar, werden jedoch durch gewöhnlichen Umgebungslärm maskiert
Grad 3	Der Tinnitus stört unabhängig vom Pegel irgendwelcher Außengeräusche, d. h. er ist praktisch nicht überdeckbar

◻ Tabelle 3.3. Quartile für das Strukturierte Tinnitus-Interview (STI). (Nach [18, 19])

Tinnitusschweregrad		STI-Score
Grad 1	Leichtgradig	0 bis 4
Grad 2	Mittelgradig	5 bis 12
Grad 3	Schwergradig	13 bis 20
Grad 4	Schwerstgradig	21 bis 40

Tabelle 3.3) ist durch gute Test-Retest-Reliabilitäts-(0,89) und Validitätskennwerte gekennzeichnet. Er korreliert mit dem TF-Gesamtscore mit 0,92. Aufgrund seiner Testkonstruktion eignet sich das STI besonders zur Evaluation von therapeutischen Interventionen und zur Überprüfung der durch Selbsteinschätzungsinstrumente ermittelten Tinnitusbelastung (z. B. TF, ▶ s. unten). Die Gesamtscores beider Instrumente korrelieren mit 0,71 auf hohem Niveau, sodass von einer guten Äquivalenz bei der Erfassung der Tinnitusbelastung ausgegangen werden kann. Die Änderungssensitivität konnte in verschiedenen Studien mittels Prä-Post-Vergleichen bestätigt werden (Treatmentvarianz 50%).

Praxis

Die 20 Fragen zu den psychologischen Aspekten des Tinnitus werden dem Patienten unmittelbar gestellt (Zeitaufwand etwa 5–10 min). Die ermittelten dreifach gestuften Beantwortungen (stimmt, stimmt teilweise, stimmt nicht) werden im STI-Bogen dokumentiert (Kästchen). Daraus lässt sich leicht ein Summenscore durch Addition der Markierungen ermitteln und dokumentieren (stimmt: 2 Punkte; stimmt teilweise: 1 Punkt; stimmt nicht: 0 Punke). Entsprechend dem Resultat ist die Zuordnung in vier Tinnitusschweregrade möglich (▶ vgl. Tabelle 3.3).

Der Vorteil einer solchen Schweregradermittlung ist die hohe Akzeptanz durch den Patienten, der sich durch die im persönlichen Kontakt eingeholten Informationen ernst genommen und in seiner vielfältigen Problematik verstanden fühlt. Zwischen den Fragen können sich auch kleine Erörterungen anschließen, die zum Abbau von Missverständnissen führen können. Vor allem Patienten mit ungenügenden Deutschkenntnissen oder Analphabeten profitieren von dem Interview gegenüber den Selbsteinschätzungsinstrumenten.

Das STI ist zwischenzeitlich Grundlage der Basisdatenerhebung von unterschiedlichen Evaluationsstudien sowie der Tinnituserfassung bei Aufnahme in den vielen »Tinnituskliniken« und Tinnitus-Retraining-Therapie (TRT)-Zentren.

Bezugsquelle

Die Publikation *Verhaltensmedizinische Tinnitus-Diagnostik – Eine praktische Anleitung (Manual) zur Erfassung medizinischer und psychologischer Merkmale mittels des Strukturierten Tinnitus-Interview (STI)*, von G. Goebel und H. Hiller (2001), ist bei der Testzentrale, Robert-Bosch-Straße 25, D-37079 Göttingen, unter der Bestellnummer: 01 147 01 erhältlich (http://www.testzentrale@hogrefe.de).

Es liegt bereits eine französische Ausgabe des STI vor (Anamnèse Structurée de l'Acoupène ASA; zu beziehen beim Autor).

3.3 Selbsteinschätzung

Instrumente zur Selbsteinschätzung sind in der Psychologie sehr verbreitet. Sie ermöglichen mit geringem Zeitaufwand die Erhebung von Daten zur Erstellung von Persönlichkeitsprofilen, zur Screeningdiagnostik und speziell zur quantitativen Erfassung unterschiedlichster Symptombereiche. Die Instrumente müssen eine entsprechende Testgüte besitzen, und außerdem ist eine ausreichende Instruktion der Patienten erforderlich, die in der Regel in Abwesenheit des medizinischen Personals die Fragebögen ausfüllen und zur Auswertung abgeben.

3.3.1 Analogskalen

Wissenschaftlich gut untersucht sind Angaben, die mit so genannten »Analogskalen« ermittelt werden. Analogskalen haben sich in der Schmerzmessung schon seit Jahrzehnten durchgesetzt und korrelieren hoch mit dem Ergebnis anderer Schmerzmessmethoden (z. B. ausführliche Befragung). Ihre Anwendung wird zwischenzeitlich als

Basisinstrument für Evaluationsstudien empfohlen [40].

Es werden skaliert gestaltete [43] oder visuell konzipierte Instrumente angewandt. Skalierte Analogskalen bergen gegenüber visuell konzipierten Instrumenten die Gefahr, dass bei Wiederholungsmessungen die Probanten sich die Werte bzw. Angaben der früheren Messungen merken können und es eher zu Gruppenbildungen kommt. Vor allem im deutschsprachigen Raum werden daher visuelle Analogskalen (VAS) favorisiert [40].

In diesem Zusammenhang ist die Beobachtung von Vernon u. Press [50] von Interesse, die sie bei einer zufälligen Stichprobe der *Tinnitus Data Registery* (TDR; n = 1544) gemacht haben: Personen mit tonalem/klingelndem Tinnitus skalieren die Lautheit ihres Tinnitus auf einer 100-mm-Analogskala (VAS) im Durchschnitt mit 75, dagegen bewerten Personen mit einem rauschenden bzw. nichttonalen Tinnitus die Tinnituslautheit durchschnittlich mit 55.

Wichtig

Die Autoren schließen daraus, dass ein tonaler Tinnitus störender ist bzw. intensiver empfunden wird als nichttonale Tinnitusqualitäten.

Um einen Eindruck über die Verteilung der Tinnitusbelastung auf Analogskalen zu erhalten, haben Meikle u. Walsh [43] im Rahmen ihrer Datenpräsentation die Analogskala »Tinnitusbelastung« in fünf Grade unterteilt. Nur 10% von 1.084 Personen, die sich für eine Tinnitusregistrierung im *Oregon Hearing Research Center* (Portland) zur Verfügung gestellt hatten, haben ernstere Tinnitusprobleme, die sie eher in der Mitte der VAS (40–60) und rechtsseitig (70–100) markierten. Betroffene mit leichterer Tinnitusbelastung markieren die Belastung eher in der linken Hälfte der Skala (0–50). Entsprechende Untersuchungen in der Klinik Roseneck ergaben vergleichbare Zusammenhänge: Zwei Drittel der Patienten mit dekompensiertem Tinnitus (*TF-Gesamscore* >52) skalieren im Mittel die Tinnitusbelastung auf der VAS mit 69±17 gegenüber Patienten mit kompensiertem Tinnitus (*TF-Gesamtscore* <30), die Mittelwerte um 30±14 aufweisen [48].

Tinnituslautheit

Im Gegensatz zur psychoakustischen Vergleichsmessung lässt sich die Empfindung »Tinnituslautheit« nicht durch Messgrößen wie Dezibel (dB) oder Phon ausdrücken. Wenn wir wissen wollen, wie laut ein Mensch einen bestimmten Schall oder seinen Tinnitus empfindet, müssen wir ihn fragen.

Patienten mit dekompensiertem Tinnitus (TF-Gesamtscore >52) skalieren im Mittel ihre Tinnituslautheit mit 70±17 gegenüber Patienten mit kompensiertem Tinnitus (TF-Gesamtscore <30), die Mittelwerte um 33±16 aufweisen [48].

Tinnitusunannehmlichkeit

Die »Tinnitusunannehmlichkeit« kommt den eigentlichen Parametern »Tinnitusbelastung«, »quälender Tinnitus« oder »schwerer Tinnitus« am nächsten. Nach Axelsson et al. [1] entspricht sie am ehesten dem Begriff »Tinnitusschweregrad«. Zwei Drittel der Patienten, die sich wegen dekompensiertem chronischen Tinnitus in stationäre Behandlung begeben, skalieren ihre Tinnitusbelastung mehr im rechten Drittel der VAS (47% 70–80, 26% 80–100; [20]).

Testgüte

Überprüfungen von Reliabilität und inhaltlicher Validität der VAS bei Tinnitus liegen in genügender Anzahl vor [38, 44]. Untersuchungen bei einer Gruppe von 98 Patienten der Klinik Roseneck ergeben eine Korrelation von 0,69 bis 0,74 mit dem *Gesamtscore* des TF [48].

Praxis

In der Regel werden die VAS in Form einer Linie oder eines Balkens mit definierter Länge vorgegeben (meist 100 mm), wobei die Endpunkte der Linie durch definierte Kategorien begrenzt sind (■ Abb. 3.1). Die Probanden werden instruiert, anhand dieser Skala die Unannehmlichkeit bzw. Lautheit ihres Tinnitus einzuschätzen, indem sie im entsprechenden Bereich der VAS einen Strich setzen. Der Abstand dieses Strichs von der linken 0-Kategorie lässt sich dann leicht mit Hilfe eines Millimeterlineals in eine Zahl umsetzen, die dann als Wert der entsprechenden Kategorie angenommen wird.

Aus eigener Erfahrung gibt es kaum Patienten, die nach einer kurzen Einführung nicht mit den

3

Tinnitustagebuch
Bitte jeden Abend ausfüllen !
Medizinisch-Psychosomatische Klinik Roseneck
83209 Prien am Chiemsee

Name: _____

Datum: _____

Uhrzeit: _____

---

1. TINNITUSLAUTHEIT: Wie laut war Ihr Tinnitus heute ?

Bitte markieren Sie die Lautheit zwischen 0 und 100 als <u>Durchschnitt des gesamten Tages:</u>

Mein Tinnitus war nicht   **0**   **100**   Mein Tinnitus war
wahrnehmbar   extrem laut
                          ├──┤

2. TINNITUSBELÄSTIGUNG: Wie lästig/störend/unangenehm war Ihr Tinnitus heute ?

Bitte markieren Sie dieBelästigung zwischen 0 und 100 als <u>Durchschnitt des gesamten Tages:</u>

Mein Tinnitus war über-   **0**   **100**   Mein Tinnitus war
haupt nicht belästigend   extrem belästigend
                          ├──┤

3. MÖGLICHE AUSLÖSER: Was war vorausgegangen, als sich heute die Tinnitusbelästigung verbesserte oder verschlechterte ?

Als sich meine Tinnitusbelästigung **verbesserte,**   Als sich meine Tinnitusbelästigung **verschlechterte,**
war folgendes vorausgegangen: war folgendes vorausgegangen:

1. _____   1. _____

2. _____   2. _____

3. _____   3. _____

4. FOLGEN: Wie haben Sie darauf reagiert ?

(bei Verbesserung)   (bei Verschlechterung)

1. _____   1. _____

2. _____   2. _____

5. STIMMUNG: Wie war Ihre Stimmung heute insgesamt ?

Bitte beurteilen Sie Ihre heutige Stimmung als <u>Durchschnitt des gesamten Tages:</u>

Meine Stimmung   **0**   **100**   Meine Stimmung
war schlecht, ich   war gut, ich war
war hoffnungslos   voller Zuversicht
                  ├──┤

6. SCHLAF: Wie war Ihr Schlaf in der vergangenen Nacht ?

Bitte markieren Sie zwischen 0 (= gar nicht geschlafen) und 100 (= ausreichend und gut geschlafen):

Ich konnte   **0**   **100**   Ich hatte einen
überhaupt nicht   ausreichenden
schlafen   und guten Schlaf
                 ├──┤

7. KONTROLLEMPFINDEN: Wie gut konnten Sie Ihre Tinnitusbelästigung heute selbst beeinflussen?

Bitte markieren Sie zwischen 0 (= konnte meine Tinnitusbelästigung gar nicht beeinflussen)
und 100 (= hatte meine Tinnitusbelästigung selbst in der Hand und unter meiner Kontrolle):

Ich hatte gar keine   **0**   **100**   Ich hatte völlige
Kontrolle über   Kontrolle über
die Tinnitusbelästigung   meine Tinnitusbelästigung
                       ├──┤

8. ERFOLGSEINSCHÄTZUNG: Wie überzeugt sind Sie, daß Ihnen Ihre Bemühungen Erfolg bringen werden?

Bitte markieren Sie zwischen 0 (= gar kein Erfolg) und 100 (= sehr guter Erfolg):

0   **100**
├──┤

D-G Goebel,
Prien, 1995

☐ **Abb. 3.1.** Priener Tinnitus-Tagebuch mit den VAS Tinnitus-lautheit und Tinnitusbelästigung (nach [20]). Die übrigen Items und VAS (Stimmung, Schlaf, Kontrollempfinden und Erfolgs-einschätzung) können beim Counseling oder bei der Psychotherapie, der Verlaufsbeurteilung und Selbstanalyse des Patienten eingesetzt werden

VAS arbeiten könnten. Bei Patienten mit starken affektiven Störungen ist zu beachten, dass sie in aller Regel höhere Intensitäten angeben.

3.3.2 Tinnitusfragebögen

Zur Erfassung des multidimensionalen Charakters der Tinnitusbelastung sind besonders Instrumente hilfreich, die durch ein breites Spektrum von Fragen den bio-psycho-sozialen Aspekt des Tinnitus erfassen. Hierzu zählen Fragen zu Konzentration, Schlafproblemen, Tinnitusablenkung, Hörproblemen, Hoffnungslosigkeit, Zukunftssorgen, Katastrophierung, psychosomatische Belastungsfaktoren usw., die von den Patienten in unterschiedlichen Abstufungen zu beantworten sind. Da diese Bereiche einen wichtigen Anteil der Tinnitusproblematik ausmachen, sollten derart konzipierte Fragebögen nicht fehlen, wenn des um Entscheidungen in der Therapieplanung vor allem des chronischen dekompensierten Tinnitus sowie um Evaluationsstudien geht.

Es existieren im deutschsprachigen Raum nur wenige Tinnitusfragebögen, die korrekt wissenschaftlich evaluiert und validiert sind. Sie werden nachstehend von den Autor(inn)en vorgestellt.

Die Fragebögen stammen aus dem psychologischen Bereich und messen teilweise auch verschiedene Faktoren intrapsychischer Komorbiditäten. Der Mediziner jedoch, insbesondere HNO-Ärzte, aber auch medizinisches Hilfspersonal sind bei der Auswertung dieser Fragebögen gelegentlich überfordert, da sie nicht gewohnt sind, mit solchen wissenschaftlichen Fragebögen umzugehen.

> **Wichtig**
>
> Die daraus abzulesenden Scores werden dann fälschlicherweise wie »Laborwerte« verstanden. Dies wird sowohl dem Fragebogen als auch dem Patienten nicht gerecht. Die Auswertung wird dann auch durch den Patienten noch leichter manipulierbar.

Tinnitus-Fragebogen nach Goebel u. Hiller [14]

Hallam [25] entwickelte in Abstimmung mit Goebel u. Hiller [12, 13] einen Tinnitus Questionnaire (TQ) bzw. Tinnitus-Fragebogen (TF). In mehreren Schritten wurde er semantisch und linguistisch auf deutschsprachige Verhältnisse adaptiert. Mittels 40 von 52 Aussagen (► s. Anhang) werden psychologische Beschwerden aufgrund der Tinnitusbeeinträchtigung berechnet. Bei 198 konsekutiv untersuchten Tinnituspatienten stellten Goebel u. Hiller [14] mit Hilfe des TF fest, dass die Patienten am häufigsten folgende Beschwerden hatten (Rangfolge nach abnehmender Häufigkeit; ◘ Abb. 3.2):

- Tinnitusunannehmlichkeit,
- Angst, niemals von Tinnitus frei zu sein,
- Schwierigkeiten zu entspannen und
- Schwierigkeiten, bei anderen Verständnis für ihr Leiden zu finden.

In wiederholten Analysen konnten fünf klinisch relevante Bereiche des TF analysiert werden (Subskalen [14]; ◘ Tabelle 3.4).

Testgüte

TF und TQ weisen nach vielen Entwicklungsschritten übereinstimmende Strukturen auf und sind somit für transkulturelle Analysen geeignet. Beide Tinnitustests sind valide Instrumente, sie finden wissenschaftliche Akzeptanz, werden in der internationalen Forschung eingesetzt und liegen als Manual publiziert vor [15, 17, 42].

◘ **Tabelle 3.4.** Faktoren des TF mit den Wertebereichen der fünf Subskalen und des TF-Gesamtscores. (Nach [14])

Skalen des Tinnitus-Fragebogens (TF)	Wertebereich
Emotionale Belastung (E)	0 bis 24
Kognitive Belastung (C)	0 bis 16
Psychische Belastung (E+C)	0 bis 40
Penetranz des Tinnitus (I)	0 bis 16
Hörprobleme (A)	0 bis 14
Schlafstörungen (SI)	0 bis 8
Somatische Beschwerden (So)	0 bis 6
TF-Gesamscore (E+C+I+A+SI+So)	0 bis 84

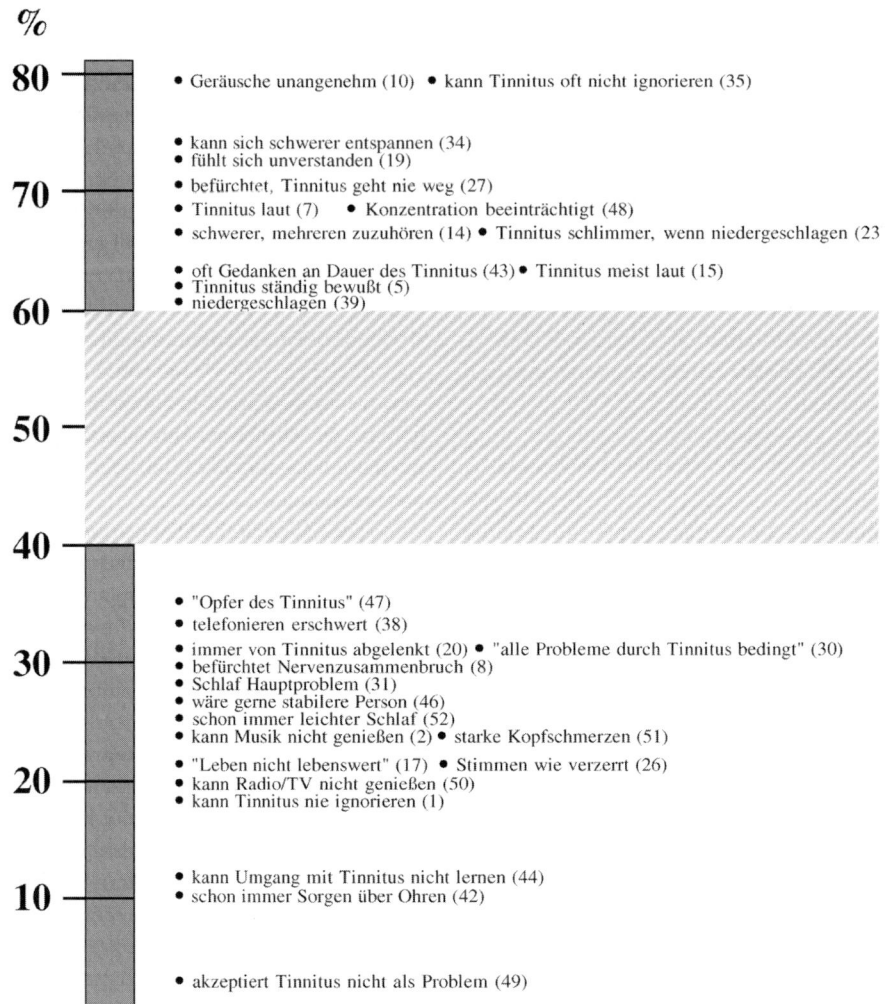

%

80 — • Geräusche unangenehm (10)   • kann Tinnitus oft nicht ignorieren (35)

70 —
• kann sich schwerer entspannen (34)
• fühlt sich unverstanden (19)
• befürchtet, Tinnitus geht nie weg (27)
• Tinnitus laut (7)   • Konzentration beeinträchtigt (48)
• schwerer, mehreren zuzuhören (14) • Tinnitus schlimmer, wenn niedergeschlagen (23

60 —
• oft Gedanken an Dauer des Tinnitus (43) • Tinnitus meist laut (15)
• Tinnitus ständig bewußt (5)
• niedergeschlagen (39)

50 —

40 —

30 —
• "Opfer des Tinnitus" (47)
• telefonieren erschwert (38)
• immer von Tinnitus abgelenkt (20) • "alle Probleme durch Tinnitus bedingt" (30)
• befürchtet Nervenzusammenbruch (8)
• Schlaf Hauptproblem (31)
• wäre gerne stabilere Person (46)
• schon immer leichter Schlaf (52)
• kann Musik nicht genießen (2) • starke Kopfschmerzen (51)

20 —
• "Leben nicht lebenswert" (17) • Stimmen wie verzerrt (26)
• kann Radio/TV nicht genießen (50)
• kann Tinnitus nie ignorieren (1)

10 —
• kann Umgang mit Tinnitus nicht lernen (44)
• schon immer Sorgen über Ohren (42)

• akzeptiert Tinnitus nicht als Problem (49)

▣ Abb. 3.2. Häufigkeiten einzelner tinnitusbezogener Beschwerden von 138 chronisch Tinnitusbetroffenen der Klinik Roseneck. Prozentangaben der am seltensten (in <40% aller Fälle) und am häufigsten (>60%) als zutreffend angegebenen Beschwerden (Items) des TF [14]

TF-Gesamtscore. Die Zuverlässigkeit des TF-Gesamtscores konnte bestätigt werden [6, 29, 39]. Die Konvergenzvalidität des TF mit dem Tinnitus-Handicap-Inventory (THI) von Newman et al. [45] in [22] ist bis auf die Subskala Schlafstörung hoch (0,64; [42]).

Zur Bestimmung der *Konstruktvalidität* wurde der Tinnitusfragebogen mit anderen Fragebögen verglichen, von denen angenommen wird, dass sie mit diesem Instrument in Beziehung bzw. nicht in Beziehung stehen. Die Korrelation mit dem TBF-12 [22] liegt bei r = 0,87. Mittlere bis hohe Korrelationen finden sich in den psychischen Bereichen (Symptom-Check-List/SCL 90-R; [5]), hohe Koeffizienten (r=>0,7) für die Skalen »Depressivität«, »Ängstlichkeit«, »Zwanghaftigkeit«; [46]), mittlere Korrelationen (r=0,5) für Werte der Depressionsskala ADS und des Stait-Trait-Angstinventar (STAI; r=0,53 [46]). Korrelationen mit den Variablen Tinnituslautheit (VAS) und Tinnitusunannehmlichkeit (VAS) sind mit 0,69 bzw. 0,74 mit zunehmender Anwendungsfrequenz entsprechend hoch [48].

Subskalen (Faktorenlösung). Die 5-Faktoren-Lösung wurde in einer Promotionsarbeit von Jane Henry bestätigt [29]. In Längsschnittuntersuchungen lassen sich durch Faktor 1 (psychischen Belastung) ähnliche Ergebnisse belegen wie mit den TF-Gesamtscore [24]. Andere Untersucher kommen in Studien mit ambulanten Personen und Patienten mit akutem Tinnitus zu dem Eindruck, dass die Faktorenlösung weniger von Bedeutung ist. Erklärungen hierfür sind neben der unterschiedlichen Stichprobenzusammensetzung auch die mit reduzierter Itemanzahl der durchgeführten Berechnungen [6, 39].

Tinnitusschweregrad nach Goebel u. Hiller [14]

Um Anhaltspunkte für eine objektivierte Schweregradbestimmung zu bekommen, wurden von Goebel u. Hiller [14] basierend auf Daten von etwa 700 ambulanten und stationären Patienten unterschiedlicher Praxen und Kliniken die Quartile bestimmt. Quartil 1 (leichtgradig) umfasst den Wertebereich der 25% am geringsten belasteten Patienten aus der Stichprobe (bezogen auf die jeweilige TF-Skala bzw. den TF-Gesamtscore). Quartil 4 dagegen repräsentiert den Anteil der 25% am stärksten belasteten Patienten, während Quartil 2 und 3 die übrigen mittleren Schweregrade bilden. Das Ergebnis ist in der ◘ Tabelle 3.5 wiedergegeben.

Das Instrument ist zwischenzeitlich Grundlage der Basisdatenerhebung zahlreicher Evaluationsstudien sowie der Tinnituserfassung bei Aufnahme in den vielen Tinnituskliniken und ambulanten TRT-Zentren [42]. Vorraussetzung für die Anwendung ist eine zuverlässige Mitarbeit des Patienten.

◘ **Tabelle 3.5.** Normquartile des Tinnitus-Fragebogens (TF-Gesamtscore)

Tinnitusschweregrad	TF-Gesamtscore
Leichtgradig	0 bis 30
Mittelgradig	31 bis 46
Schwergradig	47 bis 59
Schwerstgradig	60 bis 84

Praxis

Der TF ist ein einfach zu handhabendes und im klinischen Alltag praktikables Instrument. Nach unseren Erfahrungen beträgt die durchschnittliche Bearbeitungsdauer für den Patienten 5–10 Minuten (► s. Anhang).

Die Fragen (Items) des TF befinden sich auf einer einzigen Seite im DIN-A4-Format (Vor- und Rückseite). Die Abfolge der Items entspricht der britischen Originalversion des Instruments. Jedes Item kann dreifach gestuft mit »stimmt«, »stimmt teilweise« oder »stimmt nicht« beantwortet werden. Der Test liegt neben der deutschsprachigen Version auch in den Sprachen Englisch, Französisch, Italienisch, Niederländisch, Polnisch, Spanisch vor.

Handauswertung. Von den insgesamt 52 Items des TF sind aus testspezifischen Gründen (Plausibilitätsfragen, unscharfe Items) nur 40 Items berücksichtigt (► s. Anhang). Da zwei Items in zwei Skalen, d. h. doppelt verrechnet werden, ergibt sich ein Wertebereich von 0 bis 84.

Zur raschen und für viele Praktiker unkomplizierten Auswertung des TF stehen zwei Auswertungsschablonen (Folien) zur Verfügung, die jeweils auf die Vor- bzw. Rückseite des Fragebogens aufgelegt werden können. Durch die Folienmarkierungen ist gekennzeichnet, welche Items für welche TF-Skala gewertet werden. Pro Item können maximal zwei Punkte verrechnet werden, falls der Patient die Beschwerde bzw. das jeweilige Symptom als zutreffend mit »stimmt« beschrieben hat. Eine Ausnahme stellen die Items 1, 7 und 44 dar, bei denen aufgrund der spezifischen Itemformulierung die Antwort »stimmt nicht« als auffällig im Sinne einer vorliegenden Belastung gewertet wird (= inverse Kodierung). Beantwortet der Patient eine Frage mit »stimmt teilweise«, so wird für die entsprechenden Skalenitems jeweils ein Punkt verrechnet.

Die Folienauswertung lässt eine übersichtliche und objektive Ermittlung der Skalenwerte zu und kann bei mit dem Verfahren vertrauten Auswertern (Praxishilfe) meist in weniger als fünf Minuten vorgenommen werden. Die Ergebnisse werden anschließend in das Auswerteblatt eingetragen.

Zwei Items stellen Plausibilitätsfragen:
- Mit dem Item 42 »Ohrenbeschwerden haben mir schon immer Sorgen bereitet« werden die

Tinnitusbeschwerden bei der Einzelinterpretation in einen gesonderten Bezug gesetzt.

- Mit der Antwort auf die Frage 52 »Ich hatte schon immer einen leichten Schlaf« relativieren der Patient und der so informierte Experte eventuell den Stellenwert dieses Störungsbereiches.

Computerauswertung. Für die deutsche Version steht eine Auswertesoftware zur Verfügung; dies entspricht einem Höchstmaß an Objektivität und Praktikabilität. Das Programm selbst berücksichtigt die inverse Kodierung der Items 1, 7 und 44. Die Skalenwerte werden im Anschluss an die komplette Eingabe aller 52 Itemantworten durch das Programm berechnet und können dann in übersichtlicher Form (Balkendiagramme) ausgedruckt werden. Die 12 Items, die aufgrund der Itemselektion bei der Auswertung nicht berücksichtigt werden, können deskriptiv im Sinne zusätzlicher Informationen hinzugezogen werden.

Interpretation und Anwendung

Beispiel 1. Nach einer langen und ausgelassenen Nacht in einer Diskothek klagt die 19-jährige Patientin über ein hochfrequentes Ohrgeräusch links stärker als rechts. Die HNO-Untersuchungen ergeben einen kochleären Schaden im Sinne eines Lärmtraumas. Trotz rheologischer Infusionsbehandlung inklusive Kortikoidmedikation sowie einer hyperbaren Sauerstofftherapie (HBO) persistiert der zunehmend quälende Tinnitus. Die Patientin ist massivst in ihrem Musikstudium beeinträchtigt und befürchtet einen ungünstigen Verlauf ihrer Karriere. Die eigenen Klavierübungen sowie Teilnahme an Konzertproben werden wegen einer zunehmenden beidseitigen Hyperakusis zur Qual, gefolgt von zunehmendem Rückzug aus dem gesellschaftlichen Leben.

Nach fünf Monaten kommt die Patientin zur stationären Psychotherapie. Diagnostisch findet sich ein TF-Gesamtscore von 56 mit hohen Subskalenwerten (Skala emotionale Belastung 14, Skala kognitive Belastung 14). Die psychologischen Zusatzuntersuchungen ergeben entsprechend hohe Subskalenwerte für Depressivität und Phobische Angst im SCL-90-R [5]. Im STI [18] sind die Kriterien für das Vorliegen einer Hyperakusis erfüllt. Die

Unbehaglichkeitsschwelle für Töne und Rauschen liegt entsprechend beidseits bei etwa 60 dB.

Es besteht somit ein Tinnitus (ICD-10: H93.1) vom Schweregrad 3, einhergehend mit einer beidseitigen Hyperakusis (ICD-10: H93.2) auf dem Boden einer schwergradigen Anpassungsstörung mit depressiven und phobischen Anteilen (ICD-10: 309.00; 300.29). Die Rangskala der Beschwerden sind Hyperakusis, massive Versagensängste, Tinnitus, Konzentrationsstörungen bei ausgeprägten Fehlkognitionen (»*ich muss mich sorgfältigst vor Geräuscheinwirkungen inkl. Klavierspielen und Konzerten schützen, damit der Tinnitus und mein Hörschaden nicht noch schlimmer werden und die Geräuschempfindlichkeit abklingt*«). Die zunehmende Geräuschüberempfindlichkeit erklärt sich als Folge einer übertriebenen Schonung des Gehörs und der massiven Phobie (ICD-10: 309.29). Die weiteren psychiatrischen Untersuchungen ergeben die Indikation für eine Depressionsbewältigungstherapie und Gruppentherapie für somatoforme/hypochondrische Störungen kombiniert mit einem intensiven Tinnitus Counseling/Tinnitus-Bewältigungs-Gruppentherapie (TBT) einschließlich einer Geräuschexposition (Erstellung einer Angsthierarchie, gefolgt von einem therapeutisch geleiteten Expositionstraining). Die Konstellation ergibt die Indikation für eine beidseitige Anpassung von Rauschgeneratoren (RG): Die RG sollen einerseits helfen, den Abbau der Hyperakusis zu beschleunigen und andrerseits die Stille zu überbrücken (Tinnitustherapie).

Beispiel 2. Bei einem 65-jährigen Schreiner ist seit vielen Jahren eine lärmbedingte Hochtoninnenohrschwerhörigkeit (ICD-10: H80.4) bekannt. Im Zusammenhang mit einer schweren Erkrankung der Ehefrau tritt erstmals ein hochfrequenter beidseitiger Tinnitus auf (ICD-10: 93.1). Sämtliche HNO-fachärztlichen Behandlungen sind bis auf den Nachweis eines Kochleaschadens unauffällig. Die üblichen Behandlungsmaßnahmen bleiben ohne wesentlichen Erfolg. Nach zwei Monaten kommt der Patient zur stationären Psychotherapie.

Im TF ergibt sich ein TF-Gesamt-Score von 52 mit den Subskalen emotionale Belastung 20, kognitive Belastung 5, Tinnituspenetranz 10, Hörprobleme 10, Schlafstörung 8. Psychiatrischerseits liegt eine bisher nicht behandelte Depression (ICD-10: 296.32) vor.

Aufgrund der überwiegend emotional/affektiv betonten Konstellation des komplexen chronischen Tinnitus wird neben einem Tinnitus-Conseling der Behandlungsschwerpunkt zunächst auf die Depressionsbewältigung gelegt (Einleiten einer Psychopharmakotherapie und Depressionsbewältigungstherapie). Nach wenigen Wochen ergibt sich eine deutliche Abnahme der Tinnitusqual. Auf eine spezielle TBT kann verzichtet werden, zumal der Patient erkannt hat, dass das Auftreten des Tinnitus sich mit der Entwicklung der Depression erklären lässt.

Die Psychopharmakotherapie wird noch für ein Jahr belassen. Es erfolgt zusätzlich eine ambulante Psychotherapie von 20 Stunden. Mit Gesundwerden der Ehefrau klingt die Depression völlig ab, der Tinnitus ist bei der Follow-up-Untersuchung mit einem TF-Gesamtscore von 5 praktisch aus dem Focus des Patienten verschwunden.

Bezugsquelle

Der *Tinnitus-Fragebogen (TF)* kann bei der Testzentrale, Robert-Bosch-Straße 25, D-37079 Göttingen, unter Bestellnummer: 01 255 01 angefordert werden (http://www.testzentrale@hogrefe.de).

Mini-TF, Tinnitus-Test der DTL

Der Mini-TF wurde entwickelt, um den HNO-Ärzten eine schnelle Screeninguntersuchung der Tinnitusbelastung zu ermöglichen [16]. Der Mini-TF besteht aus den zehn validesten Items des TF (Item 4, 11, 15, 17, 24, 34, 35, 39, 47, 48; ► s. Anhang). Er erfasst mit den Items die Dimensionen Emotion, Kognition, Anspannung, psychosoziale Belastung, Schlafstörung und Konzentrationsstörung. Die Durchführungsdauer beträgt einschließlich der Auswertung fünf Minuten.

Der Test steht seit Jahren als »Tinnitus-Test« der Deutschen Tinnitus-Liga (DTL, Wuppertal) auf der Hompage der DTL für den Anwender zur Verfügung (http://www.tinnitus-liga.de). Monatlich wird der Test von etwa 800–1000 Personen beantwortet (◘ Abb. 3.3). Die Zahlen ergeben eine erstaunliche Stabilität. Die Verteilung der ermittelbaren Schweregrade über die monatlichen Zeitabschnitte hinweg ergibt folgende Schweregrade:

- 51% leichtgradig,
- 21% mittelgradig.
- 12% schwergradig,
- 11% sehr schwergradig.

Basierend auf einer Quartilenberechnung lassen sich vier Schweregrade errechnen (◘ Tabelle 3.6) [9].

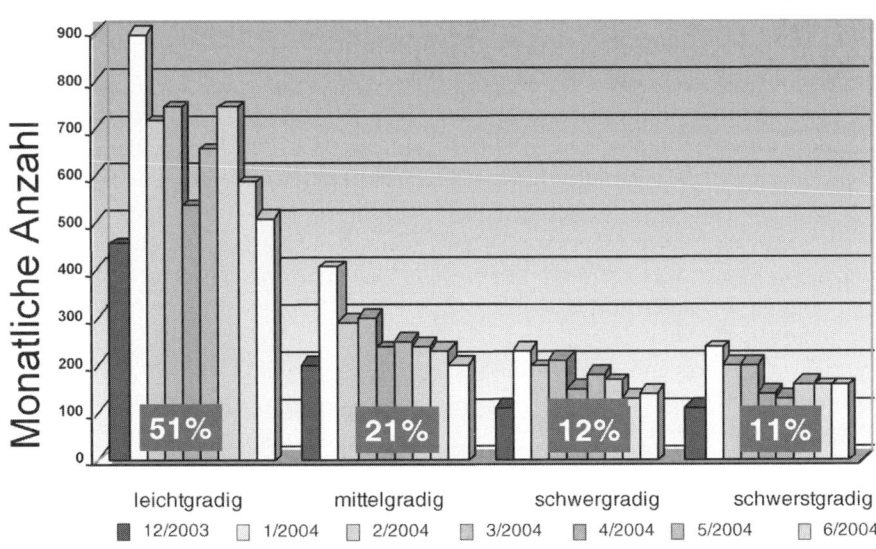

◘ **Abb. 3.3.** Monatliche Häufigkeit (0 bis 900) der Testungen des Tinnitusschweregrades mittels des Mini-TF als »Tinnitus-Test« auf der Homepage der Deutschen Tinnitus-Liga (http://www.tinnitus-liga.de). Die Prozentangaben entsprechen der durchschnittlichen Verteilung der 4 Schweregrade des Mini-TF in den Monaten 12/2003 bis 8/2004

□ Tabelle 3.6. Quartile für Mini-TF. (Nach [9])

Tinnitusschweregrad		Mini-TF-Score
Grad 1	Leichtgradig	0 bis 9
Grad 2	Mittelgradig	10 bis 13
Grad 3	Schwergradig	14 bis 16
Grad 4	Schwerstgradig	17 bis 20

Testgüte

Der Mini-TF zeigt eine gute Test-Retest-Reliabilität (0,88) und korreliert aufgrund seiner Konstruktion erwartungsgemäß mit dem Gesamt-TF mit r = 0,94 sehr hoch. Korrelationen zu tinnitusübergreifenden Beschwerden und Persönlichkeitsmerkmalen (Hopkins Symptom-Check-List/SCL-90-R, Freiburger Persönlichkeitsinventar/FPI-R) korrelieren nur mäßig, was die tinnitusspezifische Ausrichtung des Mini-TF belegt. Im Quer- und Längsschnitt spiegeln sich neben den vier Schweregraden auch Einflüsse verschiedener Interventionen auf die Tinnitusbelastung zuverlässig wider.

Praxis

Der Mini-TF wird dem Patienten vorgelegt mit der Bitte, die zehn Fragen entsprechend der Selbsteinschätzung durch Ankreuzen der entsprechenden Kästchen zu beantworten. Die Summe der dreifach gestuften Beantwortungen (stimmt: 2 Punkte; stimmt teilweise: 1 Punkt; stimmt nicht: 0 Punkte) lässt sich durch Addition der Markierungen leicht ermitteln. Für die Interpretation des Wertes gilt grundsätzlich, dass geringe Werte mit einer geringen Tinnitusbelastung und höhere Werte mit einer umso höheren Tinnitusbelastung verbunden sind. Es lassen sich vier Schweregrade errechnen. Sie sind in □ Tabelle 3.13 den bereits dargelegten Gradeinteilungen des TF und STI gegenübergestellt. Der Wert und der sich daraus ergebende Tinnitusschweregrad kann entweder im Mini-TF-Bogen direkt eingetragen (□ Abb. 3.4) oder in der Patientendatei vermerkt werden. Im Längsschnitt kann durch unmittelbar wiederholte Messungen z. B. der jeweilige therapeutische Effekt erfasst werden.

Der Mini-TF kann auch aus dem beantworteten 52-Item-TF abgelesen und damit unmittelbar errechnet werden (in Klammern hinter dem Item verzeichnete Itemnummer). So kann sich der Untersucher z. B. bereits vor der Auswertung des TF einen ersten Eindruck verschaffen. Auch retrospektiv lässt sich aus einem bereits beantworteten 52-Item-TF der Mini-TF für eventuelle Fragestellungen für Längsschnittuntersuchungen extrahieren.

TQ-12 – ein Instrument mit höchster Veränderungssensitivität

Nach der näheren Analyse des TF richteten Hiller u. Goebel [33] ihre Forschungsanstrengungen besonders auf die Frage, inwieweit der Gesamtscore des TF bei Längsschnittuntersuchungen exakt die Veränderung der Tinnitusbelastung widerspiegelt. Um dem Untersucher eine noch bessere und schnellere Screeninguntersuchung anzubieten, wurde der TQ-12 entwickelt [33]. Er besteht aus den zwölf veränderungssensitivsten Items, die wie beim Mini-TF aus dem TF extrahiert sind (Item 5, 9, 17, 24, 28, 34, 35, 36, 39, 43, 47, 48; ► s. Anhang). Er erfasst mit den Items die Dimensionen Emotion, Kognition, Anspannung, psychosoziale Belastung, Schlafstörung und Konzentrationsstörung.

Basierend auf einer Quartilenberechnung lassen sich vier Schweregrade errechnen [9]. Die Durchführungsdauer beträgt einschließlich der Auswertung fünf Minuten (□ Tabelle 3.7).

Testgüte

Der TQ-12 zeigt eine gute Test-Retest-Reliabilität (0,89). Die Gesamtscores des TQ-12 und des TF korrelieren mit 0,93 auf sehr hohem Niveau, sodass von einer guten Äquivalenz bei der Erfassung der Tinnitusbelastung ausgegangen werden kann. Aufgrund seiner Testkonstruktion eignet sich der TQ-12 besonders zur Evaluation von therapeutischen

□ Tabelle 3.7. Tinnitusschweregrad des TQ-12. (Nach [33])

Tinnitusschweregrad		TQ-12-Score
Grad 1	Leichtgradig	0 bis 5
Grad 2	Mittelgradig	6 bis 10
Grad 3	Schwergradig	11 bis 15
Grad 4	Schwerstgradig	16 bis 24

MINI-TINNITUS-FRAGEBOGEN (Mini-TF)

Ziel der folgenden Fragen ist es herauszufinden,
ob Ihre Ohr- oder Kopfgeräusche Einflüsse auf Ihre Gefühle,
Verhaltensweisen oder Einstellungen haben.
Kreuzen Sie bitte für jede Aussage die betreffende Anwort an;
es ist für jede Frage nur eine Antwort möglich.

Name: _____

Vorname: _____

Geburtsdatum: _____ Geschlecht: _____

Datum: _____

stimmt / *stimmt teilweise* / *stimmt nicht*

1. Oft sind meine Ohrgeräusche so schlimm, daß ich sie nicht ignorieren kann (35) ☐ ☐ ☐

2. Wegen der Ohrgeräusche bin ich leichter niedergeschlagen (39) ☐ ☐ ☐

3. Wenn die Ohrgeräusche andauern, wird mein Leben nicht mehr lebenswert sein (17) ☐ ☐ ☐

4. Ich bin ein Opfer meiner Ohrgeräusche (47) ☐ ☐ ☐

5. Die Ohrgeräusche sind die meiste Zeit laut (15) ☐ ☐ ☐

6. Ich wache in der Nacht wegen meinen Ohrgeräuschen häufiger auf (4) ☐ ☐ ☐

7. Aufgrund der Ohrgeräusche bin ich mit meiner Familie und meinen Freunden gereizter (24) ☐ ☐ ☐

8. Wegen der Ohrgeräusche fällt es mir schwerer, mich zu entspannen (34) ☐ ☐ ☐

9. Ich habe den Eindruck, daß ich den Ohrgeräuschen nie entkommen kann (11) ☐ ☐ ☐

10. Die Ohrgeräusche haben meine Konzentration beeinträchtigt (48) ☐ ☐ ☐

Für die Auswertung des Mini- TF			
(stimmt=2; stimmt teilweise=1; stimmt nicht=0)			
Summe			
Schweregrad	0-9 / I	10-13 / II	14-16 / III	17-20 / IV

Abb. 3.4. Mini-TF. (Nach [9]); Die in Klammern gesetzten Zahlen am Ende des jeweiligen Items entsprechen der Item-Ziffer des TF (siehe Anhang)

Interventionen und anderen Längsschnittuntersuchungen. Korrelationen zu tinnitusübergreifenden Beschwerden und Persönlichkeitsmerkmalen (Hopkins Symptom-Check-List/SCL-90-R, Freiburger Persönlichkeitsinventar/FPI-R) korrelieren nur mäßig bis mittelgradig, was die tinnitusspezifische Ausrichtung des TQ-12 belegt. Die Änderungssensitivität konnte in verschiedenen Studien mittels Prä-Post-Vergleichen bestätigt werden. Als Hinweis für die gute Veränderungssensitivität des

TQ-12 gelten die höher ausfallenden Effektstärken der mit dem TQ-12 erfassten Veränderungen [33].

Praxis

Die Anwendung entspricht der des Mini-TF: Der TQ-12 wird dem Patienten vorgelegt mit der Bitte, die 12 Fragen entsprechend der Selbsteinschätzung durch Ankreuzen der entsprechenden Kästchen zu beantworten. Die Summe der dreifach gestuften Beantwortungen (stimmt: 2 Punkte; stimmt teilweise: 1 Punkt; stimmt nicht: 0 Punkte) lässt sich durch Addition leicht ermitteln. Für die Interpretation des Wertes gilt grundsätzlich, dass geringe Werte mit einer geringen Tinnitusbelastung und höhere Werte mit einer umso höheren Tinnitusbelastung verbunden sind. Es lassen sich vier Schweregrade errechnen (▶ vgl. Tabelle 3.7). Der Wert und der sich daraus ergebende Tinnitusschweregrad kann entweder im TQ-12-Bogen unmittelbar eingetragen oder in der Patientendatei vermerkt werden.

Der TQ-12 kann bei Kenntnis der Itemnummern (s. oben) auch aus dem beantworteten 52-Item-TF herausgelesen und damit unmittelbar errechnet werden, sodass sich auch retrospektiv aus einem bereits beantworteten 52-Item-TF der TQ-12 für eventuelle Fragestellungen für Längsschnittuntersuchungen extrahieren lässt.

Der Tinnitus-Beeinträchtigungs-Fragebogen (TBF-12) nach Greimel et al. [22, 23]

Der Tinnitus-Beeinträchtigungs-Fragebogen (TBF-12) von Greimel et al. [21, 22, 23, 39] entstand im Rahmen einer Überprüfung des von Newman, Jacobson u. Spitzer [45] entwickelten Tinnitus-Handicap-Inventory (THI). Der theoretische Hintergrund des TF-12 orientiert sich an der »International Classification of Impairments, Disabilities and Handicaps« der WHO [52]. Unter dem Oberbegriff »Behinderung« wird zwischen »impairment«, »disability« und »handicap« unterschieden. Während sich »impairment« auf psychische oder organische Schädigungen bezieht, umfassen »disability« und »handicap« daraus resultierende Konsequenzen. »Disability« betrifft funktionelle Einschränkungen, »handicap« umfasst sozial relevante Auswirkungen und Rollenbeeinträchtigungen einer Person.

Nach einer intensiven Überarbeitung ließen sich von den 25 Items des THI 12 valide Items ex-trahieren, die semantisch und linguistisch auf deutschsprachige Verhältnisse adaptiert jetzt als TBF-12 vorliegen (▶ s. Anhang). Neben der Gesamtbeeinträchtigung können in zwei Subskalen emotional-kognitive und funktional-kommunikative Beeinträchtigungen durch den Tinnitus erfasst werden.

Itemgewinnung und Skalenkonstruktion

Nach Bestimmung der Itemcharakteristiken (Schwierigkeitsindex, Trennschärfeindex) ließen sich faktorenanalytisch zwei Faktoren ermitteln:

Faktor 1 setzt sich zusammen aus den Items 3, 4, 6, 8, 10, 11 und 12. Da diese Items Ärger, Angst, Frustration, Kontrollverlust und Einschränkungen im kognitiven Bereich beinhalten, wurde diese Dimension als »*emotional-kognitive Beeinträchtigung*« durch Tinnitus bezeichnet.

Faktor 2 besteht aus den Items 1, 2, 5, 7 und 9. Die Inhalte beziehen sich vor allem auf tinnitusbedingte Funktionsverluste im Umgang mit den Mitmenschen, Einschränkungen im gesellschaftlichen Leben, in Beruf, Hausarbeit sowie Beziehungsprobleme in der engeren familiären Umgebung. Deswegen wurde dieser Faktor als »*funktional-kommunikativ Beeinträchtigung*« durch Tinnitus benannt. Das ärztliche Urteil (gemessen mittels Schweregradeinteilung nach [3]) korrelierte mit Faktor 1 (r = 0,49) und Faktor 2 (r = 0,64).

Testgüte

Die Messgenauigkeit und -zuverlässigkeit des TBF-12 entspricht den wissenschaftlichen Anforderungen an Fragebögen. Die Test-Retest-Reliabilität für den Gesamtscore sowie die Subskalen beträgt r = 0,9 bis r = 0,93 [23]. Der Test ist als Manual publiziert [23].

Validität. Die *Kriteriumsvalidität* wurde an einer Stichprobe von 153 PatientInnen aus dem stationären und ambulanten Bereich durchgeführt. Dabei zeigte sich eine hohe Korrelation mit dem TF [14] (r = 0,87). Bei der Überprüfung bezüglich Geschlecht, Alter und Familienstand ergaben sich keine signifikanten Unterschiede im Ausmaß der Gesamtbeeinträchtigung durch Tinnitus [23]. Zur Bestimmung der *Konstruktvalidität* wurde der Tinnitusfragebogen bezüglich Depression (Depressionsskala ADS), allgemeinen Beschwerden (Beschwerdeliste BL) und Lebensqualität überprüft (Fragebogen zur Abschätzung der Lebensqualität WWHOQOL-29; [23, 53]). Dabei ergaben sich im Gesamtscore des TBF-12 als auch mit seinen Subskalen substanzielle Zusammenhänge mit der depressiven Stimmungslage (r = 0,65), den allgemeinen Beschwerden (r = 0,59) und der Lebensqualität (r = 0,34 bis 0,65; [23]).

Praxis

Der TBF-12 ist ein einfach zu handhabendes und im klinischen Alltag praktikables Instrument. Die durchschnittliche Bearbeitungsdauer für den Patienten beträgt zwei Minuten.

Die Beantwortung der Fragen erfolgt dreistufig durch die Kategorien »nie = 0«, »manchmal = 1«, »häufig = 2«. Durch Addieren der jeweiligen Zahlen der entsprechenden Items eines Faktors können die Rohwerte für den Faktor 1 »emotional-kognitive Beeinträchtigung« und für den Faktor 2 »funktional-kommunikative Beeinträchtigung« und für den gesamten Fragebogen (Gesamtbeinträchtigung) ermittelt werden (◘ Tabelle 3.8, Tabelle 3.9).

Transformierung in Standardwerte. Die Rohwerte können anhand von ◘ Tabellen 3.10 (emotional-kognitive Beeinträchtigung), ◘ Tabelle 3.11 (funktional-kommunikative Beeinträchtigung) und ◘ Tabelle 3.12 (Gesamtbeinträchtigung) in T-Werte transformiert werden. Die T-Skala ist auf einen Mittelwert von M = 50 und einer Streuung SD = 10 geeicht. Zusätzlich sind die dazugehörigen Prozentränge angegeben, welche darüber informieren wieviel Prozent der Eichstichprobe eine Testperson mit einem bestimmten Testwert übertrifft. Ein Rohwert von x = 3 auf dem Faktor 1 »emotional-kognitive Beeinträchtigung« entspricht einem Standardwert von T = 35. Mit diesem Wert würde eine Testperson einen Prozentrang von PR = 9,73% erhalten. Dies bedeutet, dass etwa 10% der Personen der Eichstichprobe weniger bzw. gleich schwer unter emotional-kognitiver Beeinträchtigung leiden. Mit einem Rohwert von x = 8 auf dem Faktor 2 »funktional-kommunikative Beeinträchtigung« würde eine Person einen T-Wert von T = 60 erhalten. Der entsprechende Prozentrang beträgt 85, d. h. 85% der Tinnitusbetroffenen leiden weniger oder gleich stark an funktional-kommunikativen Störungen. Weitere Hinweise zur Auswertung und Interpretation des Fragebogens finden sich im Test Manual zum TBF-12 [22].

Interpretation und Anwendung

Beispiel 1. Eine Patientin kommt mit plötzlicher Hörminderung rechts und Tinnitus in die HNO-ärztliche Praxis. Von medizinischer Seite wird ein Hörsturz diagnostiziert. Im TBF-12 zeigt sich auf Faktor 1, der emotional-kognitiven Beeinträchtigung, ein Rohwert von x = 2 (T = 33), auf dem Faktor 2, der funktional-kommunikativen Beeinträchtigung, ein Rohwert von x = 5 (T = 49). Dies entspricht einer Gesamtbeeinträchtigung von x = 7 (T = 40).

Es zeigt sich, dass die Patientin insgesamt leicht beeinträchtigt ist, sie übertrifft mit ihrem Gesamtwert nur 18% ihrer Vergleichsgruppe, ist jedoch funktional-kommunikativ stärker beeinträchtigt als emotional-kognitiv. Aufgrund der nur geringfügigen psychologischen Beeinträchtigung und des klaren organischen Befundes steht die medizinische Therapie im Vordergrund. Eine weitere differenzielle psychologische Abklärung ist aufgrund dieser Befundlage nicht notwendig.

Beispiel 2. Ein Patient konsultiert wegen Ohrgeräuschen, die vor etwa fünf Monaten auf dem lin-

◘ Tabelle 3.8. Auswertung des TBF-12. (Nach [22])

	Item	Rohwert	Prozentrang	T-Wert
Faktor 1	3, 4, 5, 8, 10, 11, 12			
Faktor 2	1, 2, 5, 7, 9			
Gesamt	1, 2, 3, 4, 5, 6, 7, 8, 9, 10, 11, 12			

◘ Tabelle 3.9. Gesamtbeeinträchtigung

Auswertungstabelle TBF-12		Auswertung TBF-12
Gesamt-punktezahl	Gesamtbe-einträchtigung	
0	Leicht	Der Patient hat 3 Antwortmöglichkeiten, die jeweils eine bestimmte
1		Punktzahl erhalten:
2		»nie« = 0 Punkte
3		»manchmal« = 1 Punkt
4		»häufig« = 2 Punkte
5		
6		Indem Sie die Punkte aller 12 Fragen aufsummieren erhalten
7		sie die Gesamtpunktezahl.
8		
9		Es ist wichtig, dass alle Fragen beantwortet werden, da die Auswertungs-
10		Auswertungstabelle auf die Beantwortung von 12 Fragen hin normiert ist.
12		
13		Wenn Sie die Gesamtpunkteanzahl errechnet haben, können sie an der
14	Mittel	»Auswertungstabelle TBF-12« das Ausmaß der Beeinträchtigung ablesen,
15		von »kaum« (0–8 Punkte), über »leicht« (9–12 Punkte),
16		»mäßig« (13–17 Punkte) bis hin zu
17		»schwer« (18–24 Punkte).
18		
19		
20		
21	Schwer	
22		
23		
24		

◘ Tabelle 3.10. Emotional-kognitive Beeinträchtigung

Rohwerte (x)	Prozentränge (PR)	T-Werte
0	1	27
1	3	30
2	6	33
3	10	35
4	16	38
5	25	41
6	35	44
7	46	47
8	57	50
9	66	54
10	75	56
11	81	59
12	89	62
13	94	65
14	100	68

◘ Tabelle 3.11. Funktional-kommunikative Beeinträchtigung

Rohwerte (x)	Prozentränge (PR)	T-Werte normal
0	6	32
1	12	35
2	20	39
3	29	42
4	41	46
5	53	49
6	65	53
7	75	56
8	85	60
9	93	64
10	100	67

◘ Tabelle 3.12. Gesamtbeeinträchtigung

Rohwerte (x)	Prozentränge (PR)	T-Werte
0	1	26
1	1	28
2	2	30
3	4	32
4	6	34
5	9	35
6	13	37
7	18	40
8	22	41
9	27	43
10	33	44
11	40	46
12	46	48
13	53	50
14	60	52
15	65	53
16	70	55
17	75	57
18	81	59
19	85	61
20	90	62
21	92	64
22	95	66
23	98	68
24	100	70

ken Ohr begonnen hatten, die HNO-Ärztin. Die HNO-ärztliche Untersuchung ergibt keinen pathologischen Organbefund, im TBF-12 erreicht die Person auf dem Faktor 1 (emotional-kognitive Beeinträchtigung) einen Rohwert von x = 12, auf dem Faktor 2 (funktional-kommunikative Beeinträchtigung) einen Rohwert von x = 4. Dies ergibt einen Gesamtrohwert von x = 16. Auf Faktor 1 ergibt sich ein T-Wert von 62, auf Faktor 2 ein T-Wert von 46,

für den Gesamttest ein T-Wert von 55. Mit diesen Werten ist der Patient emotional-kognitiv stärker als 89% der Vergleichsgruppe und funktional-kommunikativ stärker als 41% der Vergleichsgruppe beeinträchtigt. Insgesamt ist der Patient stärker beeinträchtigt als 70% der Vergleichsgruppe.

Dies bedeutet, dass trotz fehlenden organischen Befundes der Patient emotional und kognitiv erheblich unter seinen Ohrgeräuschen leidet. Daher sollte die Therapie primär auf den emotional-kognitiven Bereich bezogen sein, wobei in einer ausführlichen psychologischen Differenzialdiagnostik die Hintergründe der emotional-kognitiven Beeinträchtigung (Ätiologie, Komorbidität usw.) noch geklärt werden müssen. Auf dieser Basis können die weiteren therapeutischen Schritte (Tinnitusbewältigung, Depressionsbehandlung usw.) begründet werden.

3.3.3 Kombination von Selbst- und Experteneinschätzung zur Erfassung des Tinnitusschweregrades

Da STI und der TF mittels Summenscores eine Schweregradunterteilung erlauben, können sowohl die durch die Experteneinschätzung ermittelten Ergebnisse im Interview (STI) als auch die mittels Selbsteinschätzung durch den TF erhobenen Schweregrade gegeneinander abgewogen werden. Die so erhobenen Belastungsgrade gelten in ihrer Zusammenschau bei der Beantwortung der Gutachtensfragestellung als richtungsweisende Befunde (◘ Tabelle 3.13).

Mit dem STI und dem TF liegen dem interessierten Anwender zwei solide Verfahren vor, die

◘ Tabelle 3.13. Quartile für Strukturiertes Tinnitus-Interview (STI), Tinnitus-Fragebogen (TF-Gesamtscore), Mini-TF, TQ-12

Tinnitusschweregrad		STI-Score	TF-Gesamtscore	Mini-TF-Score	TQ-12-Score
Grad 1	Leichtgradig	0 bis 4	0 bis 30	0 bis 9	0 bis 5
Grad 2	Mittelgradig	5 bis 12	31 bis 46	10 bis 13	6 bis 10
Grad 3	Schwergradig	13 bis 20	47 bis 59	14 bis 16	11 bis 15
Grad 4	Schwerstgradig	21 bis 40	80 bis 84	17 bis 20	16 bis 24

sich sinnvoll ergänzen, jedoch auch separat sowohl in der Therapieplanung als auch in der Forschung einsetzbar sind. Beide Verfahren werden vor allem im deutschen Sprachraum weit verbreitet eingesetzt. Der TF kann zudem im interkulturellen Forschungskontext angewendet werden. Dies ist insbesondere von Bedeutung, um gültige Aussagen über wirksame Therapiemaßnahmen zu treffen und mehr Klarheit über die Symptomatik des chronischen Tinnitus zu erreichen. Damit sind diese beide Verfahren zum aktuellen Zeitpunkt der »golden standard« in der deutschsprachigen Tinnitusforschung, an dem sich Neuentwicklungen messen müssen.

Fazit

Psychoakustische Messmethoden erscheinen als unzuverlässige Instrumente zur Erfassung der Tinnitusbelastung. Die Tinnitusintensität ist für die Evaluation von psychologischen Verfahren wenig bedeutsam, wie zahlreiche Studien belegen. Es konnte im Längsschnitt zur Zufriedenheit der Patienten zwar eine deutliche Abnahme der Tinnitusbelastung (VAS, Fragebögen, Selbst- und Fremdbeurteilung) und der subjektiven Tinnituslautheit (VAS) belegt werden, aber dies korrelierte nicht mit einer relevanten Veränderung der psychoakustischen Lautheitsmaße [47]. Lediglich die Maskierungspegel der minimalen Verdeckung (Minimal-Masking-Level/MML) und die Unbehaglichkeitsschwelle (UBS) scheinen zumindest für das Monitoring bei Maskierungstherapien brauchbar zu sein (TRT) [37].

Sowohl die experimentelle als auch die klinische Messung von Tinnitus sind zentrale Anliegen moderner Tinnitusforschung und Tinnitustherapie. Untersuchungen mittels funktioneller Magnetenzephalographie (fMEG) lassen morphologische Korrelate an der Hörrinde erkennen, die mit dem Tinnitusschweregrad (erfasst mit dem Gesamtscore des TF [14]) überraschend hoch korrelieren (r = 0,77; [10]. Es ist somit erstmals weltweit gelungen, den Tinnitus in seinem Ausmaß mit objektiven Verfahren zu quantifizieren.

▼

Bis diese Befunde jedoch bezüglich ihrer Validität untersucht und möglicherweise als praxisrelevante Verfahren zur Verfügung stehen, werden noch viele Jahre die Experteneinschätzung und die Selbsteinschätzung der Patienten Grundlage für lieferbare Messdaten sein.

Literatur

1. Axelsson A, Coles R, Erlandsson S, Lenarz T, Meikle M, Tayler R (1992) Evaluation of tinnitus treatments. Introductions. In: Aran JM, Dauman R (eds) Proceedings of the Fourth International Tinnitus Seminar. Kugler, Amsterdam New York, pp 543–544
2. Baskill JL, Coles RRA (1999) Relationship between tinnitus loudness and severity. In: Hazell J (ed) Proceedings of the sixth International Tinnitus Seminar, Cambridge. London, Tinnitus and Hyperacusis Center, pp 424- 428
3. Biesinger E, Heiden C, Greimel KV, Lendle T, Hönig R, Albegger K (1998) Strategien in der ambulanten Behandlung des Tinnitus. HNO 2:1–13
4. Budd RJ, Pugh R (1996) Tinnitus coping style and its relationship to tinnitus severity and emotional distress. J Psychosom Res 41:327–335
5. Derogatis LR (1986) Symptom-Check-List, 3. Aufl. Beltz, Weinheim
6. Gerhards F, Brehmer D, Etzkorn M (2004) Dimensionalität des Tinnitus-Fragebogens (TF). Verhaltenstherapie (Manuskript eingereicht)
7. Goebel G (1994) Verhaltensmedizinische Diagnostik beim chronischen Tinnitus: Standardisiertes Tinnitus-Interview (STI). HNOaktuell 2:281–288
8. Goebel G (Hrsg) (2001) Ohrgeräusche. Psychosomatische Aspekte des chronischen Tinnitus. Urban & Vogel, München
9. Goebel G (2003) Tinnitus und Hyperakusis. Hogrefe, Göttingen
10. Goebel G, Büttner U (2004) Grundlagen zu Tinnitus: Diagnostik und Therapie. Psychoneuro 6:322–329
11. Goebel G, Hiller W (1992) Psychische Beschwerden bei chronischem Tinnitus: Erprobung und Evaluation des Tinnitus-Fragebogens (TF). Verhaltenstherapie 2:13–22
12. Goebel G, Hiller W (1994 a) Verhaltensmedizinische Diagnostik bei chronischem Tinnitus mit Hilfe des Tinnitus-Fragebogens (TF). Diagnostica 2:155–167
13. Goebel G, Hiller W (1994 b) Tinnitus-Fragebogen (TF): Standardinstrument zur Graduierung des Tinnitus-Schweregrades; Ergebnisse einer Multicenterstudie mit dem Tinnitus-Fragebogen (TF). HNO 42:166–172
14. Goebel G, Hiller W (1998) Tinnitus-Fragebogen (TF). Ein Instrument zur Erfassung von Belastung und Schweregrad bei Tinnitus. Hogrefe, Göttingen Bern Toronto Seattle

15. Goebel G, Hiller W (1999) Quality management in the therapy of chronic tinnitus. In: Hazell J (ed) Proceedings of the Sixth International Tinnitus Seminar, Cambridge. Tinnitus and Hyperacusis Center, London, pp 357–363

16. Goebel G, Hiller W (2000 a) Mini-Tinnitus-Fragebogen (Mini-TF): Evaluation eines praktikablen Screening-Instruments zur Erfassung der mehrdimensionalen Tinnitusbelastung einschließlich vier Tinnitusschweregrade. Jahrestagung der Deutschen Audiologen und Neurootologen (ADANO), 29.3.2000 Hannover (Vortrag)

17. Goebel G, Hiller W (2000 b) Qualitätsmanagement in der Therapie des chronischen Tinnitus. Otorhinolog Nova 10:260–268

18. Goebel G, Hiller W (2001) Verhaltensmedizinische Tinnitus-Diagnostik – Eine praktische Anleitung (Manual) zur Erfassung medizinischer und psychologischer Merkmale mittels des Strukturierten Tinnitus-Interview (STI). Testzentrale, Göttingen

19. Goebel G, Hiller W (2004) Strukturiertes Tinnitus-Interview STI. In: Strauß B, Schumacher J (Hrsg) Klinische Interviews und Ratingskalen. Hogrefe, Göttingen (im Druck)

20. Goebel G, Hiller W, Rief W, Fichter M (2001) Verhaltensmedizinisches Behandlungskonzept beim komplexen chronischen Tinnitus. Therapieevaluation und Langzeiteffekt. In: Goebel G (Hrsg) Ohrgeräusche. Psychosomatische Aspekte des komplexen chronischen Tinnitus. Urban & Vogel, München, S 139–174

21. Greimel KV, Leibetseder M, Unterrainer J, Albegger K (1999) Ist Tinnitus messbar? Methoden zur Erfassung tinnitusspezifischer Beeinträchtigungen und Präsentation des Tinnitus-Beeinträchtigungs-Fragebogen (TBF-12). HNO 3:196–201

22. Greimel KV, Leibetseder M, Unterrainer J, Biesinger E, Albegger K (2000 a) Tinnitus-Beeinträchtigungs-Fragebogen TBF-12; Manual. Frankfurt, Harcout-Testservices (http://www.harcourt.de)

23. Greimel KV, Leibetseder M, Unterrainer J, Biesinger E, Albegger K (2000 b) Der Tinnitus-Beeinträchtigungs-Fragebogens (TBF-12). Verhaltenstherapie und Verhaltensmodifikation 21:39–49

24. Haerkötter C (2001) Kognitive Verhaltenstherapie bei chronischem Tinnitus; Evaluation neuer Ansätze. Dissertation Univ. Tübingen

25. Hallam RS (1996) Manual of the Tinnitus Questionnaire (TQ). Psychological Corporation, London NM1 7DX, 24–28 Oval Road (ISBN 0 7491 1026 0)

26. Hallam RS, Rachman S, Hinchcliffe R (1984) Psychological aspects of tinnitus. In: Rachman S (ed) Contributions to medical psychology, vol 3. Pergamon, Oxford, pp 31–54

27. Hallam RS, Jakes SC, Hinchcliffe R (1988) Cognitive variables in tinnitus annoyance. Br J Clin Psychol 27:213–222

28. Hautzinger M, Bailer M (1992) Allgemeine Depressionsskala (ADS). Beltz, Weinheim

29. Henry JL (1992) Psychological management of tinnitus: an evaluation of cognitive interventions. Unpublished doctoral dissertation, University of Sydney

30. Hiller W, Goebel G (1992) Komorbidität psychischer Störungen bei Patienten mit komplexem chronischen Tinnitus. In: Goebel G (Hrsg) Ohrgeräusche. Psychosomatische Aspekte des komplexen chronischen Tinnitus. Quintessenz, München S 65–86

31. Hiller W, Goebel G (1995) The reliability and validity of self-rated psychological complaints in chronic tinnitus. In: Reich G, Vernon J (eds) Fifth international tinnitus symposium. Portland/OR, pp 583–584

32. Hiller W, Goebel G (2000) Assessing audiological, pathological and psychological variables in chronic tinnitus: a study of reliabiltiy and search for prognostic factors. Int J Behav Med 6:312–330

33. Hiller W, Goebel G (2004) Quick assessment of tinnitus-related psychological distress using the Mini-TQ. Int J Audiol (in press)

34. Hiller W, Goebel G, Fichter M, Schindelmann U (1995) Einsatz des Strukturierten Tinnitus-Interviews (STI) bei Patienten mit chronischem Tinnitus. 66. Jahresversammlung der Deutschen Gesellschaft für HNO-Heilkunde 31.5.1995, Karlsruhe

35. Hiller W, Goebel G, Schindelmann U (1999) Developing a structured interview to assess audiological, aetiological and psychological variables of tinnitus. In: Hazell J (ed) Proceedings of the Sixth International Tinnitus Seminar, Cambridge (UK). Tinnitus and Hyperacusis Center, London, pp 277–285

36. Hiller W, Goebel G, Schindelmann U (2000) Studie zur systematischen Fremdbeurteilung von Patienten mit chronischem Tinnitus (Strukturiertes Tinnitus-Interview STI). Diagnostica 46:93–102

37. Jastreboff PJ (1996) Clinical implication of the neurophysiological model of tinnitus. In: Reich G, Vernon J (eds) Proceedings of the Fift International Tinnitus Seminar 1995. American Tinnitus Association, Portland, pp 500–507

38. Kemp S, George RN (1992) Diaries of tinnitus sufferers. Br J Audiol 26:381–386

39. Leibetseder M, Unterrainer J, Greimel KV, Köller T (2001) Eine Kurzversion des Tinnitus-Fragebogens von Goebel und Hiller (1998). Z Klin Psychologie Psychotherrapie 30:118–122

40. Lenarz T (1997) Leitlinien zur Diagnostik und Therapie des Tinnitus. Diskussionsgrundlage auf der Tagung der Arbeitsgemeinschaft deutschsprachiger Audiologen und Neurootologen (ADANO), Anhang 1. HNOaktuell 6: 141–142

41. Lenarz T (2001) Probleme der Diagnostik und Therapie des chronischen Tinnitus. In: Goebel G (Hrsg) Ohrgeräusche. Urban & Vogel, München, S 17-32

42. McCombe A, Baguley D, Coles R, McKenna L, McKinney C, Windle-Taylor P (2001) Guidelines for the grading of tinnitus severity: the results of a working group commissioned by the British Association of Otolaryngists, Head and Neck Surgeons, 1999. Clin Otolaryngol 26:388–393

43. Meikle M, Walsh E (1984) Characteristics of tinnitus and related observations in over 1.800 tinnitusclinic patients. J Laryngol Otol Suppl 9:17–21

44. Muggenthaler K-H, Strohmayr J, Klügel C, Kastner E (1997) Einsatz der visuellen Analogskala zur Evaluierung der Effizienz der hyperbaren Oxygenation (HBO-Therapie) bei Patienten mit Tinnitus und/ oder Hörsturz. Schmerz 11:73

45. Newman CW, Jacobson GP, Spitzer JB (1996) Development of the Tinnitus Handicap Inventory. Arch Otolaryngol Head Neck Surg 122:143–148

46. Prytulla I (1998) Copingstrategien bei chronischem Tinnitus: Erfolgreiche Bewältigung und Vergleich kompensierter Tinnitus mit dekompensiertem Tinnitus. Diplomarbeit Fachbereich Psychologie, Univ. Hamburg (S. Tönnies)

47. Scott B, Lindberg P (2001) Epidemiologie, Klassifikation. In: Goebel G (Hrsg) Ohrgeräusche. Psychosomatische Aspekte des komplexen chronischen Tinnitus. Urban & Vogel, München, S 33–46

48. Svitak M (1998) Psychosoziale Aspekte des chronisch dekompensierten Tinnitus; Psychische Komorbidität, Somatisierung, dysfunktionale Gedanken und psychosoziale Beeinträchtigung. Dissertation Psychologisches Institut der Univ. Salzburg (PD W. Rief)

49. Tinnitus-Forum (1999) Ergebnisse der epidemiologischen Tinnitus-Studie der DTL: Tinnitus ist eine Volkskrankheit. Tinnitus-Forum 3:58–60

50. Vernon JA, Press L (1996) Tinnitus in the elderly. In: Reich G, Vernon JA (eds) Proceedings of the Fifth International Tinnitus Seminar 1995. American Tinnitus Association, Portland, pp 289-290

51. Wilhelm T, Ruh S, Bock K, Lenarz T (1995) Standardisierung und Qualitätssicherung am Beispiel Tinnitus. Laryngorhinootologie 74:300- 306

52. World Health Organization/WHO (1980) International classification of impairments, disabilities and handicaps (ICIDH). Geneva

53. World Health Organization/The WHOQOL Group (1998) Development of the World Health Organization WHOQOL-BREF quality of life assessment. Psychological Medicine 28:551–558

54. Zerssen D v (1971) Die Beschwerden-Liste als Test. Therapiewoche 21:1908–1914

Tinnitus-Fragebogen (TF)*

»Ziel der folgenden Fragen ist es, herauszufinden, ob Ihre Ohr- oder Kopfgeräusche Einflüsse auf Ihre Gefühle, Verhaltensweisen oder Einstellungen haben – Kreuzen Sie bitte für jede Aussage die zutreffende Antwort an; es ist für jede Frage nur eine Antwort möglich«.

1. Manchmal kann ich die Ohrgeräusche ignorieren, auch wenn sie da sind
2. Ich kann keine Musik genießen wegen der Ohrgeräusche
3. Es ist unfair, dass ich unter meinen Ohrgeräuschen zu leiden habe
4. Ich wache in der Nacht wegen meinen Ohrgeräuschen häufiger auf
5. Ich bin mir der Ohrgeräusche vom Aufwachen bis zum Schlafengehen bewusst
7. Meistens sind die Ohrgeräusche ziemlich leise
8. Ich mache mir Sorgen, dass mich die Ohrgeräusche in einen Nervenzusammenbruch treiben
9. Wegen der Ohrgeräusche habe ich Schwierigkeiten zu sagen, woher andere Töne kommen
10. Die Art, wie die Ohrgeräusche klingen, ist wirklich unangenehm
▼

11. Ich habe den Eindruck, dass ich den Ohrgeräuschen nie entkommen kann
12. Wegen der Ohrgeräusche wache ich morgens früher auf
13. Ich mache mir Sorgen, ob ich jemals in der Lage sein werde, mit diesem Problem fertig zu werden
14. Wegen der Ohrgeräusche ist es für mich schwieriger, mehreren Menschen gleichzeitig zuzuhören
15. Die Ohrgeräusche sind die meiste Zeit laut
16. Ich mache mir wegen der Ohrgeräusche Sorgen, ob mit meinem Körper ernstlich etwas nicht in Ordnung ist
17. Wenn die Ohrgeräusche andauern, wird mein Leben nicht mehr lebenswert sein
18, Aufgrund der Ohrgeräusche habe ich etwas von meinem Selbstvertrauen verloren
19. Ich wünsche mir, jemand würde verstehen, was das überhaupt für ein Problem ist
20. Egal was ich tue, die Ohrgeräusche lenken mich ab
21. Es gibt nur ganz wenig, was man tun kann, um mit den Ohrgeräuschen fertig zu werden
22. Die Geräusche machen mir manchmal Ohren- und Kopfschmerzen
▼

25. Aufgrund der Ohrgeräusche habe ich Muskelverspannungen an Kopf und Nacken

26. Aufgrund der Ohrgeräusche erscheinen mir die Stimmen anderer Menschen verzerrt

27. Es wird fürchterlich sein, wenn diese Ohrgeräusche nie weggingen

28. Ich sorge mich, dass die Ohrgeräusche meine körperliche Gesundheit schädigen könnten

31. Mein Hauptproblem ist der Schlaf

33. Wegen der Ohrgeräusche ist es für mich schwieriger, einer Unterhaltung zu folgen

34. Wegen der Ohrgeräusche fällt es mir schwerer, mich zu entspannen

35. Oft sind meine Ohrgeräusche so schlimm, dass ich sie nicht ignorieren kann

36. Wegen der Ohrgeräusche brauche ich länger zum einzuschlafen

37. Wenn ich über die Ohrgeräusche nachdenke, werde ich manchmal sehr ärgerlich

38. Wegen der Ohrgeräusche fällt es mir schwerer zu telefonieren

39. Wegen der Ohrgeräusche bin ich leichter niedergeschlagen

41. Wegen der Ohrgeräusche scheint mir das Leben über den Kopf zu wachsen

43. Ich denke oft darüber nach, ob die Ohrgeräusche jemals weggehen werden

44. Ich kann mir vorstellen, zu lernen, mit den Ohrgeräuschen fertig zu werden

47. Ich bin ein Opfer meiner Ohrgeräusche

48. Die Geräusche beeinträchtigen meine Konzentration

50. Aufgrund der Ohrgeräusche bin ich unfähig, Radio oder Fernsehen zu genießen

51. Manchmal verursachen die Ohrgeräusche fürchterliche Kopfschmerzen

* In die Auswertung des ursprünglich aus 52 Items zusammengesetzten TF gehen die Antworten der hier aufgeführten 40 Items ein.

Mini-TF

»Ziel der folgenden Fragen ist es, herauszufinden, ob Ihre Ohr- oder Kopfgeräusche Einflüsse auf Ihre Gefühle, Verhaltensweisen oder Einstellungen haben – Kreuzen Sie bitte für jede Aussage die zutreffende Antwort an; es ist für jede Frage nur eine Antwort möglich«.

1. Ich wache in der Nacht wegen meinen Ohrgeräuschen häufiger auf

2. Ich habe den Eindruck, dass ich den Ohrgeräuschen nie entkommen kann

3. Die Ohrgeräusche sind die meiste Zeit laut

4. Wenn die Ohrgeräusche andauern, wird mein Leben nicht mehr lebenswert sein

5. Aufgrund der Ohrgeräusche bin ich mit meiner Familie und meinen Freunden gereizter

6. Wegen der Ohrgeräusche fällt es mir schwerer, mich zu entspannen

7. Oft sind meine Ohrgeräusche so schlimm, dass ich sie nicht ignorieren kann

8. Wegen der Ohrgeräusche bin ich leichter niedergeschlagen

9. Ich bin ein Opfer meiner Ohrgeräusche

10. Die Geräusche beeinträchtigen meine Konzentration

TQ-12

»Ziel der folgenden Fragen ist es, herauszufinden, ob Ihre Ohr- oder Kopfgeräusche Einflüsse auf Ihre Gefühle, Verhaltensweisen oder Einstellungen haben – Kreuzen Sie bitte für jede Aussage die zutreffende Antwort an; es ist für jede Frage nur eine Antwort möglich«.

1. Ich bin mir der Ohrgeräusche vom Aufwachen bis zum Schlafengehen bewusst
2. Wegen der Ohrgeräusche habe ich Schwierigkeiten zu sagen, woher andere Töne kommen
3. Wenn die Ohrgeräusche andauern, wird mein Leben nicht mehr lebenswert sein
4. Aufgrund der Ohrgeräusche bin ich mit meiner Familie und meinen Freunden gereizter
5. Ich sorge mich, dass die Ohrgeräusche meine körperliche Gesundheit schädigen könnten
6. Wegen der Ohrgeräusche fällt es mir schwerer, mich zu entspannen
7. Oft sind meine Ohrgeräusche so schlimm, dass ich sie nicht ignorieren kann
8. Wegen der Ohrgeräusche brauche ich länger zum Einschlafen
9. Wegen der Ohrgeräusche bin ich leichter niedergeschlagen
10. Ich denke oft darüber nach, ob die Ohrgeräusche jemals weggehen werden
11. Ich bin ein Opfer meiner Ohrgeräusche
12. Die Ohrgeräusche haben meine Konzentration beeinträchtigt

Tinnitus-Beeinträchtigungs-Fragebogen TBF-12

1. Haben Sie wegen Ihrer Ohrgeräusche Konzentrationsschwierigkeiten?
2. Haben Sie wegen der Lautstärke Ihrer Ohrgeräusche Schwierigkeiten, Menschen zu verstehen?
3. Ärgern Sie sich über Ihre Ohrgeräusche?
4. Haben Sie das Gefühl, Ihren Ohrgeräuschen nicht entkommen zu können?
5. Beeinträchtigen Sie Ihre Ohrgeräusche, wenn Sie etwas Geselliges unternehmen (z. B. essen gehen, ins Kino gehen, …)
6. Sind Sie wegen Ihrer Ohrgeräusche frustriert?
7. Fühlen Sie sich wegen Ihrer Ohrgeräusche im Beruf oder bei der Hausarbeit beeinträchtigt?
8. Haben sie wegen der Ohrgeräusche Schwierigkeiten beim Lesen?
9. Haben Sie das Gefühl, dass Ihre Ohrgeräusche die Beziehungen zu Familienmitgliedern oder zu Freunden belasten?
10. Finden Sie es schwierig, Ihre Aufmerksamkeit auf etwas anderes als Ihre Ohrgeräusche zu richten?
11. Machen Ihnen Ihre Ohrgeräusche Angst?
12. Haben Sie das Gefühl, Ihre Ohrgeräusche nicht bewältigen zu können?

Medikamente für die Tinnitustherapie

B. Mazurek, H. Haupt, J. Gross

Einleitung. Tinnitus ist definiert als subjektive Wahrnehmung eines Geräusches bei Fehlen einer äußeren Quelle. In der Regel geht Tinnitus mit einer Hörstörung einher, kann aber auch als unabhängiges Symptom auftreten. Prinzipiell können ein *objektiver* und ein *subjektiver Tinnitus* unterschieden werden [45].

Der objektive Tinnitus, der sowohl vom Patienten als auch vom Untersucher wahrgenommen wird, ist in der Regel einer eindeutigen Diagnostik und Therapie zugänglich. Der subjektive Tinnitus wird nur vom Patienten wahrgenommen. Dieser wird in eine *periphere Form* (Schallleitungstinnitus und sensorineuraler Tinnitus) sowie in eine *zentrale Form* eingeteilt.

Für die medikamentöse Therapie ist die Einteilung des Tinnitus in *akute* (innerhalb der ersten 3 Monate), *subakute* (zwischen 3 Monaten und einem Jahr) und chronische (nach einem Jahr) Formen sinnvoll. Darüber hinaus orientiert sich die pharmakologische Therapie, wie von den Leitlinien der HNO vorgegeben, an der Ursache des Tinnitus [12].

4.1 Pharmakotherapie bei akutem Tinnitus

Das grundsätzliche Problem besteht darin, dass der Mechanismus der Tinnitusentstehung unzureichend verstanden wird. Für die primäre Entstehung sind akute Zellschädigungsprozesse von Bedeutung, diese sind häufig mit Hypoxie und Ischämie, besonders im extrasensorischen Bereich, verbunden. Hypoxie/Ischämie infolge einer Störung der Kochleadurchblutung kann zu Membranveränderungen, perivaskulären und perineuralen Ödemen, Entzündung, Störungen der Ionenhomöostase und zur Bildung freier Radikale führen.

Ausgehend von diesen Schädigungsmechanismen kann eine medikamentöse Beeinflussung des Tinnitus im akuten Stadium über die Förderung der Kochleadurchblutung und die Beeinflussung von akuten Zellschädigungsprozessen erfolgreich sein. Ähnlich der Therapie beim Hörsturz, stehen eine Reihe von Medikamenten zur Beeinflussung der Kochleadurchblutung zur Verfügung. Dabei zielt die Pharmakotherapie auf die Behebung von »Sludge-Phänomenen«, von lokalen Spasmen oder thromboembolischen Vorgängen. Der Wirkmechanismus einer Durchblutungsverbesserung betrifft vorwiegend den extrasensorischen Teil der Kochlea, d. h. die Stria vascularis (Tinnitus Typ IV).

4.1.1 Durchblutungsförderung durch kolloidale Plasmaersatzmittel und Vasodilatanzien

Das Ziel einer Hämodilution ist, durch Verbesserung der Fließeigenschaften des Blutes eine gesteigerte Kapillardurchblutung und bessere Sauerstoffversorgung der Kochlea zu bewirken. Durch Senkung von Hämatokrit, Fibrinogen- und Erythrozytenaggregation wird das Blutminutenvolumen erhöht.

Niedermolekulare Plasmaexpander (z. B. *Hydroxyethylstärke/HES*) haben das Ziel, die Fließeigenschaften des Blutes zu verbessern, sodass durch die Verringerung der Viskosität, das sauerstoffangereicherte Blut auch geschädigte Areale gut erreichen kann. Eine nicht unbedeutende Nebenwirkung von HES ist therapieresistenter Juckreiz. Das pathophysiologische Korrelat für den Juckreiz ist eine Ablagerung von Stärkekristallen in Keratinozyten, epidermalen dendritischen Zellen, Endothelzellen, Makrophagen und auch in Nervenzellen – speziell in den Schwann-Zellen der unmyelisierten und der kleinen myelinisierten Nervenfasern.

Andere Plasmaersatzmittel wie *Dextrane* haben antithrombotische Wirkungen durch Beeinflussung von Faktor VIII, die Verminderung der Thrombozytenadhäsivität und die Verbesserung der Kochleadurchblutung infolge Erhöhung des intravaskulären Flüssigkeitsvolumens [14]. Allerdings können Dextrane über eine Antikörper-getriggerte Haptenreaktion einen anaphylaktischen Schock hervorrufen. Dies versucht man durch die prätherapeutische Gabe eines niedermolekularen Dextrans zu verhindern. Bei gleicher Wirksamkeit scheinen Dextrane eine höhere Nebenwirkungsrate (transienter Hypertonus, höhere Kreislaufbelastung und Schock) als HES aufzuweisen [37].

Pentoxifyllin ist eine die Durchblutung fördernde chemische Substanz. Die Wirkung beruht auf vasodilatativen und hämorheologischen Einflüssen, u. a. auf der Verbesserung der Erythrozytenverformbarkeit. Im Vordergrund scheint der vasodilatative Effekt zu stehen [7]. Hierfür sprechen experimentelle Befunde, z. B. bewirkt Pentoxifyllin bei Meerschweinchen (10, 12, 40 mg/kg KG über 10 min) neben der dosisabhängigen Verbesserung des vestibulären Blutflusses einen Abfall des arteriellen Mitteldruckes bis zu 40% des Ausgangswertes.

> **Wichtig**
>
> Bei Einsatz des Medikaments ist Vorsicht angezeigt, da es zur Öffnung gesunder Gefäßgebiete und damit zu einer Minderdurchblutung des Zielgebietes kommen kann (Steal-Effekt).

> Lamm [21] konnte zeigen, dass sich die kochleäre lärminduzierte Ischämie, gemessen über den kochleären Blutfluss, mit HES oder Pentoxifyllin nachhaltig kompensieren lässt, nicht jedoch die kochleäre lärminduzierte Hypoxie.

Insgesamt wird der Wert der Förderung der Durchblutung der Kochlea bei akutem Tinnitus kontrovers diskutiert. Während einige Autoren bei der Gabe von durchblutungsfördernden Mitteln statistisch keinen Unterschied zu reiner Kochsalzlösung fanden [2, 29, 34], beschreiben andere Studien hingegen Behandlungserfolge. Michel et al. [26] berichten in einer zahlenmäßig großen retrospektiven Studie von einer Besserung des Tinnitus in 43,9% der Fälle. In 17,9% wurde eine Restitutio ad integrum durch Anwendung eines antiphlogistisch-rheologischen Infusionsschemas mit Dextran 40, Kortison in absteigender Dosierung und Pentoxifyllin erreicht. Waldfahrer [43] und Wilhelm et al. [44] fanden bei Kombination von HES 10%, Pentoxyfyllin und Prednisolon eine Verbesserung des Tinnitus bei 75% der untersuchten Fälle.

4.1.2 Beeinflussung akuter Zellschädigungen

Die Erhöhung der intrazellulären Kalziumkonzentration über einen kritischen Wert gilt als ein allgemeiner Zellschädigungsmechanismus. *Kalziuman-tagonisten* sollen den zellulären »Kalzium-overload« vermindern und damit die Überlebenschance vorgeschädigter Haarzellen vergrößern. Flunarizin und Cinnarizin werden neben der kalziumantagonistischen, eine vasodilatorische, histaminantagonistische und sedierende Wirkung zugeschrieben. Experimentell bewirkt Flunarizin bei Meerschweinchen (0,3, 0,6, 1,5 mg/kg KG über 10 min) in allen drei Dosierungen eine Verminderung des vestibulären Blutflusses um 7–10% der Ausgangswerte [21].

Lokalanästhetika wie Procain (Novocain) hemmen die körpereigene Produktion von Interleukin-6 und C-reaktivem Protein und haben damit entzündungshemmende Wirkungen. Eine weitere Wirkung beruht auf der Membranstabilisierung in Nervenfasern und damit der Unterbrechung der Nervenleitung. Procain aktiviert den Parasympathikus. Über diesen Mechanismus ist auch die Weitstellung von Kapillaren zu erklären. Zur systemischen Anwendung von Procain liegen nur wenige Literaturmitteilungen vor. Erfolgsquoten werden zwischen 37 und 55% angegeben [10, 24]. Andere Arbeiten weisen der Procain-Therapie den Stellenwert eines Placebos zu [19]. Da Nebenwirkungen wie Herzrhythmusstörungen, allergische Reaktionen und zentralnervöse Störungen auftreten können, sollte die systemische Applikation vorwiegend stationär erfolgen. Weiterhin sind Auswirkungen auf elektrische Aktivitäten im Hirnstamm beschrieben. Tierexperimentell konnten in der BERA (»brainstem evoked response audiometry«) eine Abnahme der Amplituden der Welle 1–5 und eine Vergrößerung der »Inter-peak-Latenzen« gezeigt werden. In der zentralen Beeinflussung der Hirnstammaktivität scheint der wesentliche therapeutische Effekt von Procain zu liegen.

Entzündungshemmende Substanzen, wie z. B. Kortison wurden ebenfalls zur Therapie des akuten Tinnitus eingesetzt. Kortison soll neben entzündungshemmender, antiödematöser und membranabdichtender Wirkung im Bereich des Saccus endolymphaticus und der Gefäßwände auch zur Reduzierung krankhafter Reaktionen des Immunsystems, die sich gegen körpereigene Strukturen im Innenohr richten, wirksam sein. Lamm u. Arnold [22] konnten einen positiven Effekt von Kortison auf experimentell durch Lärm induzierte Hörstörungen nachweisen.

> **Wichtig**
>
> In einer Übersicht von 10 placebokontrolliert durchgeführten klinischen Studien ergaben sich signifikante Unterschiede ausschließlich für Prednisolon [20]. Die Wirksamkeit von Prednisolon wird durch den Nachweis von Glukokortikoidrezeptoren in der Kochlea unterstützt [31, 47].

Die Gabe von Kortison ist aufgrund der bekannten Nebenwirkungen umstritten.

Antioxidanzien stellen einen neueren Ansatzpunkt in der pharmakologischen Therapie des Tinnitus dar. Ziel ist die Begrenzung des oxidativen Stresses in der Kochlea bzw. in den weißen Blutzellen [1].

> Haarzellen scheinen besonders vulnerabel gegenüber Radikalen zu sein [38].

Besonders die ototoxische Wirkung von Aminoglykosiden, die mit permanentem Hörverlust und Tinnitus einhergeht, wird oxidativem Stress zugeschrieben. Es ist bekannt, dass oxidative freie Radikale (»reactive oxygen species«/ROS) chemisch verschiedene Zellstrukturen und damit Zellfunktionen schädigen können. Besonders Endothelzellen reagieren sehr stark auf freie Radikale, und die damit verbundenen Läsionen bewirken Störungen der Mikrozirkulation.

Ein gut bekanntes Antioxidanz ist *Vitamin E*. Eine klinische Studie bei Hörsturzpatienten zeigte eine signifikante Besserung des Hörvermögens durch Vitamin E im Vergleich zur Kontrollgruppe [15]. Über eine adenovirale Überexpression von Radikal-spaltenden Enzymen wie Katalase, Cu/Zn-Superoxiddismutase und Mn-Superoxiddismutase wurde in einer tierexperimentellen Studie eine signifikante Protektion von Haarzellen und des Hörvermögens gegenüber Aminoglykosiden erreicht [18].

In der Zukunft sind Medikamente von besonderem Interesse, die direkt am Regulationsmechanismus der kochleären Durchblutung, insbesondere am Endothelin-1 (ET-1), an der Stickstoffmonoxidsynthase (NOS) und der Hämoxygenase (HO) angreifen. Bei chronischer Hypoxie beobachtet man eine langanhaltende Induktion der Vasokonstriktoren ET-1 und Angiotensin II, aber auch der Gegenspieler NOS und HO-1. Nettowirkung dieser

Veränderungen ist eine Vasokonstriktion und ein Umbau der Gefäße (»remodeling«). ET-1 ist ein aus 21 Aminosäuren bestehendes Peptid, das in vaskulären Endothelzellen synthetisiert wird. Es ist der stärkste endogen gebildete Vasokonstriktor. Die Entwicklung von spezifischen Rezeptorantagonisten wäre von großer Bedeutung [36].

Von besonderem Interesse sind die Wechselwirkungen zwischen ET-1 und Stickstoffmonoxid (NO), da das Verhältnis beider Substanzen wesentlich zu den strukturellen und hämodynamischen Veränderungen von Gefäßen beiträgt. NO ist ein kurzlebiger intrazellulärer Botenstoff, der durch die NOS gebildet wird. NO wird in vaskulären endothelialen Zellen aus L-Arginin durch die endotheliale Isoform von NOS (eNOS) synthetisiert. NO gelangt durch Diffusion zu den glatten Muskelzellen der Gefäße und reagiert mit der Hämgruppe der löslichen Guanylatzyklase, um zyklisches Guanosin(-5′-)monophosphat (cGMP) zu bilden. Die nachfolgende Phosphorylierung der cGMP-abhängigen Proteinkinase bewirkt eine Kalziumsequestrierung und die Relaxation der glatten Muskelfasern sowie die Regulation des Vasotonus. Den durch ET-1 und NOS induzierten Veränderungen wirkt die HO entgegen. HO katalysiert den Abbau von Häm, wobei Biliverdin, Kohlenstoffmonoxid (CO) und Eisen freigesetzt werden. Es sind drei Isoenzyme bekannt: die induzierbare HO-1 sowie die konstitutiv exprimierten HO-2 und HO-3. Das Enzym HO-1 wirkt generell protektiv gegenüber oxidativem Stress.

4.2 Pharmakotherapie bei chronischem Tinnitus

Zahlreiche Studien belegen, dass die zum chronischen Tinnitus führenden Noxen mit einer erhöhten spontanen Aktivität im zentralen auditorischen System verbunden sind [16, 17].

> Grundsätzliche Möglichkeiten einer medikamentösen Tinnitusbehandlung im subakuten und chronischen Stadium sind die Beeinflussung der rezeptorneuralen Transmission, der Reizfortleitung im Hörnerv und die Beeinflussung der Reizverarbeitung in der zentralen Hörbahn.

Da dem chronischem Tinnitus meist eine irreversible Funktionsstörung im auditorischen System des zentralen Nervensystems zu Grunde liegt, sind die Schwerpunke in der Pharmakotherapie anders als beim akuten Tinnitus. Das Therapieprinzip ist darauf ausgelegt, die pathologischen elektrophysiologischen Vorgänge zu normalisieren.

4.2.1 Beeinflussung der rezeptor-neuralen Transmission

Wichtig

Dieser Therapieansatz geht davon aus, dass es zu massiver Glutamatausschüttung an den inneren Haarzellen (IHZ) und zur veränderten Expression von Glutamatrezeptoren kommt, die über vermehrte Aktionspotenziale Tinnitus bewirken sollen [30].

Nach einem Schaden an den IHZ soll es zu einer Zunahme von mRNA für NMDA-(N-Methyl-D-Aspartat-)Rezeptoren und metabotropen Rezeptoren kommen. Die vermehrte Ausschüttung von Acetylcholin (ACH), Gammaaminobuttersäure (GABA) und Dopamin über die Efferenzen und die Steuerung über einen m3-cholinergen Rezeptor sollen zur Überexpression von Glutamatrezeptoren und zu massiver Glutamatausschüttung führen. Gleichzeitig soll die Glutamatausschüttung, anfänglich als trophischer Faktor, das Heranwachsen der Efferenzen an den Zellkörper der IHZ bewirken.

Erfahrungen mit systemisch und oral applizierten Glutamagonisten und -antagonisten wurden von Ehrenberger u. Felix [9] mitgeteilt. Neuropharmakologisches Ziel ist der Schutz von Rezeptoren vor übermäßiger Erregung und die Wiederherstellung des Gleichgewichtes zwischen der Erregung und der Hemmung der unterschiedlichen Rezeptortypen. Dies kann
1. präsynaptisch durch Abschwächung der Glutamatfreisetzung an der Basis der IHZ oder
2. postsynaptisch durch generelle oder selektive Blockierung der postsynaptischen Glutamatrezeptoren erfolgen.

Dabei sollen die partiellen Glutamatantagonisten wie z. B. *Glutaminsäurediethylester* die glutamaterge Neurotransmission abschwächen, aber nicht komplett unterbrechen.

In die Gruppe von Medikamenten, welche die Transmission beeinflussen, können verschiedene Substanzen eingeordnet werden. Glutaminsäurediethylester hemmen einerseits den Natriumeinstrom über AMPA-([alpha]-Amino-3-hydroxy-5-methyl-4-isoxazolpropionsäure-)Rezeptoren und andererseits die Aktivierung der metabotropen Rezeptoren. NMDA-Rezeptoren werden nur gering beeinflusst. Glutaminsäurediethylester zeigen in ihrer Wirkung ein Konzentrationsoptimum, bei höheren Konzentrationen können sie den Tinnitus verstärken. In einer Untersuchung an 130 Patienten wurde eine Tinnitusreduktion in 77% der Fälle um mindestens 50% erzielt [8].

Quinoxalindione (z. B. Caroverin) blockieren die Aktivität der AMPA-Rezeptoren und in höheren Dosierungen auch die der NMDA-Rezeptoren. Metabotrope Rezeptoren werden durch Quinoxalindione nicht beeinflusst. Auch diese Substanzen zeigen ein Konzentrationsoptimum. In einer placebokontrollierten Studie konnte bei 63,3% der mit Caroverin behandelten Patienten (n = 30) eine Tinnitusreduktion unmittelbar nach Infusion beobachtet werden [6].

Wichtig

Interessanterweise stellt auch *Magnesium* einen Inhibitor der NMDA-Rezeptoren dar, gleichzeitig setzt Magnesium auch die präsynaptische Glutamatfreisetzung herab.

AMPA- und metabotrope Rezeptoren bleiben weitgehend unbeeinflusst. So werden Lärmschäden des Innenohres mit Magnesiumdefiziten in Verbindung gebracht [13]. Tierexperimentell konnte nachgewiesen werden, dass ein hoher Magnesiumspiegel in der Perilymphe den lärminduzierten Hörverlust signifikant verringern kann [35]. Einige Autoren sehen Magnesium schon seit längerer Zeit als Innenohrtherapeutikum an, z. B. in niedrigen Dosierungen beim chronischen Tinnitus und hochdosiert bei akuten Innenohrerkrankungen mit Tinnitus [3].

Mementin ist ein Medikament, das zur Behandlung bei Parkinson, Demenz und anderen psychiatrischen Erkrankungen eingesetzt wird. Mementin wirkt als NMDA-Rezeptorantagonist und ist fähig, das spontane und das glutamatinduzierte »firing« der afferenten Dendriten der IHZ zu reduzieren [27].

> **Wichtig**
>
> Insgesamt wird, trotz pharmakologisch interessanter Ansätze, die klinische Anwendung von Medikamenten dieser Gruppe kontrovers diskutiert. So geben einige Autoren hohe Prozentzahlen der Tinnitusreduzierung an, andere fanden keine signifikante Wirkung der Glutamatantagonisten auf den Tinnitus [4, 5, 28].

4.2.2 Beeinflussung der Reizfortleitung im Hörnerv und der Reizverarbeitung in der zentralen Hörbahn

Die wichtigste Substanz für diese Fragestellung ist *Lidocain*. Zenner [45] gibt als Wirkmöglichkeit von Lidocain die Aktivierung von Ionenkanälen an. Somit könnten der Motortinnitus (Typ I), der Transduktionstinnitus (Typ II), der extrasensorische Tinnitus (Typ IV) sowie wahrscheinlich auch der zentrale Tinnitus beeinflusst werden. In jüngster Zeit konnte gezeigt werden, dass Lidocain die Tinnituslautheit sowohl verringern als auch erhöhen kann. Die Verringerung geht mit einer deutlichen Reduktion des regionalen Blutflusses (rCBF) im auditorischen Kortex einher, während es bei einem Anstieg der Lautheit zu geringem Anstieg des rCBF kommt [32].

Zahlreiche Veröffentlichungen beschrieben eine Wirksamkeit von intravenös appliziertem Lidocain bei Tinnitus unterschiedlicher Ätiologie [23]. Es wird über eine passagere Intensitätssuppression oder ein Verschwinden des Tinnitus zwischen 30 und 70% berichtet. Interessanterweise haben nicht alle Patienten unter Lidocain eine Intensitätsminderung angegeben, sodass unterschiedliche pathophysiologische Wirkungen für das individuelle Ansprechen verantwortlich ge-

macht werden. Rudack et al. [33] leiten aus ihren Ergebnissen ab, dass Lidocain eine dosisabhängige Wirkung hat, wobei eine Tinnitussuppression erst dann eintritt, wenn eine ZNS-toxische Konzentration erreicht wird. Tinnitus inhibierende Lidocain-Plasmakonzentrationen sind bei 1,5–2,5 mg/ml zu erwarten. ZNS-Nebenwirkungen wurden schon bei Gabe von 1,2 mg Lidocain/kg KG und Plasmaspiegeln von 2,0 mg/ml registriert und persistieren bis zu einer Plasmakonzentration von 0,5 mg/ml.

> **Wichtig**
>
> Deshalb sollte bei Anwendung des Lidocain-Testes als diagnostisches Merkmal für eine sich an den Test anschließende Therapie, z. B. mit dem oral anwendbaren Strukturanalogon Tocainid, eine besondere Indikation vorliegen.

> **Wichtig**
>
> Lidocain ist aufgrund seiner kurzen Plasmahalbwertszeit nur vorübergehend wirksam und ist oral nicht einsetzbar aufgrund des ausgeprägten »First-pass-Effektes«.

Lenarz beschrieb bei Patienten mit chronischem Tinnitus (über 3 Monate) für Lidocain eine passagere Tinnitussuppression von 62% [23]. Für *Tocainid*, ein Lidocainderivat und Antiarrhythmikum, wurde ein schwächerer Effekt beobachtet. Der Einsatz von Tocainid wird von anderen Autoren kontrovers diskutiert. Die therapeutische Erfolgsquote wird wesentlich geringer eingeschätzt [33]. Tocainid kommt wegen der hohen Nebenwirkungsrate und nicht ausreichender Tinnitussuppression nur in besonderen Einzelfällen in Frage. Die zur gleichen Gruppe gehörenden Medikamente *Mexiletin* und *Flecainid* zeigten keine Wirksamkeit.

Neuere Studien gehen davon aus, dass die Tinnitusentstehung verbunden sein kann mit Dysfunktionen im *Serotoninstoffwechsel (5-HT)* im zentralen Nervensystem. Diese Dysfunktion kann die Anzahl der Serotoninrezeptoren, die Rezeptoraffinität sowie die Ausschüttungs- oder Aufnahmemechanismen betreffen. Es konnte tierexperimentell an Ratten gezeigt werden, dass die Serotoninaktivierung in sensorischen Neuronen mit dem

Alter zunimmt. Dies kann als kompensatorischer Anstieg interpretiert werden. Serotoninerge Fasern und deren terminale Enden sind in den meisten auditorischen Kernen im zentralen Nervensystem zu finden, im Nucleus cochlearis, Colliculus inferior, im Lemniscus lateralis und oberen Olivenkomplex.

»Selective serotonin reuptake inhibitors« (SSRI) werden in der Behandlung von depressiven Erkrankungen verwendet. Als prinzipieller Wirkmechanismus der SSRI wird die Beeinflussung der Serotoninrezeptoren durch eine höhere als normal bestehende Konzentration von Serotonin angegeben. In einigen Fällen wird eine Wirkung bei der Reduzierung von Tinnitus beschrieben [39].

5-HT2-Rezeptor-Antagonisten wie *Risperdion* und *Olanzapin* könnten ebenfalls für die Tinniusbehandlung eine Rolle spielen. Sie wurden wegen messbarer Effekte an den AEPs (»auditory evoked potential«) z. B. bei auditorischen Halluzinationen, die oft mit einer Schizophrenie verbunden sind, eingesetzt [40].

Eine selektive Blockierung des Dopamin-D2-Rezeptors kann ebenfalls einen Ansatz zur Behandlung des zentralen Tinnitus darstellen, da D2-Rezeptoren inhibitorisch wirken.

> **Wichtig**
>
> Ein typischer Vertreter ist *Sulpirid*, ein Dopamin-D2-Antagonist. Klinische Studien zur Pharmakotherapie des zentralen Tinnitus mit Sulpirid zeigten eine Verbesserung in 58% der Fälle im ersten Monat und in 41–42% der Fälle im zweiten und dritten Monat im Vergleich zur Placebogruppe [25].

Zur Angst- und Depressionsbewältigung bei chronischem Tinnitus kann eine medikamentöse Unterstützung mit *Antidepressiva* und *Tranquilizern* (z. B. Benzodiazepine, Atosil) sinnvoll sein. Antidepressive Medikamente haben ihre Berechtigung, wenn sich bei Tinnitus eine ernsthafte Depression einstellt. In einigen Fällen entsteht dadurch erst die Möglichkeit, therapeutisch mit dem Patienten in Kontakt zu kommen. GABA ist der stärkste inhibitorische Neurotransmitter im zentralen Nervensystem.

> Medikamente der *Benzodiazepingruppe* potenzierten die Wirkung von GABA.

Die Bindung von Benzodiazepinen an GABA-A-Rezeptoren führt zur Zunahme der Öffnungswahrscheinlichkeit der Chloridkanäle und zur Hyperpolarisation. GABA-A-Rezeptoren der äußeren Haarzelle (ÄHZ) besitzen eine Bindungsstelle für Benzodiazepine. Experimentell konnte über Benzodiazipine eine Hyperpolarisation und Verstärkung der Bewegung der ÄHZ hervorgerufen werden. Ein Erklärungsmechanismus für die Suppression von Tinnitus durch Benzodiazipine oder durch Atropin, welches an den ACH-Rezeptor binden kann, ist das Besetzen der Rezeptorbindungsstellen [46].

> **Wichtig**
>
> Bemerkenswert ist die Beobachtung, dass Benzodiazepine, wie Diazepam und Clonazepam, unterschiedliche Effekte bei evozierten Potenzialen im Colliculus inferior hervorrufen, sodass von einer Heterogenität der GABA-A- Rezeptoren ausgegangen werden kann [42].

Diese Heterogenität kann die Ursache für den unterschiedlichen Wirkungseffekt im Hinblick auf eine Tinnitussuppression sein. In einer großen klinischen Studie konnte der Tinnitus durch die tägliche Einnahme von 0,5–1,0 mg Clonazepam über 60 bis 180 Tage in 32% der Fälle reduziert werden [11]. Prinzipiell sollten jedoch Benzodiazepine, nicht zuletzt wegen der Suchtgefahr, sehr selektiv eingesetzt werden.

> **Fazit**
>
> Da die Mechanismen des Tinnitus ungenügend geklärt sind, gibt es zurzeit auch keine kausale und effektive medikamentöse Therapie. Jüngste Entwicklungen auf dem Gebiet der Molekularbiologie könnten in Zukunft Bedeutung erlangen. Mit Genarrays besteht die Möglichkeit, auch in dem limitierten Untersuchungsmaterial
>
> ▼

der Kochlea, Hunderte oder gar Tausende von Genen zu untersuchen und Gengruppen und gewebespezifische Expressionsklassen, die typisch für bestimmte Tinnitusformen sind, zu erstellen. Dies ist eine der Voraussetzungen für eine gezielte und erfolgreiche Therapie.

Als neue Therapiemöglichkeit eröffnet sich der Gentransfer, d. h. das Einschleusen von spezifischen genetischen Information in eine Zelle.

Dies bietet die faszinierende Möglichkeit, auf molekularer Ebene die Expression spezifischer Genprodukte zu modulieren. So kann eine Überexpression oder eine Inaktivierung der Genexpression erreicht werden. Dabei sind bis jetzt die Vehikel, die die genetische Information möglichst spezifisch in das Zielgewebe bringen, nichtvirale und virale Vektoren.

Nichtvirale Vektoren verfügen über ein geringeres Risiko einer Immunreaktion, haben jedoch dafür eine deutlich geringere Transfektionseffizienz. In den letzten Jahren sind diverse virale Vektoren hinsichtlich ihrer Anwendung für einen Innenohr-Gentransfer untersucht worden [41]. Interessant ist dieser Forschungsansatz z. B. für Hypoxie regulierte Gene wie z. B. NO- und ROS-protektive Proteine.

Der derzeitige Wissensstand zur pharmakologischen Therapie bei Tinnitus erlaubt kein abschließendes Urteil. Viele pharmakologische Behandlungsverfahren sind nicht ausreichend durch Doppelblindstudien gesichert. Über verfeinerte diagnostische Instrumente zur Kategorisierung der jeweiligen Tinnitusform ist eine erhöhte therapeutisch pharmakologische Wirksamkeit anzustreben und in Zukunft erreichbar.

Literatur

1. Bierhaus A, Wolf J, Andrassy M et al. (2003) A mechanism converting psychosocial stress into mononuclear cell activation. Proc Natl Acad Sci U S A 100:1920–1925
2. Biesinger E, Heiden C, Greimel V, Lendle T, Hoing R, Albegger K (1998) Strategien in der ambulanten Behandlung des Tinnitus. HNO 46:157–169
3. Claussen E, Claussen CF, Patil NP (1998) On the effect of magnesium-aspartate in the neurootological therapy for vertigo and tinnitus. In: Claussen CF, Kitane MV, Schlitter N (eds) Vertigo, nausea, tinnitus and hypacusis in metabolic disorders. Experta Medica, Amsterdam, pp 529–532
4. DeBartolo HM Jr (1989) Zinc and diet for tinnitus. Am J Otol 10:256
5. Denk DM, Brix R, Felix D, Ehrenberger K (1992) Tinnitus therapy with transmitters. In: Aran JM, Dauman R (eds) Tinnitus 91. Kugler, Amsterdam, pp 119–121
6. Denk DM, Heinzl H, Franz P, Ehrenberger K (1997) Caroverine in tinnitus treatment. A placebo-controlled blind study. Acta Otolaryngol 117:825–830
7. Doerr TD, Dziadziola JK, Komjathy DA, Burgio DL, Quirk WS (1998) The effects of flunarizine and pentoxifylline on vestibular blood flow in the guinea pig. Eur Arch Otorhinolaryngol 255:385–390
8. Ehrenberger K, Denk D-M, Felix D (1995) Rezeptorpharmakologische Modelle für eine kausale Tinnitustherapie. Otorhinolaryngol Nova 5:148–152
9. Ehrenberger K, Felix D (1995) Receptor pharmacological models for inner ear therapies with emphasis on glutamate receptors: a survey. Acta Otolaryngol 115: 236–240
10. Fowler EPJr (1953) Intravenous procaine in the treatment of Meniere's disease. Ann Otol Rhinol Laryngol 62:1186–1200
11. Gananca MM, Caovilla HH, Gananca FF, Gananca CF, Munhoz MS, da Silva ML, Serafini F (2002) Clonazepam in the pharmacological treatment of vertigo and tinnitus. Int Tinnitus J 8:50–53
12. Ganzer U, Arnold W (1997) Ohrgeräusche, Leitlinien/Algorithmen der Dt. Ges. f. Hals-Nasen-Ohrenheilkunde, Kopf- und Hals-Chirurgie. HNO 45:670–672
13. Gunther T, Ising H, Joachims Z (1989) Biochemical mechanisms affecting susceptibility to noise-induced hearing loss. Am J Otol 10:36–41
14. Hultcrantz E, Nuttall AL (1987) Effect of hemodilution on cochlear blood flow measured by laser-Doppler flowmetry. Am J Otolaryngol 8:16–22
15. Joachims HZ, Segal J, Golz A, Netzer A, Goldenberg D (2003) Antioxidants in treatment of idiopathic sudden hearing loss. Otol Neurotol 24:572–575
16. Kaltenbach JA, Zacharek MA, Zhang J, Frederick S (2004) Activity in the dorsal cochlear nucleus of hamsters previously tested for tinnitus following intense tone exposure. Neurosci Lett 355:121–125
17. Kaltenbach JA, Zhang J, Afman CE (2000) Plasticity of spontaneous neural activity in the dorsal cochlear nucleus after intense sound exposure. Hear Res 147:282–292
18. Kawamoto K, Sha SH, Minoda R, Izumikawa M, Kuriyama H, Schacht J, Raphael Y (2004) Antioxidant gene therapy can protect hearing and hair cells from ototoxicity. Mol Ther 9:173–181
19. Kronenberg J, Almagor M, Bendet E, Kushnir D (1992) Vasoactive therapy versus placebo in the treatment of sudden hearing loss: a double-blind clinical study. Laryngoscope 102:65–68
20. Lamm K (1995) Rationale Grundlagen einer Innenohrtherapie. Otorhinolaryngol Nova 5:153–160

21. Lamm K (1999) Ist eine durchblutungsfördernde Therapie bei cochleo-vestibulären Funktionsstörungn wirksam? HNO 47:155–156

22. Lamm K, Arnold W (1998) The effect of prednisolone and non-steroidal anti-inflammatory agents on the normal and noise-damaged guinea pig inner ear. Hear Res 115:149–161

23. Lenarz T (1989) Medikamentöse Tinnitus-Therapie; Klinische und tierexperimentelle Untersuchung zur Pharmakologie der Hörbahn. Thieme, Stuttgart

24. Lewy BR (1937) Treatment of tinnitus aurium by the intravenous use of local anesthetic agents. Arch Otorhinolaryngol 25:178–183

25. Lopez Gonzalez MA, Muratori Leon ML, Moreno VJ (2003) [Sulpiride as initial treatment in tinnitus retraining therapy]. Acta Otorrinolaringol Esp 54:237–241

26. Michel O, Jahns T, Joost-Enneking M, Neugebauer P, Streppel M, Stennert E (2000) Das antiphlogistisch-rheologische Infusionsschema nach Stennert in der Behandlung von kochleo-vestibulären Störungen. HNO 48: 182–188

27. Oestreicher E, Arnold W, Ehrenberger K, Felix D (1998) Memantine suppresses the glutamatergic neurotransmission of mammalian inner hair cells. ORL J Otorhinolaryngol Relat Spec 60:18–21

28. Paaske PB, Pedersen CB, Kjems G, Sam IL (1991) Zinc in the management of tinnitus. Placebo-controlled trial. Ann Otol Rhinol Laryngol 100:647–649

29. Probst R, Tschopp K, Ludin E, Kellerhals B, Podvinec M, Pfaltz CR (1992) A randomized, double-blind, placebo-controlled study of dextran/pentoxifylline medication in acute acoustic trauma and sudden hearing loss. Acta Otolaryngol 112:435–443

30. Puel JL, Ruel J, Guitton M, Wang J, Pujol R (2002) The inner hair cell synaptic complex: physiology, pharmacology and new therapeutic strategies. Audiol Neurootol 7:49–54

31. Rarey KE, Curtis LM (1996) Receptors for glucocorticoids in the human inner ear. Otolaryngol Head Neck Surg 115:38–41

32. Reyes SA, Salvi RJ, Burkard RF, Coad ML, Wack DS, Galantowicz PJ, Lockwood AH (2002) Brain imaging of the effects of lidocaine on tinnitus. Hear Res 171:43–50

33. Rudack C, Hillebrandt M, Wagenmann M, Hauser U (1997) Tinnitusbehandlung mit Lidocain? HNO 45:69–73

34. Schaaf H, Holtmann H (2002) Psychotherapie bei Tinnitus. Schattauer, Stuttgart New York, S 42

35. Scheibe F, Haupt H, Ising H (2000) Preventive effect of magnesium supplement on noise-induced hearing loss in the guinea pig. Eur Arch Otorhinolaryngol 257:10–16

36. Scherer EQ, Wangemann P (2002) ETA receptors in the gerbil spiral modiolar artery. Adv Otorhinolaryngol 59:58–65

37. Schwab B (2001) Infusionstherapie mit Procain bei akutem Tinnitus. HNO 49:852–853

38. Sha SH, Taylor R, Forge A, Schacht J (2001) Differential vulnerability of basal and apical hair cells is based on intrinsic susceptibility to free radicals. Hear Res 155:1–8

39. Shemen L (1998) Fluoxetine for treatment of tinnitus. Otolaryngol Head Neck Surg 118:421

40. Simpson JJ, Davies WE (2000) A review of evidence in support of a role for 5-HT in the perception of tinnitus. Hear Res 145:1–7

41. Stöver T (2003) Genexpression, Genregulation und Gentransfer im Innenohr. Laryngorhinootologie 82:40–41

42. Szczepaniak WS, Moller AR (1996) Effects of (-)-baclofen, clonazepam, and diazepam on tone exposure-induced hyperexcitability of the inferior colliculus in the rat: possible therapeutic implications for pharmacological management of tinnitus and hyperacusis. Hear Res 97:46–53

43. Waldfahrer F (1999) Therapie von Tinnitus und akutem Hörverlust. HNO-Informationen 2

44. Wilhelm T, Agababov V, Lenarz T (2001) Rheologische Infusionstherapie, Neurotransmitterapplikation und Lidocain-Injektion bei Tinnnitus. HNO 49:93–101

45. Zenner HP (1998) Eine Systematik für Entstehungsmechanismen von Tinnitus. HNO 46:699–704

46. Zenner HP, Ernst A (1993) Cochlear-motor, transduction and signal-transfer tinnitus: models for three types of cochlear tinnitus. Eur Arch Otorhinolaryngol 249: 447–454

47. Zuo J, Curtis LM, Yao X, ten Cate WJ, Bagger-Sjoback D, Hultcrantz M, Rarey KE (1995) Glucocorticoid receptor expression in the postnatal rat cochlea. Hear Res 87: 220–227

Die Tinnitussprechstunde in der Praxis, integrierte Versorgung

E. Biesinger, W. Kypke

Einleitung. Das Grundproblem bei der Behandlung von Patienten mit chronischem Tinnitus besteht immer noch darin, dass die Patienten mit der Vorstellung eines somatischen, also medizinischen Problems, zum HNO-Arzt gehen und dieser wiederum (in den meisten Fällen) dem Patienten deutlich machen muss, dass die Behandlung nicht in einer medizinischen Therapie, sondern in einer Behandlung mittels Habituationsverfahren oder »gar« in einer Verhaltens- oder Psychotherapie besteht.

In diesem Grundproblem liegt eine Ursache für die Frustration beim Patienten: Er erhält die erwartete medizinische Hilfe nicht. Für den Arzt ist die Situation problematisch, da er psychotherapeutische Verfahren und die entsprechende Diagnostik (noch) nicht gelernt hat bzw. es auch nicht seine Aufgabe ist!

Die primäre Aufgabe des HNO-Arztes ist in dieser Situation die Durchführung einer *exakten somatischen und audiologischen Diagnostik*.

> **Wichtig**
>
> Das entscheidende Resultat dieser Diagnostik ist die Entpathologisierung des Phänomens Tinnitus, d. h. die richtige Beratung (»counseling«).

Erfolgt diese Beratung entpathologisierend, und ist der Patient informiert, dass es sich um keine gefährliche Krankheit handelt, so sind viele Patienten beruhigt und können ihren Lebensweg ohne Beeinträchtigung durch das Phänomen Tinnitus weitergehen. In Fällen, in denen dies nicht gelingt, wäre es falsch, den Patienten durch vielerlei Therapieversuche an die »somatische Schiene« zu binden. Ab Grad 2 der Tinnitusbelastung (nach Biesinger) ist es deshalb notwendig, diejenigen intrapsychischen Faktoren herauszufinden, die zu dem verstärkten Leidensdruck führen. Dies ist nicht mehr Aufgabe des HNO-Arztes, es sei denn er verfügt über die entsprechende psychosomatische Weiterbildung.

Im Sinne einer maximalen Professionalisierung ist es dann besser, wenn zunächst die Aufgabe der psychologischen Diagnostik durch verhaltenstherapeutische Psychotherapeuten bzw. auch ärztliche Psychotherapeuten durchgeführt wird. Der HNO-Arzt kann durch den Einsatz der entsprechenden psychologischen Instrumentarien eine konkrete und wissenschaftlich nachvollziehbare Diagnose erwarten. Sowohl die Frage einer psychologischen/psychiatrischen Komorbidität als auch, welche intra- bzw. extraindividuellen Faktoren dazu führen, dass der Patient unter dem Ohrgeräusch leidet, sollten damit beantwortet werden können.

Entscheidender Faktor in diesem System ist jedoch, dass der Patient nicht zur psychologischen Diagnostik »weggeschickt« wird, sondern dass nach der psychologischen Diagnostik die so genannte »Tinnituskonferenz« erfolgt, bei der sich Patient, Psychotherapeut und HNO-Arzt zusammensetzen. In ihr werden die medizinischen und die psychologischen Befunde besprochen, und es fließen die aus der subjektiven Erfahrung des Patienten mit HNO-Arzt und Psychotherapeut gewonnen bzw. veränderten Gedanken des Patienten ein. Es wird ein Therapiekonzept aufgestellt, das von allen drei »Partnern« getragen werden kann und das mit hoher Wahrscheinlichkeit erfolgversprechend sein wird.

Findet diese Tinnituskonferenz nicht statt, so gibt es auf jeder Ebene möglicherweise Complianceprobleme (◻ Abb. 5.1).

5.1   Beratung des Tinnituspatienten

In der Sprechstunde des HNO-Arztes bleibt naturgemäß nicht ausreichend Zeit, um insbesondere den »schwierigen« Tinnituspatienten richtig zu beraten. Es hat sich deshalb bewährt, in der Sprechstunde die medizinischen diagnostischen Maßnahmen mit den »richtigen« Worten zu begründen und deren Ergebnisse zu erklären sowie den Patienten relativ kurz über die heutigen Erkenntnisse über die Tinnitusverarbeitung zu informieren.

Besteht darüber hinaus die Notwendigkeit, dem Patienten ein umfangreicheres Wissen zu vermitteln und auch die psychologische Diagnostik anzubahnen und hierzu zu motivieren, so hat es sich bewährt, dieses umfangreichere Counseling organisatorisch aus der Sprechstunde herauszunehmen. Hierfür bietet sich z. B. ein »Informationsabend« an. Er sollte am besten in Form einer Gruppensitzung erfolgen, um die zeitlichen Ressourcen des Arztes zu schonen.

◘ Abb. 5.1. Schematische Darstellung der ambulanten, integrierten Versorgung von Tinnnituspatienten

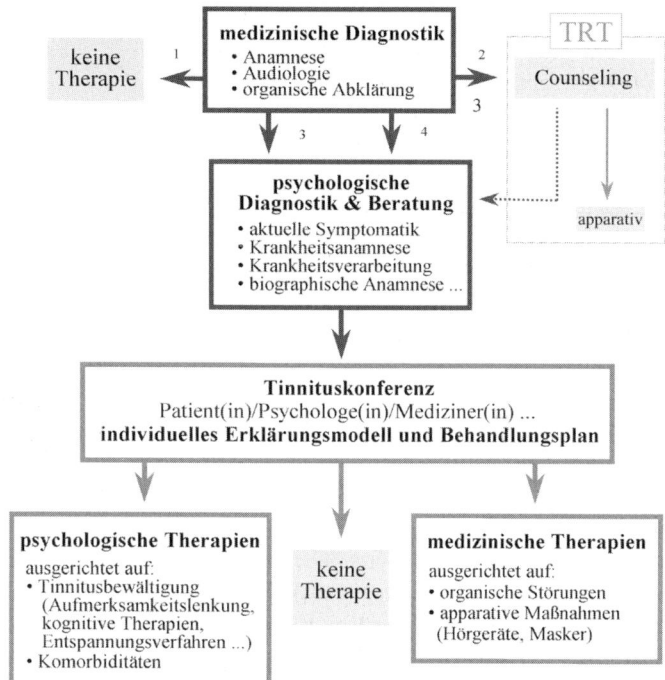

5.1.1 Beratung in der Sprechstunde

Die eigentliche Aufgabe der HNO-Ärzte ist es, eine somatische Abklärung des Tinnitus und der oft begleitenden Schwerhörigkeit durchzuführen. Grundlage hierfür sind die entsprechenden Leitlinien der deutschen Gesellschaft für Hals-Nasen-Ohren-Heilkunde, Kopf- und Halschirurgie (http://www.Leitlinien.net). Anhand der Untersuchungsergebnisse werden die entsprechenden medizinischen Maßnahmen eingeleitet. Dazu gehört z. B. auch eine Hörgeräteversorgung bei bestehender chronischer Schwerhörigkeit.

> **Wichtig**
>
> Bedarf es weiterführender Untersuchungen, wie z B. einer Magnetresonanztomographie (MRT), muss dies mit den passenden Worten vermittelt werden.

So würde z. B. die Überweisung zur MRT mit den Worten »Wir müssen einen Tumor ausschließen« erschrecken und den Patienten verstärkt und mit Ängsten besetzt auf sein Symptom fixieren. Theoretisch ist es möglich, mit einem solchen negativen Counseling ein akutes Ohrgeräusch zu chronifizieren! Besser ist es, Worte zu wählen wie »Es gehört zur modernen Diagnostik, dass man den inneren Verlauf der Hörbahn im Gehirn darstellt«, oder »Es gibt – immer gutartige (!) – Veränderungen, die evtl. therapeutische Konsequenzen hätten...,« usw.

Auch die Hinzuziehung konsiliarischer Untersuchungen wie z. B. der Halswirbelsäule oder auch eine Überweisung zur inneren Medizin sollten sorgfältig indiziert sein. Grundsätzlich gilt das Prinzip der »minimalen Intervention».

Dies bedeutet, dass die Anzahl der mitdiagnostizierenden und mitbehandelnden Ärzte so gering wie möglich, im Idealfall auf den Hausarzt begrenzt bleiben sollte. Es ist zu erwarten, dass mit jedem Arztbesuch die Fokussierung auf das Symptom verstärkt wird, insbesondere da erfahrungsgemäß bei jedem Arztbesuch eine wiederum andere Therapie empfohlen wird!

Dem Betroffenen sollten – bereits im akuten Fall – kurze prägnante Informationen gegeben werden, die auf die notwendige *Habituation* hinweisen, wie:

- »Vermeiden Sie, dass Sie auf das Ohrgeräusch aufmerksam werden!«
- »Nicht aktiv auf das Ohrgeräusch hinhören!«
- »Jede Minute, in der Sie das Ohrgeräusch nicht bewusst wahrnehmen, ist Therapie!«
- »Versuchen Sie gerade jetzt, sich positiven Dingen im Sinne eines »Genusstrainings« zuzuwenden, wie z. B. Freunde besuchen, gut essen gehen, Hobbys pflegen, Urlaub planen…!«
- »Nichts verbieten lassen wegen des Tinnitus!«

Letzteres verlangt seitens des beratenden Arztes eine individuellen Abwägung. Natürlich sollten Genussgifte reduziert und schlechte Gewohnheiten aufgegeben werden. Es macht jedoch keinen Sinn, einen Kettenraucher sofort zur Aufgabe zu zwingen. Auch dies würde wiederum einer ungünstigen Fixierung auf das Symptom führen.

Insbesondere macht es aber keinen Sinn, z. B. jemandem sein geliebtes Musikinstrument zu verbieten, oder einem Jugendlichen die Disko, die unter Umständen dazu führen würde, dass er seine Freunde verliert. Hier wäre der richtige Weg, über sinnvolle Schallschutzmaßnahmen zu sprechen und die positiven Aspekte aus der Freizeitbeschäftigung zu belassen.

»*Stress meiden…*« kann leicht empfohlen werden, konkrete Vorschläge dazu sind aber schwerer zu formulieren.

> **Wichtig**
>
> Diesbezüglich sollten in der Praxis Listen von einschlägigen Angeboten und Adressen über Entspannungsverfahren, Yoga usw. vorhanden sein, die dem Patienten konkrete Hilfestellung geben.

> Für die prägnante, aber zielführende Beratung in der Sprechstunde gelten die Gesichtspunkte der Entpathologisierung des Symptoms Tinnitus und das Prinzip der minimalen Intervention.

5.1.2 Tinnituscounseling

Die Organisation und Etablierung eines Tinnituscounselings kann für jede HNO-Arzt-Praxis eine großartige Visitenkarte und Bereicherung sowie Demonstration von Kompetenz darstellen.

Für die Ärzte bedeutet die Ausgliederung der umfangreichen Beratung und die Laienedukation aus der normalen Sprechstunde eine enorme Entlastung bei gleichzeitiger Kompetenzsteigerung.

Das Counseling ist wesentlicher Bestandteil aller *Formen der modernen Tinnitustherapien*, von der Tinnitus-Retraining-Therapie nach Jastreboff bis hin zu psychologischen Habituationsverfahren. Das Vermitteln von Wissen über die Funktion des Hörorgans und über die zentrale Verarbeitung von akustischen Signalen sowie das Bewusstmachen von reflexartigen vegetativen und emotionalen Reaktionen auf Gehörtes sind die entscheidende Grundlage für die weitere Verarbeitung und Habituation eines Tinnitus. Ein solches Counseling wird beim Schweregrad 2 und 3 durchgeführt.

Sinnvollerweise sind beim Counseling als Ausdruck der Teamarbeit und zur professionellen Beantwortung von Fragen der psychologisch/psychotherapeutische Partner und Hörgeräteakustiker anwesend.

5.1.3 Beispiel für einen »Tinnitus-Informationsabend«

Das Gruppencounseling sollte nicht mehr als 10–12 Teilnehmer (Betroffene) umfassen. Es ist wichtig – mit Hilfe informativer Medien (Folien, Dias, Power-Point-Präsentationen) –, Tinnitusbetroffene über folgende anatomische und funktionelle Gegebenheiten zu informieren:

Anatomie des Ohres

Äußeres Ohr als Schallaufnahmetrichter, Funktion des Trommelfells und der Mittelohrstrukturen einschließlich der Mittelohrmuskeln (Hinweis auf tickende Ohrgeräusche, die auf einen Spasmus der MittelohrmMuskeln hinweisen).

Tuba Eustachii: Die Ohrtrompete bietet ein gutes Beispiel zur Bewusstmachung der zentralen auditiven Prozesse, wie Verstärkung und Abfilterung von Gehörtem. Man lässt die Anwesenden aktiv schlucken und dabei auf das Schluckgeräusch hinhören. Meist ist dieses Schluckgeräusch lauter als der subjektive Tinnitus und wird nie wahrgenommen, obwohl täglich etwa 3.000-mal geschluckt wird.

Innenohr- und Vestibularorgan: Lagebeziehung der Organe zueinander. Funktion des Vestibularapparates mit Hinweis auf gemeinsame Erkrankungen (Morbus Menière).

Anatomie des Innenohres und der Haarzelle als Ort der Transformation des mechanischen Schalls in elektrische Information. Anatomie der Haarzelle und Prinzip der Funktion (Verstärker). Tonotope Anordnung der Haarzellen sowohl peripher in der Kochlea als auch ihre Repräsentation zentral. Durchblutungssituation der Kochlea mit Hinweis auf akute und chronische Durchblutungsstörungen und deren Folgen. Pathophysiologie der Haarzelle, wie Oxidationsverlust, Funktionsstörungen der Stria vascularis, Ionenkanaldefekte, Hydrops, Funktionsstörung der kontraktilen Elemente mit Hinweis auf den so genannten Motortinnitus nach Zenner.

Darstellung der chemischen Signalübertragung im synaptischen Spalt mit Hinweis auf die Pathophysiologie der Transmitter und die aktuelle Forschung. Hinweis, dass Antidepressiva in diesem Bereich der Synapsen wirken können.

Darstellung des Hörnerven und Darstellung des zentralen auditiven Systems

Hörnerv als »Kabel«, Sitz und Gutartigkeit der Akustikusneurinome.

Im zentralen auditorischen System Demonstration der wichtigsten Kerngebiete, nämlich Hirnstamm, Mittelhirn und Hörrinde im Kortexbereich. Hinweis auf die unbewusste Schallverarbeitung im Hirnstamm- und Mittelhirnbereich mit Verknüpfung zu den vegetativen, emotionalen Bereichen unseres Gehirnes.

> **Wichtig**
>
> Betonung, dass harmlose Signale unbewusst im positiven Fall euphorisierend (Musik) wirken, im negativen Fall in Form von Ängsten, Ärger und Belästigung.

Hirnstamm: 1. »Kontrollstelle« im zentralen Hörsystem mit (unbewusster!) Verstärkung oder Abschwächung bis zur kompletten Abfilterung von akustischen Signalen (Schluckbeispiel), Verstärkung von gefährdenden Signalen bis hin zur Auslösung von komplexen, akustischen Schreckreaktionen (Beispiel Erschrecken durch eine Autohupe) mit vegetativen und massiven motorischen Reaktionen.

Tinnitus als »fremdes Signal« führt zu solchen Schreckreaktionen, die dauerhaft zu Muskelverspannungen, HWS-Syndrom usw. führen.

Darstellung der efferenten Innervation des Innenohres durch den Hirnstamm. Entstehung einer Hyperakusis durch Ängste (Beispiel: extrem »gutes« Hören bei einem nächtlichen Gang über einen Friedhof…), das Aktivieren der verschiedensten Verstärkerprozesse bei Schwerhörigkeit mit begleitender Verstärkung eines Tinnitus.

> **Wichtig**
>
> Hinweis auf die prinzipielle Notwendigkeit der bestmöglichen Hörgeräteanpassung bei Schwerhörigkeit und Tinnitus.

Unterschied zwischen Hyperakusis, Phonophobie und Recruitment. Behandlungsprinzipien der Hyperakusis einschließlich der oft großen Bedeutung der unterstützenden Verhaltenstherapie.

Prinzipien der Maskerbehandlung

Einsatz prinzipiell zur Teilmaskierung, offene Versorgung, Gerätearten, Prinzipien der Physiologie von Tinnitusmaskern (akustische Ablenkung, »Beruhigung« des zentralen auditiven Systems).

Sinnvolle »Selbsttherapie« zur Beruhigung des Hirnstammes

- Entspannungsverfahren wie Yoga oder Tai-Chi
- Meditative Verfahren: diese nicht ohne akustische Ablenkung (Entspannungsmusik, Tinnitusmasker)
- Ausdauersport (am besten mit Pulsmessung als aktives »Biofeedback« mit Erhöhung der Aufmerksamkeitsumlenkung)
- Behandlung von Sekundärstörungen, wie HWS-Syndrom

Mittelhirn

Sitz unseres Lernzentrums, Lernen und Vergessen von akustischen Zusammenhängen, Verknüpfung von Gehörtem mit emotionalen Reaktionen, Chronifizierung der Wahrnehmung eines Tinnitus in diesem Bereich, auch nach eindeutiger peripherer Schädigung (Erläuterung der schlechten Ergebnisse nach Akustikusdurchtrennung), Lernen von Tinnituswahrnehmung und subjektive Fokussierung auf das Signal als wesentliche Merkmale der Chronifizierung und der negativen Verarbeitung von Tinnitus.

Eigentherapie

- Jegliche akustische und emotionale Ablenkung sowie Aufmerksamkeitsumlenkung als Prinzipien einer professionellen Therapie. Eigene Möglichkeiten, wie »Genusstraining« (Hobbys wieder pflegen, gut essen gehen, sich um Freunde kümmern,
Urlaube planen, sportliche Betätigung…).
- Hinweis auf professionelle Hilfe durch Habituationsverfahren und entsprechende Beratung, akustische Aufmerksamkeitsumlenkung durch Hören von Musik, Meiden der absoluten Stille, Einschlafen mit Musik, bis hin zur Musiktherapie im Einzelfall, Hörtraining im Einzelfall, insbesondere bei Hyperakusis, Maskeranwendung im Einzelfall.

Primärer Kortex

Ort des bewussten Hörens, Gehörtes dabei bereits vernetzt mit unbewussten Reaktionen und emotionalen Beimengungen.

Abschluss des Counselings

Am Schluss eines solchen Counselings muss der Hinweis auf die professionellen Ansprechpartner (psychologischer Partner, Akustiker, Hausarzt, Therapeuten für Entspannungsverfahren) usw. vor Ort gegeben werden.

Es folgen praktische Hinweise für die entsprechenden Terminierungen und das Angebot der jederzeitigen Rücksprache mit dem HNO-Arzt.

Diese Struktur eines Counseling ist nur ein Beispiel für eine Vielzahl von Möglichkeiten. Die Inhalte sind selbstverständlich auch beim Einzelgespräch identisch.

5.2   Psychologische Diagnostik

Alle Patienten, denen es nach der akuten Phase nicht gelungen ist, selbst einen Weg zu einer Habituation zu finden (Schwergrad 3 nach Biesinger), werden vom HNO-Arzt motiviert, ein diagnostisches »Gespräch« mit einem psychologischen oder ärztlichen Psychotherapeuten zu führen. In einem solchen »Gespräch« geht es zum einen um einen psychologischen Test mittels Mini-Tinnitus-Fragebogen (► s. Kap. 3) sowie SCL 90-R, zum andern um die zentrale Psychodynamik, die der Erkrankung zugrunde liegt. Durch das Einbeziehen der zugrunde liegenden Psychodynamik wird das verhaltenstherapeutische Konzept bereichert. Der Tinnitus stellt für die meisten Patienten eine Bedrohung (im Zusammenhang mit fehlender Kontrollmöglichkeit) dar.

Im Hinblick auf die psychischen und psychodynamischen Vorgänge soll, ebenso wie bei den medizinischen Fakten, bei dem Patienten durch Transparenz und Psychoedukation eine Entpathologisierung und ein Eigenverständnis erreicht werden. Selbst wenn sich in dieser diagnostischen Abklärung eine psychische Komorbidität, z. B. eine Angststörung, eine Depression oder eine Persönlichkeitsstörung zeigt, kann, bei vorsichtiger Herausarbeitung ein Gefühl des Abgestempeltseins vermieden werden und ein Gefühl des Verstandenwerdens und der Erleichterung durch ein entsprechendes Erklärungsmodell der jeweiligen Komorbidität erreicht werden. Das diagnostische Gespräch dauert, neben der Zeit zum Ausfüllen der Fragebögen, ein- oder zweimal 50 Minuten. In diesem Gespräch geht es auch um die konkreten Ziele des Patienten.

Je nach diagnostischer Einschätzung wird dem Betroffenen ohne oder mit nur gering ausgeprägter psychischer Komorbidität eine verhaltenstherapeutisch ausgerichtete Tinnitus-Retraining-Therapie und/oder der Besuch einer Tinnitus-Bewältigungs-Gruppe empfohlen (wöchentlich einmal 120 Minuten über 12 Wochen bzw. wöchentlich zweimal 120 Minuten über sechs Wochen).

Bei Patienten mit einer erheblichen Angst- oder depressiven Störung (generalisierte Angststörung/Panikstörung entsprechend ICD 10 F41.0/F41.1) und depressiven oder rezidivierend depressiven Episoden (entsprechend ICD 10 F32.1 und F33.1 oder höher kodiert) ist die Arbeit in einer Tinnitus-Retraining- und Tinnitus-Bewältigungs-Therapie nur möglich, wenn eine entsprechende Vorarbeit in Form einer Einzeltherapie stattgefunden hat (verhaltenstherapeutisch oder tiefenpsychologisch sowie medikamentös entsprechend den Leitlinien).

Psychiatrische Krankheitsbilder, z. B. schizoaffektive Psychosen oder bipolare Psychosen (manisch-depressive Psychosen), werden an den Psychiater verwiesen.

Beim Vorhandensein einer ausgeprägtem Komorbidität, z. B. schwere depressive Episode erfolgt zunächst *keine* Tinnitus-Retraining- und Tinnitus-Bewältigungs-Therapie in der Gruppe, sondern eine Intervalltherapie stationär oder ambulant. Initial hilfreich und für solche Patienten entlastend wäre die Herausnahme des Patienten aus einer für ihn problematischen Umgebung – z. B. eine dreiwöchige Kriseninterventionsbehandlung in einer entsprechenden Klinik. Hier könnte neben dem Erlernen entsprechender Depressionsbewältigungsstrategien die Vorbereitung und Motivationsbildung für die weitere ambulante Psychotherapie erfolgen.

Beispiel für eine Psychodynamik

Es war für eine junge Frau entlastend, zu erfahren, dass sie durch die Übernahme von Verantwortung für ihre Eltern (sie führten eine »Streitehe«) während deren Trennungssituation in den letzen zwei Jahren völlig überfordert wurde und sowohl durch den damit verbundenen Stress als auch durch die zunehmende Bedrohung, welche die Patientin durch die anstehende Trennung erlebte, ihr Tinnitus ausgelöst wurde. Durch die Tinnitussymptomatik entstand eine Kognition: »Ich kann das nicht mehr hören!«, was sich sowohl auf den Streit der Eltern, als auch auf die Tinnitussymptomatik bezog. Durch die Übernahme von Verantwortung für die Eltern, verstärkt in der Trennungssituation, reaktivierten sich viele Situationen in der Kindheit, in denen sie »Mutter für ihre Mutter« sein musste, d. h. sie trösten musste und in einem Loyalitätskonflikt mit dem Vater geriet.

Das Erfassen der psychosomatischen/psychodynamischen Zusammenhänge sowie ein Gespräch mit den Eltern halfen ihr, allmählich die Verantwortung an die Eltern wieder zurück zu geben. Diese machten sich nach der Tinnitussymptomatik ihrer Tochter große Sorgen und auch Selbstvorwürfe. Des Weiteren halfen ihr die drei Komponenten, entsprechend dem Manual nach Frau Prof. Brigitte Kröner-Herwig (vgl. Kap. 9): Entspannung, Aufmerksamkeitslenkung und Alternativen zu ihren dysfunktionalen Kognitionen, was die Patientin in einer ambulanten Tinnitus-Retraining- und Tinnitus-Bewältigungs-Therapie erarbeitete.

5.3 Tinnituskonferenz

Nach der psychologischen Diagnostik muss die so genannte Tinnituskonferenz erfolgen.

Die Teilnehmer der *Tinnituskonferenz* sind der Betroffene, der Teampartner aus dem psychologischen Bereich und der HNO-Arzt.

Es werden die Ergebnisse der medizinischen Diagnostik, der psychologischen Diagnostik und die Meinung des Betroffenen kurz diskutiert.

Durch das Counseling und durch die psychologische Diagnostik und Beratung verfügt der Betroffen bereits über ein großes Wissen darüber, was er selbst zur Habituation tun kann.

In den meisten Fällen ist keine weitere Therapie notwendig!

Die Indikation für weitere Therapien besteht im medizinischen Bereich beim Vorliegen von Erkrankungen z. B. des Ohres oder der Halswirbelsäule, Masker-/Hörgeräteanpassung. Im psychologisch/psychiatrischen Bereich kann eine Indikation zur Einleitung von einem professionellen Habituationstraining bestehen, mit dem Ziel, kognitive Umstrukturierung bezüglich der Tinnituswahrnehmung und der Tinnitusbewertung oder auch Entspannungsmaßnahmen zu erlernen.

Bei einer psychiatrischen Komorbidität (z. B. Depression, Angststörung usw.) besteht die Indikation zu entsprechenden psychologisch/psychiatrischen Behandlungsverfahren einschließlich der notwendigen Medikation.

tet sich nach der Situation des Tinnitusteams und wird unter Umständen als »IGEL-Leistung« (individuelle Geesundheitsleistung) möglich sein. Ebenso ist das umfangreiche Counseling eine individuelle Gesundheitsleistung, die z. B. bei Gruppencounseling mit 15 EUR pro Person bezahlt wird.

Das vorgelegte Konzept wurde ausdrücklich von der ADANO gebilligt und für gut geheißen. Ebenso von den Verantwortungsträgern des MdK. Dort bemüht man sich derzeit um eine Anerkennung und Bezahlung durch die Kostenträger im Sinne eines Qualitätsmanagements bei Tinnitus im ambulanten Bereich.

Fazit

Mit dem aufgezeigten strukturierten *ambulanten* Vorgehen bei Tinnitusbetroffenen mit dem Schweregrad 2–3 ergibt sich die Möglichkeit einer maximalen Information und einer maximalen Hilfe zur Selbsthilfe bei gleichzeitiger Entlastung einer »normalen« HNO-Sprechstunde durch die therapeutische Kompetenz eines Tinnitusteams.

In der Mehrzahl der Fälle, das gilt auch für viele schwer Betroffene, ist damit eine ausreichende Hilfe möglich. Nur in etwa 10% der Fälle müssen komplexere, auch psychologische/psychiatrische Verfahren weiterführend angewandt werden.

Das Konzept ist ein hervorragendes Beispiel für eine optimale integrierte Versorgung!

Die *Bezahlung* einzelner Module wie z. B. die psychologische/psychiatrische Diagnostik richt-

▼

Die Anerkennung eines Tinnitusteams macht eine initiale *Weiterbildung* sinnvoll. Die Weiterbildung wird auch Voraussetzung für eine Bezahlung durch die Kostenträger und auch für eine Anerkennung durch die Tinnitusliga sein. Seminare hierzu finden regelmäßig in Salzburg unter Leitung von Fr. Dr. Greimel/Dr. Biesinger statt und, auch an der Tinnitusklinik in Bad Arolsen unter Leitung von Dr. Hesse. Das Konzept der Seminare und die Inhalte entsprechen sich.

Auskünfte und Kurstermine erhalten sie über:

- Dr. med. Eberhard Biesinger (Maxplatz 5, 83278 Traunstein, Tel: 0861/209740, Fax: 0861/2097430, http://www.tinnitus-fortbildung.de) und
- Dr. med. Gerhard Hesse (Tinnitusklinik Arolsen, Große Allee 3, 34454 Bad Arolsen, Tel: 05691/8966).

In den Seminaren wird auch umfangreiches Material zur Durchführung des Counselings zur Verfügung gestellt.

Die Tinnitusambulanz an der HNO-Klinik

R. D'Amelio, C. Archonti, T. Wobrock, P. Falkai, P. Plinkert, T. Verse, W. Delb

Das Störungsbild des chronischen Tinnitus nimmt zunehmend einen höheren Stellenwert in der gesundheitlichen Versorgung der westlichen Bevölkerung ein. Hintergrund des Interesses hierfür stellt die Subgruppe von Betroffenen dar, die unter einer *hohen subjektiven Beeinträchtigung* durch den Tinnitus und einer psychischer Sekundärsymptomatik leiden. Etwa 10% der Patienten fühlen sich durch das chronische Ohrgeräusch zumindest zeitweise belästigt und in ihrem Alltagsleben beeinträchtigt, bei 0,5–2,4% aller chronisch Betroffenen sind die Kriterien eines dekompensierten Tinnitus erfüllt [50, 51].

> **Wichtig**
>
> Bezogen auf Deutschland ergibt sich hieraus eine Fallzahl von jährlich über 350.000 behandlungsbedürftigen Personen [32, 56].

Dieser belasteten Patientengruppe steht eine zahlenmäßig größere Gruppe gegenüber, die ihre chronischen Ohrgeräusche nicht oder nicht mehr als behandlungsbedürftige Störung sehen. Ein Teil dieser Patienten mit kompensiertem Tinnitus [5] erscheint dennoch in der ärztlichen Versorgung und äußert aufgrund von krankheitsbezogenen Befürchtungen den Wunsch nach einer Rückversicherung.

Nicht selten treten diese Ängste infolge von verzerrenden Darstellungen in den Medien oder im sozialen Umfeld auf, die den Zustand des dekompensierten Tinnitus als zwangsläufig zu erwartenden Regelfall nach Manifestation von dauerhaften Ohrgeräuschen beschreiben. Da sich Patienten mit kompensiertem und dekompensiertem Tinnitus mit audiologischen und psychoakustischen Methoden nicht valide voneinander differenzieren lassen, werden schon seit einiger Zeit psychologische Mechanismen als mögliche Erklärung für diese Unterschiede verantwortlich gemacht [7, 8, 12, 16, 24].

Als zentraler Mechanismus der Dekompensation wird derzeit vor allem das *dysfunktionale Fokussieren der Aufmerksamkeit auf tinnitusbezogene Reize* diskutiert. Die Fokussierung wiederum resultiert aus der Bedrohung, welche die Patienten dem Reiz »Ohrgeräusch« beimessen. Durch die erhöhte, selektive Aufmerksamkeit nimmt die empfundene Belastung weiter zu, und es findet keine

Habituation an den Tinnitus statt [2, 25, 26]. Darüber hinaus findet sich bei dieser Subgruppe von Patienten eine deutlich erhöhte Prävalenz von psychiatrisch relevanten Störungen, in erster Linie affektive Störungen, im geringerem Ausmaß Angsterkrankungen, Somatisierungsstörungen und Hypochondrie [4, 15, 33, 34, 35, 36, 48, 56, 62, 65, 66].

Nach momentaner Datenlage ist davon auszugehen, dass bei einem Teil der Betroffenen die psychische Störung als *prädisponierende Bedingung* der Entwicklung eines dekompensierten Tinnitus vorausgeht, und andererseits der Tinnitus bei entsprechend prädisponierten Personen als *Auslöser* einer psychischen Störung wirken kann [2, 33, 34].

Die oben beschriebene Zuordnung zu einem kompensierten oder dekompensierten Schweregrad ergibt sich aus der subjektiven psychosozialen tinnitusbezogenen Belastung, die durch ein klinisches Interview festgestellt und mit standardisierten störungsspezifischen Testverfahren, etwa dem »Tinnitus-Fragebogen« (TF [21]) objektiviert werden kann. Anhand des Gesamtscores im TF und dem klinischen Eindruck erfolgt eine Differenzierung in vier unterschiedliche Schweregrade (◘ Tabelle 6.1; ► s. auch Gradeinteilung nach Biesinger in Kap. 3):

Der *Schweregrad 1* bezeichnet Patienten, deren Perzeption des Tinnitus sich auf wenige und zeitlich begrenzte Abschnitte bezieht, die beim Betroffenen keine aversiven emotionalen Reaktionen auslösen.

Patienten mit *Schweregrad 2* nehmen ihren Tinnitus zeitweise stärker und dann auch oftmals als Belästigung wahr, die dann ein unerträglich empfundenes Ausmaß annehmen kann. Stille, unzureichende Ablenkung und emotionale Anspannung zählen zu den Bedingungen, die zu einer temporären bedeutsamen Zunahme der Lautheit und Beeinträchtigung führen.

Patienten mit dekompensiertem Tinnitus des *Schweregrades 3* sind in ihrer Lebensführung und hinsichtlich ihres psychischen Befindens in erheblichem Maß und dauerhaft beeinträchtigt. Sie leiden unter Schlafstörungen, depressiver Grundstimmung und haben Versagensängste. Sie sorgen sich um ihre berufliche Leistungsfähigkeit, die sie aufgrund der erlebten Belastung durch den Tinnitus als eingeschränkt empfinden.

❏ Tabelle 6.1. Gesamtscore im TF [21] und Gradeinteilung der Tinnitusbelastung nach klinischer Symptomatik [5]

Belastung durch Tinnitus	Schweregrad entspricht TF-Gesamtscore	Klinische Symptomatik
Schweregrad 1 (kompensiert)	0–30 Punkte	Kein Leidensdruck
Schweregrad 2 (kompensiert)	31–46 Punkte	Tinnitus ist hörbar bei geringen Umgebungs- geräuschen und wirkt störend bei Stress und emo- tionaler Belastung. Tinnitus ist maskierbar durch Umgebungsgeräusche
Schweregrad 3 (dekompensiert)	47–59 Punkte	Tinnitus übertönt alle Geräusche. Die Betroffenen fühlen sich durch den Tinnitus sowohl im beruflichen wie auch privaten Bereich erheblich beeinträchtigt. Es treten ausgeprägte Störungen im kognitiven, emotionalen und körperlichen Bereich auf
Schweregrad (dekompensiert)	60–84 Punkte	Der Tinnitus führt zur völligen Dekompensation im privaten und beruflichen Bereich, bis hin zur Arbeits- unfähigkeit

Bei der Klassifizierung eines *Schweregrades 4* können die klinischen Symptome der komorbiden psychischen Störung (z. B. Antriebslosigkeit, Schlafstörungen, Angstanfälle, Denkstörungen, Suizidalität) im Vordergrund stehen und bedürfen dann einer entsprechenden psychiatrischen und psychotherapeutischen Intervention, ehe die Betroffenen in der Lage sind, an einer tinnituszentrierten Therapie teilzunehmen.

Diese Klassifizierung in kompensierte und dekompensierte Schweregrade der Tinnitusbelastung ist hinsichtlich der *Therapieplanung* von Relevanz, auf die im folgenden Abschnitt näher eingegangen wird.

In den letzten Jahren hat sich als therapeutischer Standard in der Behandlung dieser Patientengruppe die *Tinnitus-Retraining-Therapie (TRT)* etabliert. Ziel der TRT ist die Reduktion der negativen Emotionen, die mit der Wahrnehmung des Tinnitus verknüpft sind und die Auflösung der Verbindung zwischen Tinnitus und negativer emotionaler Reaktion. Dies wird als *Habituation* der emotionalen Reaktion bezeichnet und gilt als Voraussetzung für die Habituation der Perzeption, folglich für das zeitweise oder dauerhafte »Überhören« des Tinnitus [30, 41]. In ihrer ursprünglichen Fassung [38, 39, 40] besteht die TRT aus den therapeutischen Elementen

- *direktives Counseling* (Patientenaufklärung in Form von Informationsvermittlung) und
- *Geräuschtherapie* (akustische Stimulierung des Hörorgans zum Zweck der Defokussierung mittels der Nutzung von Umgebungsgeräuschen und apparativer Versorgung durch ein Hörgerät oder einen »Noiser«).

Die Datenlage und auch die klinischen Erfahrungen zeigen jedoch, dass die ursprüngliche TRT bei psychisch belasteten Tinnituspatienten (Schweregrad 3 und 4 nach [5]) *keine* zufrieden stellende Defokussierung und Gewöhnung an den Tinnitus bewirkt [19, 23, 55, 58, 59].

Wichtig

Zusätzlich zu den Elementen Geräuschtherapie und Counseling ist diesbezüglich eine Modifikation auf den Tinnitus bezogener dysfunktionaler Überzeugungen, Sorgen und Ängste und die Vermittlung von tinnituszentrierten Bewältigungsfertigkeiten (beispielsweise Lenkung der Aufmerksamkeit, Stressmanagement, Entspannung) notwendig.

Dies bedarf einer störungsspezifischen, tinnitus-zentrierten psychologischen Intervention, wie sie in entsprechenden Therapiemanualen [9, 44] beschrieben ist.

Das oben skizzierte integrative medizinisch-psychologische Vorgehen entspricht einer modifizierten TRT, wie sie in den Richtlinien der ADANO (2000) [1] formuliert ist. Diese »TRT-ADANO« umfasst

- die HNO-ärztliche und audiologische Diagnostik,
- eine psychodiagnostische Untersuchung der tinnitusbezogenen psychosozialen Beeinträchtigung und
- die Erhebung komorbider psychischer Störungen.

Des Weiteren ist in dieser modifizierten TRT nach dem Konzept der ADANO [1] das ursprüngliche »direktive« Counseling verändert worden: Counseling wird hier als *interaktiv gestaltetes ausführliches Aufklärungs-, Informations- und Beratungsgespräch* verstanden, das in der Regel vom HNO-Facharzt durchgeführt wird und das beim Patienten im Sinne des Selbstmanagements Krankheitsverständnis fördern und einen selbstverantwortlichen Umgang mit der Störung unterstützen soll [43, 54]. Es stellt insofern bereits eine therapeutische Intervention dar, da es gezielt die krankheitsbezogenen Befürchtungen und Fehlinformationen des Patienten aufgreift und versucht, diese im Dialog entsprechend gesundheitsförderlich zu verändern.

Prinzipiell beinhaltet dieses Konzept der TRT (ADANO [1]) ein am Schweregrad und am Ausmaß der komorbiden Störung orientiertes, interdisziplinäres therapeutisches Vorgehen, wie es in ◻ Tabelle 6.2 zusammengefasst ist und es auch an der Tinnitusambulanz der Universitätskliniken des Saarlandes umgesetzt wird (s. [29, 30, 55, 63]).

Aus den Ausführungen geht hervor, dass die TRT-ADANO eine interdisziplinär aufgebaute Therapie mit einem kombinierten medizinisch-psychologischen Vorgehen ist. Ziel der TRT-ADANO ist das Durchführen von Maßnahmen und das Vermitteln von Verhaltensweisen und Bewertungen, die bei den Patienten zu einer Defokussierung des Ohrgeräusches und damit zu einer Reduktion der

◻ Tabelle 6.2. Therapeutische Konsequenzen in Abhängigkeit vom ermittelten Schweregrad der Belastung. (Ergänzt nach [63])

Grad 1	Counseling, Geräuschtherapie
Grad 2	Counseling, Geräuschtherapie, Analyse der aktuellen Stressoren und Maßnahmen zur Stressreduktion
Grad 3	Counseling, Geräuschtherapie, tinnitus-zentrierte psychologische Intervention, Behandlung der komorbiden psychischen Störungen
Grad 4	Behandlung der komorbiden Störung, anschließend Einleitung der Behandlung entsprechend Grad 3

psychosozialen Belastung und der Beeinträchtigung durch Tinnitus führen [1].

6.1 Die Tinnitusambulanz der Universitätskliniken des Saarlandes

Die Tinnitusambulanz der Universitätskliniken des Saarlandes zählt zu den bundesdeutschen Einrichtungen, die von der Deutschen Tinnitus-Liga e. V. als Therapiezentrum für die Tinnitus-Retraining-Therapie (TRT) empfohlen wird. Das Behandlungsangebot richtet sich dabei an Patienten mit subakutem und chronischem Tinnitus und folgt den Empfehlungen der ADANO [1] zur Durchführung von TRT. Die Diagnostik und Behandlung wird durch ein interdisziplinäres Team – schwerpunktmäßig bestehend aus HNO-Facharzt, Psychotherapeut und Facharzt für Psychiatrie – in einer ambulanten Sitzung durchgeführt. Das zugrunde liegende Konzept ist wissenschaftlich evaluiert und in Form eines Therapiemanuals publiziert worden (◻ Tabelle 6.3) [13].

6.2 Vorgehen

Der Erstkontakt mit dem Patienten erfolgt üblicherweise im Rahmen der »Tinnitussprechstunde«.

◻ Tabelle 6.3. Aufbau der Tinnitusambulanz der Universitätskliniken des Saarlandes

Formaler Rahmen:	Erstkontakt (»Tinnitussprechstunde« zur Diagnostik und Behandlungsempfehlung) einmal pro Woche, Wochentag: Montag; Folgetermine entsprechend der klinischen Notwendigkeit und nach individueller Absprache mit dem Patienten
Kontakt:	Durch Überweisung von externen Kollegen bzw. Institutionen, Terminvereinbarung nach telefonischer Voranmeldung unter 06841/1622951/-53
Konzept:	TRT nach den Richtlinien der ADANO
Behandlung:	Kombiniert medizinisch-psychologische Behandlung, entsprechend der Dauer und dem Ausmaß der Belastung durch Tinnitus
Behandlungsform:	Ambulant
Behandlungsschwerpunkt:	Patienten mit subakutem und chronischem Tinnitus
Behandlungsziel:	Prävention, Krankheitsinformation, tinnitusbezogene Beratung, Reduktion der tinnitusbezogenen Belastung und psychosozialen Beeinträchtigung
Beteiligte Disziplinen:	HNO-Facharzt, psychologischer Psychotherapeut, Facharzt für Psychiatrie

Grundlage dafür ist eine Überweisung durch niedergelassene Fachärzte oder Institutionen. Die Tinnitussprechstunde findet einmal wöchentlich statt. In ihr wird die Therapienotwendigkeit beurteilt und ggf. die entsprechende, dafür indizierte Behandlung festgelegt. Zu diesem Zweck wird im Rahmen der Tinnitussprechstunde eine kombinierte medizinisch-psychologische – und bei Bedarf psychiatrische – Diagnostik durchgeführt.

Der Schwerpunkt der Diagnostik liegt auf der Erhebung einer ausführlichen Krankheitsanamnese, der audiologischen Abklärung und Erhebung eines HNO-ärztlichen Befundes. Zudem wird das Ausmaß der psychosozialen Belastung und einer möglichen psychischen Sekundärsymptomatik erfasst. Ein zentraler Punkt in der Diagnostik bildet die Zuordnung zu einem *Schweregrad der tinnitusbezogenen Beeinträchtigung* (nach [5]), da diese richtungsweisend für die Therapie ist. Bei Vorliegen einer psychiatrisch relevanten Störung wird der Facharzt für Psychiatrie hinzugezogen, der die Indikation für eine flankierende oder vorgeschaltete psychiatrische Behandlung stellt.

Nach Abschluss der Diagnostik werden die Befunde der einzelnen Untersuchungen im interdisziplinären Team, bestehend aus den an der Befunderhebung beteiligten Kollegen, in der »Tinnituskonferenz« besprochen und im Anschluss dem Patienten mitgeteilt. Die möglichst umgehende Mitteilung einer Diagnose und Therapieoption soll die Gefahr einer weiteren (angst- bzw. durch Unsicherheit bedingten) Verfestigung oder Ausweitung der Symptomatik reduzieren (◻ Abb. 6.1).

Die Behandlungsempfehlung beinhaltet die Abstimmung der weiteren Therapie mit dem überweisenden Arzt. Insofern der Patient nicht an eine andere Versorgungseinrichtung gebunden ist, kann neben der Behandlungsempfehlung bereits eine Behandlungsvereinbarung im Rahmen der Tinnitusambulanz geschlossen werden. Die Behandlung umfasst dabei – in Abhängigkeit der psychischen Sekundärsymptomatik bzw. der empfundenen subjektiven Belastung durch Tinnitus – die bereits genannten (▶ vgl. Tabelle 6.2) therapeutischen Bausteine der TRT-ADANO [1]. Auf diesen Punkt wird im Abschnitt »Therapie« (▶ s. unten) detailliert Bezug genommen werden.

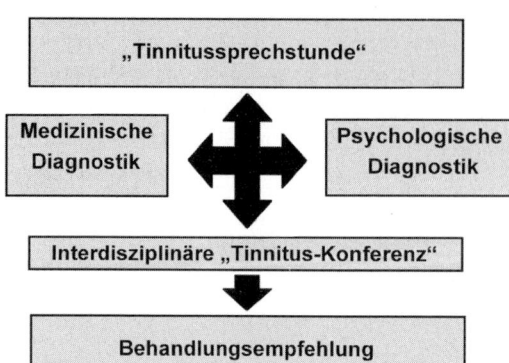

□ Abb. 6.1. Ablauf der integrativen medizinisch-psychologischen Diagnostik nach dem Homburger Modell

6.3   Diagnostik

Die Diagnostik orientiert sich an den Leitlinien der Deutschen Gesellschaft für Hals-Nasen-Ohren-Heilkunde, Kopf- und Hals-Chirurgie (vgl. [45, 46]; □ Tabelle 6.4).

> **Wichtig**
>
> Prinzipiell soll mittels Diagnostik die Notwendigkeit zur Einleitung einer Behandlung festgestellt, therapierelevante Informationen erfasst und darüber hinaus ein therapeutisches »Arbeitsbündnis« zwischen Patient und Behandler aufgebaut werden.

Darauf aufbauend wird das weitere therapeutische Vorgehen geplant, z. B. diskutiert, ob eine appara-

□ Tabelle 6.4. Bestandteile der medizinisch-psychologischen Diagnostik an der Tinnitusambulanz der Universitätskliniken des Saarlandes

- HNO-ärztlicher Befund
- Audiologische Untersuchung
- Symptomspezifische Krankheitsanamnese
- Psychosoziale Beeinträchtigung
- Bestimmung der psychischen Komorbidität
- Staging der Tinnitusbelastung

tive Versorgung sinnvoll sein könnte, ob der Patient einer allgemeinen bzw. tinnitusspezifischen psychotherapeutischen Intervention bedarf oder ob vorab eine Therapie der psychischen Komorbidität erfolgen muss.

HNO-ärztliche Untersuchung

Im Rahmen der Diagnostik wird zunächst ein umfassender HNO-ärztlicher Befund erhoben. Dieser beinhaltet die Durchführung des Spiegelbefundes im gesamten HNO-Bereich, einschließlich Hypopharynx, Larynx und Epipharynx. Wenn der Patient ein pulssynchrones Ohrgeräusch berichtet, wird nach wahrnehmbaren Geräuschen durch die Auskultation der Halsgefäße gesucht und eine Inspektion des äußeren Ohres wie auch des Mastoids durchgeführt, da sich z. B. eine arteriovenöse Fistel auch in diesem Bereich manifestieren kann. Liegt ein Hinweis auf eine zerebrale Durchblutungsstörung vor, wird eine Doppleruntersuchung der hirnversorgenden Gefäße und – je nach Befund – anschließend eine digitale Subtraktionsangiographie durchgeführt. Weitere bildgebende Verfahren können eine Ausschlussdiagnostik unterstützen. Eine Magnetresonanztomographie ist indiziert, wenn die Messung der akustisch evozierten Hirnstammpotenziale oder der audiologische Befund Hinweise auf eine retrokochleäre Pathologie ergeben hat. Gleiches gilt beim klinischen Verdacht auf eine neurologische Erkrankung. Das Computertomogramm der Felsenbeine gibt Aufschluss bei bestehendem Verdacht auf einen Prozess des Mittelohres (z. B. Glomustumor).

Audiologische Untersuchung

Im Rahmen der audiologischen Untersuchung wird mittels eines Tonaudiogramms eine vorliegende Hörstörung diagnostiziert und ggf. ein Hörgerät verordnet. Ergänzt wird das Tonaudiogramm durch eine Impedanzmessung, evtl. unter Einschluss der Stapediusreflexe.

Als nächstes folgt die Bestimmung des *Tinnituscharakters*, mittels Zuordnung des vom Patienten empfundenen Geräusches zu »Vergleichsgeräuschen«, die der Qualität des Tinnitus am nächsten kommen. Nach Erfahrung der Autoren hat es sich bewährt, nicht eine Vielzahl von Geräuschqualitäten anzubieten, sondern dem Patienten lediglich die

Auswahl zwischen einem Schmalbandrauschen, einem Breitbandrauschen sowie einem Sinuston vorzugeben. Die annähernde Bestimmung des Geräuschcharakters ist für die weitergehenden audiometrischen Untersuchungen notwendig. Eine exakte Reproduktion des vom Patienten perzipierten Tinnitus ist aus Gründen der fehlenden therapeutischen Relevanz nicht indiziert.

Bei der Feststellung der *Tinnitusfrequenz* bzw. des Frequenzbereiches, in dem der Tinnitus liegt, ist zu beachten, dass man keine physikalisch zu definierende Größe bestimmt, sondern die Frequenz eines von außen an den Patienten herangetragenen Schalls, der am besten mit dem subjektiv empfundenen Tinnitus übereinstimmt. In den angelsächsischen Ländern wird hierfür die Bezeichnung »pitch« verwendet, welche die subjektiv empfundene Qualität und nicht die physikalische Größe der Frequenz bezeichnet. Die Bezeichnung »Tinnitusfrequenz« ist demnach nicht ganz exakt, hat sich allerdings hierzulande etabliert und wird deshalb im Folgenden weiter verwendet. Zur Bestimmung der Tinnitusfrequenz orientieren sich die Autoren bei der von ihnen untersuchten Population an dem von Bilger (1984) vorgeschlagenen Procedere [6].

Hierzu verwenden wir die Geräuschqualität (s. oben), die der Patient als am ehesten mit seinem Tinnitus in Zusammenhang stehend bezeichnet. Handelt es sich etwa um einen Sinuston, so wird dem Patienten zunächst ein Ton mittlerer Tonlage ipsilateral zum Tinnitus angeboten (► s. hierzu [61]). Der Patient soll nun entscheiden, ob sein Tinnitus eine höhere oder niedrigere Frequenz hat. Gibt der Patient (bezogen auf den angebotenen Vergleichston) an, dass sein Tinnitus eine höhere Frequenzlage hat, so wird ihm weiter ein Ton angeboten, der *deutlich höher* als der erste Ton liegt und es wird erneut gefragt, ob sein eigener Tinnitus in der Frequenz höher oder niedriger eingeschätzt wird. Bei der Aussage des Patienten, sein Tinnitus sei nun niedriger, wird ein dazu passender *niedrigerer* Vergleichston angeboten, bis man sich auf die vom Patienten wahrgenommene Frequenz des Tinnitus eingependelt hat. Die letztendlich gefundene Tinnitusfrequenz liegt in der Regel im Bereich des Hörverlustes, wenngleich nicht immer an der Stelle des größten Hörverlustes.

> **Wichtig**
>
> In manchen Fällen lässt die Bestimmung der Tinnitusfrequenz diagnostische wie auch therapeutische Implikationen zu. So korreliert ein ausgeprägt tieffrequenter Tinnitus sehr häufig mit der Diagnose eines endolymphatischen Hydrops.

Ein Tinnitus, der im Bereich des Hörverlustes liegt und nicht zu hochfrequent ist (<6.000 Hz), ist mitunter durch ein Hörgerät bereits so weit zu verdecken, dass er für den Patienten kein Problem mehr darstellt. Schwierigkeiten, die bei der Frequenzbestimmung des Tinnitus auftreten können, sind die hohe Variabilität der Ergebnisse im Vergleich zur vergleichenden Frequenzbestimmung »externer« Töne und das Vorhandensein von pathologischen Adaptationsphänomenen bei Patienten mit Innenohrhörstörungen. Des Weiteren kann das (eher seltene) Phänomen der Oktavenkonfusion auftreten.

Die *Tinnituslautheit* wird bestimmt durch den Vergleich des Tinnitus mit einem zunächst ipsi-, später kontralateral angebotenen Ton gleicher Frequenz. Der Untersucher regelt den Ton zunächst so lange hoch, bis der angebotene Ton sicher lauter ist, als die vom Patienten empfundene Lautheit seines Tinnitus. Danach wird der Ton wieder etwas zurückgeregelt und anschließend in 1-dB-Stufen wieder erhöht, bis die Stufe der subjektiven Lautheit des Tinnitus erreicht wird. In der Regel liegt die Tinnituslautheit bei 0–20 dB SL, d. h. 0–20 dB über der Hörschwelle.

> **Wichtig**
>
> Bei der Bestimmung der Tinnituslautheit ist zu beachten, dass diese *nicht* mit der subjektiven Belästigung korreliert, auch wenn das von der Mehrzahl der Patienten mit dekompensiertem Tinnitus so berichtet wird.

Sinnvoll ist auch die Untersuchung der *Residualinhibition* oder der *Vorwärtsmaskierung des Tinnitus*, bei der ein Breitbandrauschen über eine Minute 10 dB über der zuvor gemessenen Verdeckungsschwelle auf das Ohr einwirkt. Die Art der Nachverdeckung kann dabei völlig unterschiedlich sein.

Prinzipiell kann man vier Arten der Reaktion des Tinnitus auf die oben genannte akustische Stimulation unterscheiden:

- Zum einen kann der Tinnitus nach der Stimulation für einige Zeit völlig verschwunden sein. Dies kann wenige Sekunden, in manchen Fällen aber auch bis zu mehreren Stunden anhalten.
- Weiter kann der Tinnitus nach der Stimulation in seiner Intensität deutlich reduziert sein, was ebenfalls einige Zeit andauert.
- Auch die Veränderung der Tinnitusqualität ist nach der akustischen Stimulation möglich.
- Meist kommt es jedoch zu keiner Reduktion oder Veränderung des Tinnitus, mitunter eher zu einem Ansteigen der Tinnitusintensität.

> **Wichtig**
>
> Durch Bestimmung des *Maskierungsverhaltens* des Tinnitus ist es möglich, sich einen Überblick über die Verdeckbarkeit des Tinnitus durch Umweltgeräusche zu verschaffen und somit Hinweise auf die Art der apparativen Versorgung zu erhalten.

Man muss dabei jedoch berücksichtigen, dass sich die Maskierung eines Tinnitus grundsätzlich von der Maskierung von externem Schall unterscheidet. Die Maskierung des Tinnitus ist frequenzunabhängig, während bei der Maskierung von externem Schall tiefe Frequenzen effektiver sind als hohe. Die wesentliche Schwierigkeit in der Maskierung des Tinnitus liegt darin, dass Natur und Größe des zu maskierenden Signals nicht genau definierbar sind. Darüber hinaus ist die subjektive Wahrnehmung des maskierenden Schalls durch den Patienten nicht sicher vorhersehbar und wird zusätzlich durch einen vorliegenden Hörverlust oder durch Phänomene wie dem Recruitment modifiziert. Um den Tinnitus zu verdecken, bietet man dem Patienten sowohl ipsilateral, wie auch später kontralateral, ein weißes Rauschen an. Der Patient soll anschließend angeben, *wann* der Tinnitus subjektiv »verdeckt« ist. Danach sollte die Verdeckungsschwelle für ein Schmalbandrauschen bestimmt werden, das in dem angegebenen Frequenzbereich des Tinnitus liegt. Auch hier halten wir eine ipsi- wie auch kontralaterale Messung für sinnvoll.

Sehr wichtig sind die *Verdeckungskurven nach Feldmann* [17]. Hierbei wird ein Schmalbandrauschen bei den Standardfrequenzen des Tonaudiogramms so lange in seiner Lautstärke erhöht, bis der Patient angibt, seinen Tinnitus nicht mehr wahrzunehmen. Die entsprechende Schwelle wird ins Audiogramm eingetragen, und es resultiert daraus eine zweite Kurve, die in einer bestimmten Beziehung zum Verlauf des Audiogramms steht. Je nach dem Verlauf der resultierenden Kurve relativ zur Hörschwelle, können verschiedene Typen der Feldmann-Kurven differenziert werden [17]. In Bezug auf eine mögliche Verdeckbarkeit stellt der *Distanztyp* insbesondere dann, wenn die Distanz zwischen der Tonaudiogrammschwelle und der Feldmann-Kurve >40 dB beträgt, eine ungünstige Konstellation dar, und es ist mit einer sehr hohen Belastung des Patienten zu rechnen. Bei dem *Kongruenztyp* dagegen, der insbesondere bei Morbus Menière zu finden ist, kann (wenn die begleitende Hörstörung nicht zu ausgeprägt ist) häufig durch die geschickte Ausnutzung von Umgebungsgeräuschen bereits eine Verbesserung erreicht werden.

> **Wichtig**
>
> Die Bestimmung des Typs der Feldmann-Kurven stellt ein wichtiges Instrument zur Therapieplanung dar, da aus ihr Aussagen über eine mögliche günstige Beeinflussung durch apparative Maßnahmen gezogen werden können.

So sind Fälle, bei denen ein Konvergenztyp oder aber auch ein Kongruenztyp vorliegt, häufig bereits durch eine Hörgeräteversorgung günstig zu beeinflussen, während dies bei dem eher seltenen Divergenztyp und insbesondere bei einem Distanztyp selten der Fall ist. Wenngleich zu betonen ist, dass eine komplette Verdeckung innerhalb der hier vorgestellten Therapie nicht beabsichtigt und sogar eher als ungünstig zu bewerten ist, stellt eine schnelle, durch eine geeignete apparative Versorgung induzierte Hilfe einen Vorteil dar, der sich auf den Verlauf der weiteren therapeutischen Bemühungen günstig auswirkt.

Die *otoakustischen Emissionen* gehören ebenfalls zur Grunddiagnostik des chronischen Tinnitus. Der Nutzen der transitorischen evozierten otoakustischen Emissionen liegt vor allem in der Differentialdiagnose von kochleärer und retrokochleärer Schwerhörigkeit und in der Messung der Funktionsfähigkeit des kochleären Verstärkers. Unter Verwendung der Distorsionsprodukte otoakustischer Emissionen (DPOAE) könnte es nach den Ergebnissen einiger Autoren [31, 37] möglich sein, verschiedene Arten des Tinnitus anhand des Verhaltens der Wachtumsfunktionen zu definieren:

> **Wichtig**
>
> Mit ansteigendem Stimuluspegel *steil* in ihrer Amplitude ansteigende Diatorsionsprodukte otoakustischer Emissionen wären demnach einer Hypermotilität zuzuordnen, die besonders bei Patienten mit Hyperakusis auftritt, und besonders *flach* ansteigende Amplituden entsprechen einer Hypomotilität der äußeren Haarzellen [31].

Symptomspezifische Krankheitsanamnese

Die symptomspezifische Krankheitsanamnese bildet eine zentrale Maßnahme für die Bestimmung der geeigneten therapeutischen Intervention, da in ihr u. a. relevante Informationen zur Entstehung des Tinnitus, zu dessen Verlauf und Charakter sowie zur Auswirkung auf das Leben und Empfinden des Patienten erfasst wird. Die symptombezogene Anamnese wird hierzu um Daten zur Lebensgeschichte, aktuelle Lebensumstände und Belastungen ergänzt (◻ Tabelle 6.5).

In ◻ Tabelle 6.6 sind eine Reihe diagnostischer Fragen aufgeführt, die im Rahmen einer symptomspezifischen Krankheitsanamnese gestellt werden können.

Die *psychologische Diagnostik* beim chronischen Tinnitus dient zur Erfassung der Wirkungszusammenhänge und Bedingungen, die mit dem Auftreten einer hohen psychischen Belastung durch Tinnitus zusammenhängen (vgl. dazu [60]). Dafür bieten sich die in ◻ Tabelle 6.7 aufgelisteten Fragen an.

Die Frage nach der angenommenen Ursache der Tinnitusentstehung (»Was glauben Sie, woher

◻ Tabelle 6.5. Bestandteile der symptomspezifischen Anamnese

- Tinnitusentstehung, -verlauf und -charakter
- Lautheit und tageszeitliche Schwankungen in der »Hörbarkeit« des Tinnitus
- Faktoren, die Lautheit, Belästigung und Beeinträchtigung durch den Tinnitus positiv/negativ beeinflussen
- Den Einfluss bzw. die Auswirkung des Tinnitus auf verschiedene Lebensbereiche, auf die Lebensführung und die Lebensqualität
- Komorbide psychische Störungen
- Suizidalität
- Frühere tinnitusbezogene, psychotherapeutische oder psychiatrische Behandlungen
- Bewältigungsversuche und eigene Behandlungsversuche
- Subjektives Krankheitsmodell
- Kompetenzen und Ressourcen im Umgang mit dem Tinnitus
- Therapiemotivation und Therapieziel des Patienten

der Tinnitus kommt?«) thematisiert das *subjektive Krankheitsmodell des Patienten*, das häufig objektiv nicht zutreffende Ursachenzuschreibungen beinhaltet. Genannte Annahmen von Patienten zur Genese des Tinnitus sind beispielsweise: Ohrentzündungen, Erkältung, HWS-Syndrom, dentale Erkrankungen, Verschluss eines Blutgefäßes («Tinnitus = Infarkt im Ohr») oder auch Stress in Form von Arbeitsbelastung oder interpersonellen Konflikten. Darüber hinaus ist diesen Annahmen eine *Erwartungsangst* inne, wie etwa, dass der Tinnitus sich (beispielsweise bei der nächsten Erkältung oder durch Alltagsgeräusche) weiter verschlechtern könnte. Wenn eine dieser vermuteten Bedingungen eintritt, kann dies eine massive Beunruhigung des Patienten auslösen und wiederum nachfolgend zu einer weiteren dysfunktionalen, erhöhten Fokussierung der Aufmerksamkeit (»ängstliches in sich Hineinhorchen«) auf den Tinnitus beitragen.

Ein derartiges Krankheitsmodell des Patienten beinhaltet auch eine implizite *Behandlungserwartung* (→ subjektives Genesungsmodell), die den Patienten einerseits in der »klassischen« passiven Patientenrolle belässt und diesen zu nicht zieldienlichen Therapieerwartungen (z. B. »Einrenken« der

◘ Tabelle 6.6. Bestandteile einer spezifischen Krankheitsanamnese. (Nach [46])

- Wie lange besteht das Ohrgeräusch?
- Besteht zusätzlich eine Hörminderung oder eine Hyperakusis?
- Wird das Ohrgeräusch durch bestimmte Kopfhaltungen oder Bewegungen beeinflusst?
- Wie hoch schätzen Sie die durchschnittliche Lautheit/Belästigung ihres Ohrgeräusches ein? (z. B. mittels visueller Analogskala)
- Verstärkt sich die Lautheit/Belästigung des Ohrgeräusches bei emotionaler Anspannung oder Belastung? Unter welchen Bedingungen verringert sich die Lautheit/Belästigung durch das Ohrgeräusch? (z. B. körperliche Bewegung, Entspannung, psychotrop wirkende Substanzen)
- In welchem Umfang kann das Ohrgeräusch durch Umweltgeräusche maskiert werden? Welche Umweltgeräusche (z. B. Ventilator des Computers, Zimmerspringbrunnen, Musik, Straßenlärm) eignen sich dafür besonders?
- Welche zusätzlichen Probleme verursacht Ihnen das Ohrgeräusch? (z. B. Auswirkungen auf die Konzentration, den Schlaf, die Stimmung, den Antrieb, die sozialen Beziehungen, die Arbeit, das Freizeitverhalten)
- In welchem Umfang ist das Ohrgeräusch für Sie insgesamt belastend oder quälend? Wie stark leidet Ihre Lebensqualität unter dem Ohrgeräusch?
- Welche Reaktionen zeigt Ihre Umwelt auf das Ohrgeräusch? (z. B. erhöhte Zuwendung, Entlastung, Ablehnung und Unverständnis)
- Welche Medikamente/psychotrop wirkende Substanzen nehmen Sie regelmäßig bzw. bei Bedarf ein?
- Bestehen zusätzlich zum Ohrgeräusch andere somatische Erkrankungen? (z. B. Herz-Kreislauf, Stoffwechsel, HWS, gnathologisches System)
- Sind sie aktuell bzw. waren sie jemals in psychiatrischer Behandlung? Gegebenenfalls welche Diagnose und welche Medikation?
- Welche Untersuchungen/therapeutische Maßnahmen sind bereits durchgeführt worden? Mit welcher Auswirkung? (Erfolg – Misserfolg)

Halswirbelsäule oder Zahnsanierung) führt. Zusätzlich besteht die Gefahr, dass die angenommenen Verursacher der »Verschlechterung« des Tinnitus (beispielsweise »Stress« am Arbeitsplatz oder »Geräuschkulissen wie sie in Kneipen vorkommen«) vermieden werden. Dies wirkt insofern problemverstärkend, da die Vermeidung dieser – vom Patienten irrtümlich angenommener – aggravierenden Bedingungen üblicherweise zu weiteren negativen Folgen im Leben des Betroffenen führt (beispielsweise sozialer Rückzug und Isolation).

In der (später durchgeführten) »funktionalen Bedingungsanalyse« wird das subjektive Krankheits- und Genesungsmodell aufgegriffen und um die situativen und personenbezogenen Bedingungen erweitert, die zu einer Zunahme der Lautheit und Belästigung durch den Tinnitus führen. Zu dieser *Bedingungsanalyse* werden die relevanten kognitiven, emotionalen, physiologischen und verhaltensbezogenen Reaktionen erfasst und modellhaft zusammenhängend dargestellt. Dabei sollte darauf geachtet werden, dass dieses Modell vom Patienten mit erarbeitet und nachvollzogen wird. Zur Analyse der externen/internen Bedingungen, unter denen die Belästigung durch den Tinnitus zunimmt, können die in ◘ Tabelle 6.8 wiedergegebenen Fragen verwendet werden.

◘ Tabelle 6.7. Offene Fragen zur emotionalen Beeinträchtigung durch den Tinnitus. (Aus [52])

- Was glauben Sie, woher der Tinnitus kommt?
- Welche Gefühle und Gedanken löst der Tinnitus in Ihnen aus?
- Grübeln Sie häufig über den Tinnitus nach?
- Was hat sich in Ihrem Leben/Verhalten geändert, seit der Tinnitus angefangen hat?
- Tun Sie Dinge nicht mehr, seit Sie den Tinnitus haben?
- Wie reagiert Ihr Umfeld auf den Tinnitus? Wie reagiert Ihr Umfeld, wenn Sie sich wegen Ihres Tinnitus schlecht fühlen?
- Wie helfen Sie sich selbst (Alkohol, Medikamente)?
- Wie wird es weiter gehen, wenn der Tinnitus (in diesem Ausmaß) bleibt?

> ◘ **Tabelle 6.8.** Fragen zur Charakterisierungen der Bedingungen, unter denen die Belästigung durch Tinnitus zunimmt
>
> — *Wann* und *wo* empfinden Sie das Ohrgeräusch verstärkt (lauter, prägnanter, quälender)? Die assoziierte Belästigung durch den Tinnitus kann z. B. auf einer Skala von **0** (= *nicht wahrnehmbar*), über **+5** (= *tolerierbar*), bis maximal **+10** (= *nicht auszuhalten*) eingeschätzt werden
> — Was geht Ihnen dabei durch den Kopf? (Gedanken, Selbstgespräche)
> — Was fühlen Sie dann? (z. B. Angst, Wut, Scham, Ohnmacht)
> — Was spüren Sie dann körperlich? (z. B. innere Unruhe, Kopfschmerzen, Herzrasen)
> — Was tun Sie dann? (z. B. sich zurückziehen, Musik laut aufdrehen, eine Beruhigungstablette nehmen, verstärkte Selbstbeobachtung)

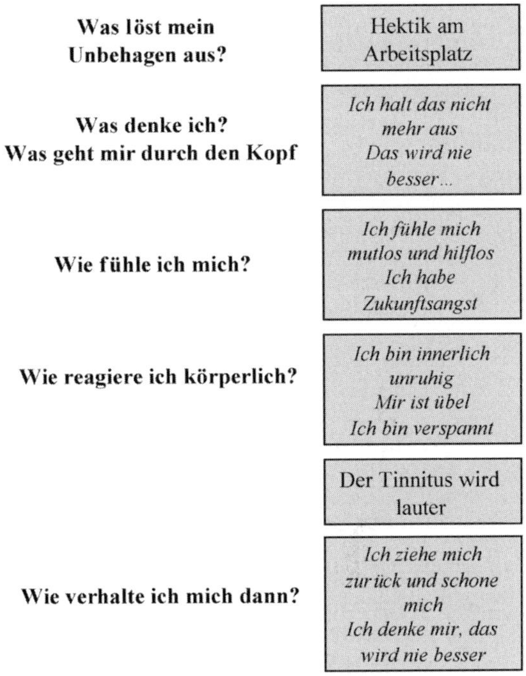

◘ **Abb. 6.2.** Funktionales Bedingungsmodell der Zunahme der Belästigung durch Tinnitus

In einem weiteren diagnostischen Schritt werden anschließend die Bedingungen und Mechanismen abgebildet, die beim Patienten zwischen der Wahrnehmung von und der Belästigung durch den Tinnitus bestehen und die zur Aufrechterhaltung einer hohen psychosozialen Beeinträchtigung beitragen. Dies stellt eine therapievorbereitende Intervention dar, da dem Patienten hiermit verdeutlicht wird, welche Kognitionen, Emotionen und Verhaltensweisen verstärkend auf das Problem (d. h. hier die Lautheit und die Belästigung durch den Tinnitus) wirken und welche Veränderung zu einer Verbesserung seines Befindens beitragen kann. Auch hier ist es wichtig, diese die Belastung verstärkenden Bedingungen in Konsens mit dem Patienten zu erarbeiten. Ein Beispiel für eine tinnitusbezogene Analyse der Bedingungen, unter denen die Belästigung durch den Tinnitus *zunimmt* bei einem Patienten mit Schweregrad 3 (nach [5]), bietet ◘ Abb. 6.2.

Entsprechend wird verfahren, wenn es darum geht, um die Bedingungen zu identifizieren, die mit einer *Abnahme* der Lautheit und Belästigung einhergehen. Ausgehend von dem erwünschten »Zielzustand« der geringen Beeinträchtigung durch den Tinnitus, können entsprechende Fragen zur Identifikation von funktionalen, zur Krankheitsbewältigung geeigneten Verhaltensmustern gestellt werden (◘ Tabelle 6.9).

Eine wichtige Frage im Zusammenhang mit dem oben genannten »Zielzustand« ist, wie der Patient diese temporäre Abnahme der Lautheit und Belästigung erlebt bzw. bewertet. Nach unserer Erfahrung erzählen viele Betroffene mit dekompensiertem Tinnitus in diesem Zusammenhang, dass sie in solchen Momenten mit abnehmender oder fehlender Belästigung durch den Tinnitus ihrer Empfindung nicht so richtig trauen: Sie hören noch genauer hin, ob der Tinnitus »...*wirklich leiser geworden ist*...«, empfinden ihn dann wieder mit ansteigender bzw. gewohnter Intensität und sind dadurch enttäuscht. Dadurch unterscheiden sie sich beispielsweise von Patienten mit kompensiertem Tinnitus, die auch in Momenten mit erhöhter subjektiver Lautheit/Belästigung durch das Ohrgeräusch funktionale Strategien anwenden, die zu einer Abnahme der tinnitusbezogenen Beeinträchtigung führen. Ein Beispiel für ein derartiges funktionales Bewältigungsverhalten bei einem Patienten mit kompensiertem Tinnitus (nach [5]) ist exemplarisch in ◘ Abb. 6.3 dargestellt.

☐ Tabelle 6.9. Fragen zur Charakterisierungen der Bedingungen, unter denen die Belästigung durch Tinnitus abnimmt

- Wann haben Sie den Tinnitus weniger beeinträchtigend erlebt?
- Wo waren Sie da?
- Was haben Sie da getan?
- Welche Gedanken und Gefühle sind Ihnen durch den Kopf gegangen?
- Was haben Sie dann gemacht?

Was löst mein Unbehagen aus?	Der Tinnitus wird lauter
Was denke ich? Was geht mir durch den Kopf	*Das wird auch wieder besser werden Erst mal Pause machen und mich ablenken*
Wie fühle ich mich?	*Ich beruhige mich etwas und bin zuversichtlicher*
Wie verhalte ich mich dann?	*Ich mache einen Spaziergang Ich treffe mich mit Freunden auf einen Kaffee*
Wie reagiere ich körperlich?	*Ich entspanne mich* Der Tinnitus wird erträglicher

☐ Abb. 6.3. Funktionales Bedingungsmodell der Abnahme der Belästigung durch Tinnitus

Tinnitus-Fragebogen und Strukturiertes Tinnitus-Interview

Neben den im Dialog mit dem Patienten erhobenen Informationen setzen die Autoren in ihrer Ambulanz – zur Objektivierung der im klinischen Interview erfassten Daten und zur Strukturierung der Informationserhebung – bewährte standardisierte störungsspezifische Instrumente ein. Dabei handelt es sich um das *Strukturierte Tinnitus-Interview*

(STI [22]) und den bereits erwähnten *Tinnitus-Fragebogen* (TF [21]). Der Gesamtwert des TF wird für die Klassifikation des Tinnitus in »kompensiert« und »dekompensiert« herangezogen und kann damit den Schweregrad der psychosomatischen und psychosozialen Tinnitusbelastung objektivieren und für die Verlaufsbeobachtung oder die klinische Forschung genutzt werden.

Die Items des Fragebogens repräsentieren typische Aussagen bzw. Beschwerden von Patienten mit chronischem Tinnitus. Der TF umfasst insgesamt sechs Faktoren:

- emotionale Belastung (E),
- kognitive Belastung (C),
- Penetranz des Tinnitus (I),
- Hörprobleme (A),
- Schlafstörungen (Sl),
- somatische Beschwerden (So).

Mit den ermittelten Skalenwerten können tinnitusspezifische Belastungsfaktoren in den oben beschriebenen Bereichen und ein differenziertes Belastungsprofils erfasst werden. Damit ist eine Unterscheidung von emotionalen und kognitiven Belastungsfaktoren, psychoakustischen Beschwerden, sowie der subjektiv erlebten Penetranz des Ohrgeräusches möglich.

Das STI erhebt medizinische und psychologische Informationen in Form eines strukturierten und halbstandardisierten Interviews und berücksichtigt Daten zur Anamnese und Ätiologie des Tinnitus. Das Verfahren wird in der »Leitlinie Tinnitus« der Deutschen Gesellschaft für Hals-Nasen-Ohren-Heilkunde zur klinischen Verwendung empfohlen [45]. Es kann zur grundlegenden therapeutischen Befunderhebung und zur Planung weiterer diagnostischer und therapeutischer Maßnahmen eingesetzt werden. Das STI ist in verschiedene Abschnitte unterteilt, die in ☐ Tabelle 6.10 aufgeführt sind.

Der STI liefert qualitative Daten, die vom Interviewer nach klinischen Gesichtspunkten eingeschätzt und weiter verarbeitet werden. Zur psychologischen Anamnese und Planung der therapeutischen Intervention sind die 20 Fragen (Nr. 37–57) aus dem 5. Abschnitt des STI (»Psychologische Aspekte des Tinnitus«) relevant. Dieser Abschnitt umfasst folgende Punkte:

Tabelle 6.10. Unterpunkte des STI. (Nach [22])

- Persönliche Daten
- Tinnitus-Anamnese
- Mit Tinnitus assoziierte Problemfelder
- Ätiologische Faktoren des Tinnitus
- Psychologische Aspekte des Tinnitus
- Bereits durchgeführte therapeutische Maßnahmen

- Hörbeeinträchtigung durch den Tinnitus (H),
- Penetranz des Tinnitus (P),
- Entspannungs- und Schlafstörungen (E/S),
- emotionale Belastungen (E),
- dysfunktionale Kognitionen (DK),
- psychosoziale Beeinträchtigungen (PS),
- berufliche Beeinträchtigungen (B).

Fragen an den Patienten sind in **Tabelle 6.11** aufgelistet.

Die Daten aus dem STI werden quantitativ ausgewertet. Es lässt sich ein Summenwert für die einzelnen Störungsbereiche, wie auch für die psychische Gesamtbelastung durch den Tinnitus (Summenwert der Subskalen) errechnen. Damit können wiederum Hinweise über individuelle Aspekte der Belastung durch den Tinnitus gewonnen und daraus Schwerpunkte für die Therapie gesetzt werden.

Weil bei der Subgruppe der dekompensierten Patienten besonders häufig behandlungsbedürftige psychiatrisch komorbide Störungen zu erwarten sind, müssen diese bestimmt und klassifiziert werden. Je nach Art und Ausmaß der komorbiden psychiatrischen Störung kann die unmittelbare Durchführung einer tinnituszentrierten Therapie nicht indiziert und zunächst die psychiatrische oder psychotherapeutische Behandlung der jeweiligen psychischen Erkrankung notwendig sein.

Die *psychische Störung* wird durch den klinischem Eindruck nach ausführlicher Exploration und durch den Einsatz von strukturierten Interviews und störungsspezifischen Instrumenten bestimmt (für einen Überblick über psychometrische Methoden: Margraf u. Schneider [49]).

Einschätzung von Depression und Suizidalität

Zur Objektivierung der in dieser Patientengruppe am häufigsten auftretenden Störung, der Depressivität [4, 12, 15, 33, 34, 48, 62, 66], bietet sich als reliables und klinisch bewährtes Instrument das *Beck-Depressions-Inventar* an (BDI [27]).

Im Zusammenhang mit der Depressivität und einer damit assoziierten Erhöhung der Eigengefährdung eines Patienten ist darauf zu achten, dass die psychometrisch erhobenen Depressionswerte alleine kein ausreichendes Kriterium für Suizidalität darstellen. Dies bedeutet, dass auch eine eher mäßige Ausprägung der Depressivität mit hoher Suizidalität einhergehen kann. Lewis et al. [47] weisen darauf hin, dass neben der Depressivität eine soziale Isolation und eine bestehende Hörschädigung die Gefahr der Suizidalität erhöhen. In jedem Fall sollte die Einschätzung der akuten Eigengefährdung geklärt werden. Wenn sich der Patient nicht glaubhaft von einer suizidalen *Handlung* distanzieren kann, wird – ebenso wie bei Vorliegen einer anderen psychiatrisch relevanten Beeinträchtigung – zur weiteren Diagnostik und entsprechen-

Tabelle 6.11. Erhebung von psychischen Aspekten der Belastung durch Tinnitus mittels STI. (Nach [22])

Der Patient wird z. B. gefragt, ob

die Lautheit des Tinnitus ihn stört, an Unterhaltungen mit anderen Menschen teilzunehmen (H)
der Tinnitus auch bei interessanten Tätigkeiten nicht »überhört« wird (P)
wegen des Tinnitus Schlafstörungen bestehen (E/S)
der Patient wegen des Tinnitus niedergeschlagen bzw. gereizt ist (E)
dem Tinnitus die Schuld an all seinen Schwierigkeiten gegeben wird (DK)
sich der Patient von sozialen Aktivitäten bzw. von Freunden oder Bekannten zurückgezogen hat (PS)
sich in seiner beruflichen Leistungsfähigkeit durch den Tinnitus beeinträchtigt fühlt (B)

den Therapieplanung der zuständige Facharzt für Psychiatrie eingeschaltet.

Vorgehen nach der Diagnostik

Nach Abschluss der interdisziplinären Diagnostik wird dem Patienten bei Bedarf im Rahmen der Tinnitusambulanz der Universitätskliniken des Saarlandes eine Behandlung angeboten, die sich nach dem Schweregrad der subjektiven tinnitusspezifischen Belästigung, dem Grad der Hörstörung, dem Ausmaß der psychischen Sekundärsymptomatik sowie einer möglichen Komorbidität richten [1, 9, 19, 20, 45, 46]. Dies wird im folgenden Abschnitt näher erläutert.

6.4   Therapie

> **Wichtig**
>
> Das Vorliegen eines subakuten und chronischen Tinnitus ist *nicht* mit einer prinzipiell gegebenen Behandlungsbedürftigkeit gleichzusetzen.

Es besteht keine Notwendigkeit zur Behandlung, wenn der Tinnitus vom Patienten nicht negativ emotional bewertet wird und auch zu keiner relevanten psychosozialen Beeinträchtigung geführt hat (kompensierter Tinnitus). Überwiegend suchen jedoch ohnehin vom Tinnitus Betroffene die Ambulanz auf, welche temporär oder andauernd unter ihrem Tinnitus leiden, diesbezüglich von starken (zukunftsbezogenen) Sorgen geplagt werden und eine Beratung bzw. Therapie wünschen.

> **Wichtig**
>
> Voraussetzung zur Einleitung einer entsprechenden Therapie bei subakutem und chronischem Tinnitus ist eine deutliche, intermittierende oder durchgehende Beeinträchtigung im Erleben und Verhalten des Betroffenen.

Es sollte mit dem Patienten baldmöglichst geklärt werden, dass auch eine *effektive* Therapie den Tinnitus nicht – wie viele Betroffene es formulieren – »*beseitigen*« kann.

> **Wichtig**
>
> Die kombiniert medizinisch-psychologische Therapie bei belasteten Patienten soll vielmehr zielorientiert darauf ausgerichtet sein, die aversive Reaktion des Patienten (z. B. Angst, Hilflosigkeit) auf das Ohrgeräusch zu minimieren und den Tinnitus zeitweise bzw. dauerhaft aus dem Bewusstsein auszublenden (Toleranzentwicklung).

Die Ziele der therapeutischen Interventionen sind in ◻ Tabelle 6.12 formuliert.

Der belastete Patient soll therapeutisch unterstützt werden, sich an seinen Tinnitus zu »gewöhnen« und ein einvernehmliches Leben *mit* dem Tinnitus zu führen. Diese kognitiv induzierte Habituation an den Tinnitus kann zusätzlich durch Teilverdeckung des Ohrgeräusches, mittels apparativer Methoden (Noiser oder Hörgerät) oder Nutzung von Umgebungsgeräuschen (»*sich einen umgebenden*

◻ **Tabelle 6.12.** Therapeutische Ziele bei belasteten Patienten mit chronischem Tinnitus

Coping:	Den Patienten bei der Bewältigung der Tinnitusbelastung zu unterstützen
Counseling:	Dem Patienten adäquate und bewältigungsorientierte Krankheitsinformation zu geben. Es soll eine realistische, umfassende und Angst reduzierende Aufklärung über das Symptom »Tinnitus« und eine Aufklärung über geeignete Therapien erfolgen
Habituation:	Die Gewöhnung des Patienten an den Tinnitus zu fördern und das Ohrgeräusch nicht mehr als störend zu erleben
Retraining:	Die Wahrnehmung des Tinnitus zu »verlernen« und ihn periodisch bzw. dauerhaft zu überhören

Klangteppich schaffen«), nachhaltig unterstützt werden. Da der Tinnitus mit einer objektivierbaren Störung der Hörfähigkeit einhergehen kann, ist auch die Versorgung einer Hörminderung integraler Bestandteil einer effektiven Tinnitustherapie. Die dadurch erzielbare Verbesserung in der Perzeption und Kommunikationsfähigkeit und damit verbundenen Teilverdeckung des Tinnitus, ist häufig ein wesentlicher Baustein für eine erfolgreiche Bewältigung der psychischen Belastung und Reduktion der sozialen Einschränkungen des Patienten.

Bei Patienten mit kompensiertem Tinnitus, die nur intermittierend unter ihrem Tinnitus leiden (Schweregrad 2 nach [5]), liegt der Schwerpunkt der Intervention dagegen auf präventiven Maßnahmen. Vordringliches Therapieziel ist es hier, der Ausbildung des Beschwerdebildes eines dekompensierten Tinnitus vorzubeugen.

In ◘ Abbildung 6.4 sind schematisch die Faktoren dargestellt, die zu einer erfolgreichen Bewälti-

gung der Belästigung durch Tinnitus beitragen können.

Das therapeutische Procedere an der Tinnitusambulanz der Universitätskliniken des Saarlandes berücksichtigt die oben genannten Faktoren und umfasst in Abhängigkeit des audiologischen Befundes, der psychischen Sekundärsymptomatik bzw. Komorbidität und der empfundenen subjektiven Belastung durch Tinnitus, die in ◘ Abb. 6.5 wiedergegebenen Elemente.

Nicht-direktives Counseling

Der Patient wird zunächst in einem ausführlichen Informations- und Beratungsgespräch (*nicht-direktives Counseling*), das üblicherweise vom HNO-Facharzt durchgeführt wird, umfassend über den Tinnitus und über die Möglichkeiten bzw. Grenzen therapeutischer Maßnahmen aufgeklärt. Dabei werden einerseits medizinische Grundlagen des Hörorgans und Modelle der Tinnitusentstehung

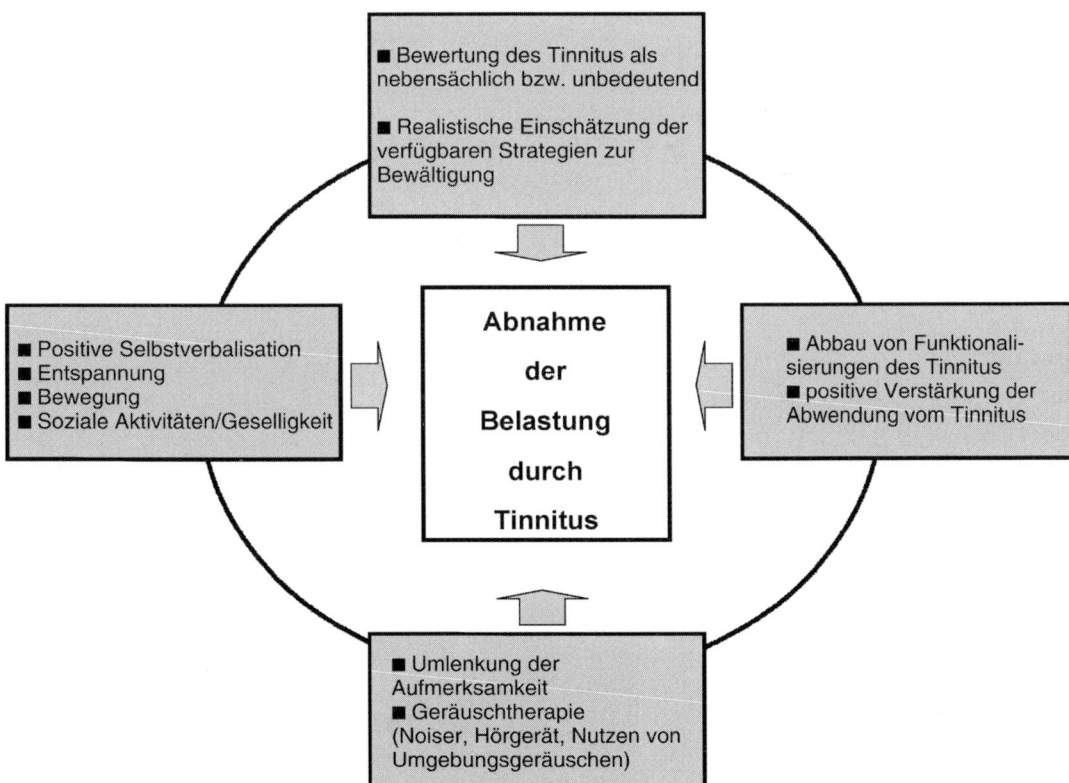

◘ **Abb. 6.4.** Tinnitusbewältigungskreis. (Nach D'Amelio R, unveröffentlichter Vortrag auf dem 2. Homburger Kurs zur Tinnitus-Retrainingtherapie an der HNO-Universitätsklinik des Saarlandes, 2003)

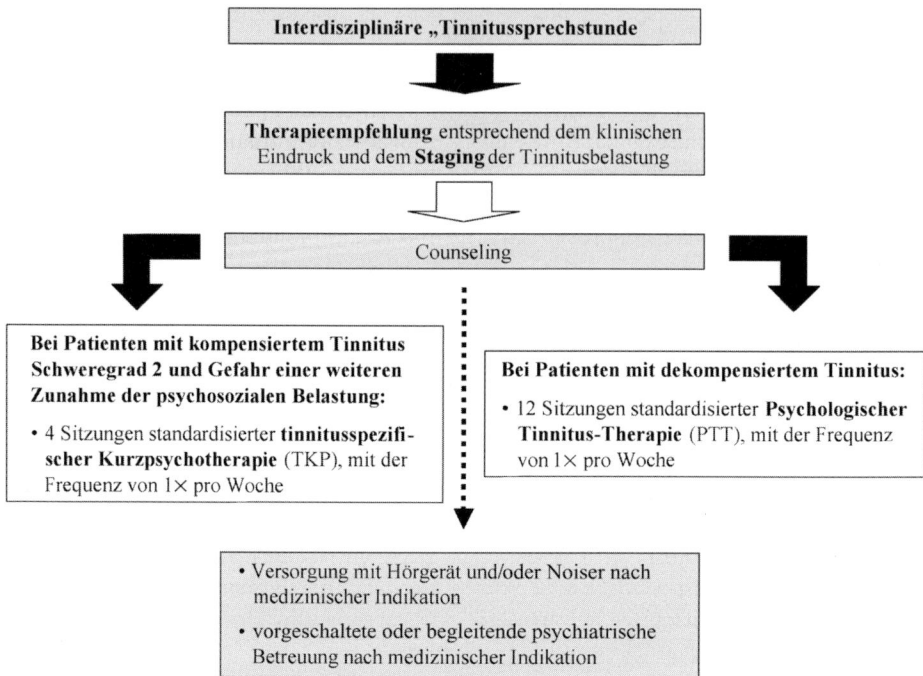

Abb. 6.5. Gesamtablauf des therapeutischen Procedere an der Tinnitusambulanz der Universitätskliniken des Saarlandes

vermittelt, wie auch die situativen und psychogenen Mechanismen aufgezeigt, die mit einer hohen Belästigung durch Tinnitus einhergehen. Aufgabe des HNO-Facharztes ist es, dem Patienten zu verdeutlichen, dass es sich bei dem chronischen Tinnitus um ein primär somatisch bedingtes Krankheitsbild handelt, bei dem allerdings psychische Prozesse und psychosoziale Faktoren mitbestimmen, im *welchen Umfang* man sein Ohrgeräusch als Belastung erlebt und dadurch beeinträchtigt ist. Hier ist zu berücksichtigen, dass durch das Ohrgeräusch belastete Patienten üblicherweise ein somatisch orientiertes Modell ihrer Erkrankung und – gemessen an dem Wunsch, den Tinnitus »zu beseitigen« – bereits eine ganze Reihe von erfolglosen Therapien hinter sich haben. Darüber hinaus befürchten die Patienten einen negativen und progredienten Verlauf der Erkrankung, mit kontinuierlichem Abbau von psychosozialer Funktionsfähigkeit und Gesundheit. Dieses (z. B. aufgrund von Fehlinformation in bestimmten Medien generierte) »Schreckensbild« begünstigt wiederum eine dysfunktionale Lenkung der Aufmerksamkeit auf

den Tinnitus und führt damit zu einer weiteren Zunahme der Belästigung.

Aus diesem Eindruck heraus, dem Tinnitus »*hilflos ausgeliefert zu sein*«, verknüpfen die Patienten mit dem Besuch der Tinnitusambulanz häufig eine »Heilserwartung« (= Beseitigung des Tinnitus) an den behandelnden HNO-Facharzt. Für die Herstellung einer tragfähigen Behandlungscompliance ist es wichtig, empathisch auf das somatisch ausgerichtete subjektive Krankheitsmodell des Patienten einzugehen und dies entsprechend zu modifizieren, um zusammen mit dem Betroffenen ein lösungsorientiertes »bio-psychosoziales« Verständnis der Störung zu erarbeiten: Die Modifikation des subjektiven Krankheitsmodells des Patienten von einem primär somatischen Verständnis, das eine auf das Verschwinden des Tinnitus gerichtete Therapie fordert, hin zu einer mehr eigenverantwortlichen, auch die psychischen und emotionalen Prozesse berücksichtigende Haltung, ist ein wesentliches Ziel dieses Counseling.

Darüber hinaus haben die Patienten die Möglichkeit, sich bei aufkommenden Fragen oder Unsicherheit erneut mit dem behandelnden HNO-Arzt in der Tinnitusambulanz in Verbindung zu setzen (»*always keep the door open*«).

Zusätzlich zu dem nicht-direktiven Counseling werden die Patienten im Rahmen der Tinnitusambulanz bei Bedarf wie in ◘ Tabelle 6.13 dargelegt psychologisch betreut.

Aus unserer Erfahrung erleichtert das integrative Vorgehen der Tinnitusambulanz, mit Kontaktaufnahme mit dem Psychologen bereits während der diagnostischen Phase, die Förderung eines biopsycho-sozialen Verständnisses der Belastung durch Tinnitus und die Bereitschaft des Patienten zu einer psychologischen Intervention.

Vor allem wird hiermit das Missverständnis vermieden, dass sich Patienten bei späterem Hinzuziehen des Psychologen als primär »psychisch gestört« empfinden und »abgeschoben« fühlen.

Tinnitusspezifische Kurzpsychotherapie

Die Durchführung einer tinnituszentrierten psychologischen Intervention bei Patienten mit Schweregrad 2 (nach [5]) ist dann indiziert, wenn der Betroffene unter bestimmten situativen oder personenbezogenen Bedingungen das Ohrgeräusch als wesentlich »lauter« empfindet, dadurch ein bedeutsames höheres Maß an tinnitusbezogenen Belastungen erlebt und dementsprechend die Gefahr einer Aufschaukelung der Symptomatik mit nachfolgender Dekompensation gegeben ist. Durch eine frühzeitige Behandlung mittels der *Tinnitusspezifischen Kurzpsychotherapie (TKP)* soll die psychosoziale Belastung gesenkt und damit eine spätere psychische Dekompensation des Patienten verhindert werden.

Die TKP umfasst vier Sitzungen à 90 Minuten, die im wöchentlichen Abstand und als Einzelsitzung durchgeführt werden. Zur Verlaufsbeobachtung wird zusätzlich ein Katamnesegespräch in Abstand von einem Monat nach der letzten Sitzung vereinbart (◘ Tabelle 6.14).

Der Patient soll für die zugrunde liegenden psychischen Prozesse sensibilisiert werden, die zur Aufrechterhaltung bzw. Verschlimmerung seiner Belastung durch Tinnitus beitragen. Im Fokus der TKP steht deshalb zunächst die Analyse der indivi-

◘ **Tabelle 6.14.** Formale Kriterien der Tinnitusspezifischen Kurzpsychotherapie (TKP)

Indikation:	Klienten mit einem Tinnitus Schweregrad 2 und Gefahr einer weiteren Zunahme der tinnitusbezogenen psychosozialen Beeinträchtigung
Dauer und zeitlicher Umfang der Therapie:	4 Sitzungen à 90 min, 1 Nachtreffen im zeitlichen Abstand von 4 Wochen
Form:	Einzelsetting

◘ **Tabelle 6.13.** Module der standardisierten psychologischen Betreuung an der Tinnitusambulanz der Universitätskliniken des Saarlandes

Bei Patienten mit kompensiertem Tinnitus Schweregrad 2 und Gefahr einer weiteren Zunahme der psychosozialen Belastung:	Die *Tinnitusspezifische Kurzpsychotherapie* (TKP [11]), im Umfang von 4 Sitzungen, mit der Frequenz von einmal pro Woche und der Dauer von 90 min
Bei Patienten mit dekompensiertem Tinnitus:	Die *Psychologische Tinnitustherapie* (PTT [9, 10]), im Umfang von 12 Sitzungen, mit der Frequenz von einmal pro Woche und der Dauer von 90 min

duellen Bedingungen der Zunahme der Belästigung durch den Tinnitus und nachfolgend die Implementierung von kognitiven und verhaltensbezogenen Strategien, die zur Reduktion der psychischen Anspannung bzw. zur Stressreduktion geeignet sind. Des Weiteren werden Techniken vermittelt, um auch bei umgebender Stille (z. B. in den Morgen- und Abendstunden) »abzuschalten« und sich – mit bzw. trotz Tinnitus – zu entspannen. Darüber hinaus sollen in der TKP Techniken vermittelt werden, mittels derer die Aufmerksamkeit gesteuert und vom Tinnitus weggelenkt werden kann. Den inhaltlichen Aufbau der einzelnen Sitzungen der TKP zeigt ◘ Tabelle 6.15.

Geräuschtherapie

Häufig werden in der Analyse der Bedingungen, die zu einer subjektiv empfundenen *Zunahme* der »Lautheit« und damit verbundenen Verschlimmerung der Beeinträchtigung durch Tinnitus führen, bestimmte Faktoren berichtet (◘ Tabelle 6.16).

Dementsprechend berichten die Patienten, dass um den Tinnitus zu »überhören« bzw. um daran »vorbeizuhören«, gewisse Bedingungen gegeben sein müssen (◘ Tabelle 6.17).

Die *Geräuschtherapie* setzt an der oben genannten Erfahrung der Patienten an und wird von diesen daher auch sehr offen aufgenommen. Die Vorteile einer zeitweiligen Verdeckung der Wahrnehmung des Tinnitus durch die Nutzung von Umgebungsgeräuschen (z. B. durch einen Zimmerspringbrunnen oder durch das Einschalten von diskreter Hintergrundmusik) werden bei Bedarf zusätzlich unterstützt durch eine HNO-ärztlich verordnete apparative Versorgung mit Noiser (Übersicht bei [13]). Mittels externer Stimulierung des Hörorgans durch »weißes« Rauschen oder der Verstärkung von Außengeräuschen soll beim Patienten

---

◘ **Tabelle 6.15.** Übersicht über die Inhalte der einzelnen Sitzungen der TKP

Stunde 1	Information zum Zusammenhang zwischen Stress und Belastung durch Tinnitus Persönliche Stressanalyse und Maßnahmen zur Stressbewältigung: externe Stressoren Der Zusammenhang von negative Selbstverbalisationen und tinnitusbezogenen Belästigung Einführung in Entspannungsverfahren: »Atembeobachtung«
Stunde 2	Persönliche Stressanalyse und Maßnahmen zur Stressbewältigung: interne Stressoren Der Zusammenhang von positiven Selbstverbalisationen und Verringerung der tinnitusbezogenen Belästigung Entspannungsverfahren, Vertiefung I: »Atembegleitung«
Stunde 3	Aufmerksamkeitsfokus, Ablenkung und Wahrnehmung des Tinnitus: »positive Aktivitäten« Entspannungsverfahren, Vertiefung II: »Ruhewort«
Stunde 4	Erstellung des »Persönlichen Selbsthilfekoffers« des Patienten und Festlegung des Termins zur Katamnese in 4 Wochen

---

◘ **Tabelle 6.16.** Bedingungen der Zunahme der Lautheit des Tinnitus

- Eine umgebende relative »Stille«: als besonders belastend werden hier die Morgen- (unmittelbare Zeit nach dem Aufstehen, vor dem Start der Tagesroutine) und die Abendstunden (insbesondere die Zeit vor dem Zu-Bett-Gehen, häufig verbunden mit einer regelrechten Erwartungsangst nicht Ein- bzw. Durchschlafen zu können)
- Zeiten von Inaktivität oder mangelnder Ablenkung
- Punktuelle bzw. andauernde psychische Anspannung, z. B. aufgrund von belastenden Lebensbedingungen, interpersonalen Konflikten, als Folge tinnitusbezogener Ängste bzw. Grübeleien oder allgemeiner dysfunktionaler Überzeugungen und Ansichten

◘ Tabelle 6.17. Bedingungen der Abnahme der Lautheit des Tinnitus

- Eine mäßige, diskrete und einem permanent umgebende angenehme Geräuschkulisse
- Eine als sinnvoll oder genussvoll erlebte Aktivität bzw. Beschäftigung
- Emotionale Ausgeglichenheit

mittelfristig eine therapeutisch wirksame Defokussierung der Aufmerksamkeit vom Tinnitus erzielt werden. Um dies zu erreichen sollte der Noiser ausreichend lange (etwa 4–6 Stunden täglich) und insbesondere in *geräuscharmer* Umgebung getragen, immer etwas leiser als die (subjektiv empfundene) Lautheit des Ohrgeräusches eingestellt und bei Bedarf vom Patienten auch entsprechend nachreguliert werden. Durch diese apparativ gestützten und natürlichen Verdeckungsmaßnahmen soll das Ohrgeräusch zeitweise aus der Wahrnehmung des Patienten rücken und dadurch der Prozess der Habituierung unterstützt werden.

Die Prinzipien der Geräuschtherapie und deren Transfer bzw. Umsetzung in den Alltag des Patienten werden in der Regel vom HNO-Facharzt in Verbindung mit der Besprechung etwaiger Befunde oder im Zusammenhang mit der Überprüfung der verordneten apparativen Versorgung besprochen. Bei Vorliegen einer Hyperakusis oder Phonophobie gestaltet sich sowohl die Anwendung der Prinzipien und Grundsätze der Geräuschtherapie als auch die apparative Versorgung schwierig. Die Behandlung dieser Patienten muss eine schrittweise Annäherung an eine erhöhte Lärmexposition beinhalten, z. B. mittels einer spezifischen kognitiv-behavioralen Therapie, bspw. nach dem Prinzip der systematischen Desensibilisierung (s. [28, 53, 57]).

Tinnitusspezifische Psychotherapie/psychologische Tinnitustherapie

Bei Patienten mit dekompensiertem Tinnitus ist die erforderliche Verbesserung der psychosozialen Beeinträchtigung durch Counseling oder durch die Anwendung der Geräuschtherapie allein nicht zu erreichen. Dieser bedarf zusätzlich einer Störungs-(Tinnitus-)spezifischen Psychotherapie, in der ne-

ben der Aufklärung und Beratung des Patienten auch adaptive Verarbeitungs- und Bewältigungsstrategien vermittelt werden und kognitive Umstrukturierung, Neubewertung, Angstabbau und psychische Stabilisierung stattfindet [20, 23, 54, 64]. Darüber hinaus soll der Patient mittels psychologischer Intervention befähigt werden, Probleme zu lösen, die neben und unabhängig vom Tinnitus bestehen und zu einer Zunahme der Gesamtbelastung beitragen.

Nach dem Behandlungskonzept in Homburg wird zu diesem Zweck ab dem Schweregrad 3 – zusätzlich der bereits dargestellten Behandlungsmodulen Counseling und Geräuschtherapie – dem Patienten die Teilnahme an der standardisierten *Psychologischen Tinnitus-Therapie* (PTT [9]) empfohlen. Die PTT ist eine störungsspezifische, auf den dekompensierten Tinnitus bezogene multimodulare Psychotherapie, d. h. sie beinhaltet zentriert auf den Tinnitus, die Analyse und Bewältigung psychischer Beeinträchtigungen durch kognitive, erlebniszentrierte und verhaltensbezogene Maßnahmen. Ziele der PTT für Patienten mit dekompensiertem Tinnitus sind in ◘ Tabelle 6.18 aufgeführt.

Die PTT beinhaltet insgesamt 12 Kursstunden à 120 Minuten, die einmal pro Woche abgehalten werden. Die einzelnen Kursstunden sind für den Einsatz in einer geschlossenen Gruppe ausgelegt, können bei Bedarf aber auch auf die therapeutische Arbeit mit Patienten in einer Einzelsitzung übertragen werden (◘ Tabelle 6.19).

Die enge Kooperation zwischen dem Psychotherapeuten und dem behandelnden HNO-Facharzt bleibt auch bei Durchführung der PTT bestehen.

◘ Tabelle 6.18. Ziele der PTT

- Detaillierte und hilfreiche Information zum Tinnitus zu geben
- Kompetenzen zur Bewältigung der Belästigung durch den Tinnitus zu vermitteln
- Wahrnehmung und Lautheit des Tinnitus zu reduzieren

◻ Tabelle 6.19. Formale Kriterien der Psychologischen Tinnitustherapie

Indikation:	Klienten mit einem (behandlungsbedürftigen) dekompensierten Tinnitus und gegebener Gruppenfähigkeit bzw. Motivation für die Therapie
Dauer und zeitlicher Umfang der Therapie	12 Sitzungen à 120 min
Form:	Geschlossene Gruppe. Die PTT kann auch als Einzelsetting durchgeführt werden
Empfohlene Gruppengröße:	8–12 Teilnehmer

> **Wichtig**
>
> Der HNO-Facharzt vermittelt in der 2. Kursstunde wesentliche Informationen zur Erkrankung und ist zusätzlich in der 9. Stunde im Kurs anwesend, um Fragen der Teilnehmer zu beantworten.

◻ Tabelle 6.20 gibt einen schematischen Überblick über die 12 Stunden der PTT.

Die in der PTT verwendeten Methoden und Konzepte stammen größtenteils aus der kognitiv-behavioralen Therapie und der Hypnotherapie (▶ s. [3, 42]). Im Unterschied zur TKP werden die Themenbereiche wesentlich ausführlicher besprochen und erarbeitet.

Es werden Maßnahmen eingeübt, wie man die Aufmerksamkeit effektiv vom Tinnitus weglenken kann, um diesen öfters zu »überhören« bzw. an ihm »vorbei zu hören«. Des Weiteren werden Möglichkeiten aufgezeigt, wie man sich – trotz oder mit Tinnitus – effektiv entspannen kann. Darüber hinaus wird der Zusammenhang zwischen »automatischen« katastrophisierenden Gedanken, Befürchtungen, Überzeugungen, Angst und Wut und der psychischen Belastung durch Tinnitus besprochen. Ziel ist zu überlegen, wie realistische und hilfreiche Gedanken bzw. Einstellungen entwickelt werden können, die dabei unterstützen können, ein zufriedenes Leben mit Tinnitus zu führen.

Ein weiterer Schwerpunkt bezieht sich auf die Verringerung aktueller Stressoren, die unabhängig vom Tinnitus bestehen und zur weiteren Lebensbelastung beitragen. Des Weiteren gilt es, auch wie-der Genussfähigkeit zu entdecken und Maßnahmen zu ergreifen, um wieder aktiver und geselliger zu werden. Am Ende der 12 Sitzungen PTT soll jeder Teilnehmer – unterstützt und beraten durch den Kursleiter – seinen individuellen *Selbsthilfekoffer* zur erfolgreichen Bewältigung der psychischen Belästigung durch den Tinnitus zusammengestellt haben. Die Nachbetreuung nach Abschluss der PTT ist auch bei diesen Patienten vorgesehen und soll der Aufrechterhaltung und Weiterführung der erzielten Fortschritte dienen:

> **Wichtig**
>
> Nach dem Durchlaufen der PTT findet alle vier Wochen im Rahmen der Tinnitusambulanz der Universitätskliniken des Saarlandes ein »offenes« Nachtreffen statt, bei dem die Patienten aktuelle Fragen zum Tinnitus stellen bzw. auch evtl. auftretende Schwierigkeiten besprechen können.

Bei der Therapieentscheidung für eine PTT ist zu berücksichtigen, dass bei Patienten mit Schweregrad 4 die schwerste Beeinträchtigung mit umfassender psychischer Dekompensation im privaten und im beruflichen Bereich vorliegt. Demnach entscheidet hier die Art und Ausprägung der komorbiden psychischen Störung, über das Procedere in der Behandlung und inwiefern eine ambulante Therapie durchgeführt werden kann. Insofern diese Voraussetzungen gegeben sind, können auch Patienten mit einem dekompensierten Tinnitus Schweregrad 4 effektiv ambulant – im Sinne der

◻ Tabelle 6.20. Überblick über die 12 Stunden der *Psychologischen Tinnitustherapie (PTT)*

1	Subjektive Krankheitstheorie und individuelles »Health-belief-Modell«	Im Anschluss an ein erstes Kennenlernen beschäftigen sich die Teilnehmer mit ihren bisherigen persönlichen Erfahrungen mit dem Tinnitus, diskutieren eigene Bewältigungsmaßnahmen und formulieren erste Therapieziele
2	Krankheitsinformation und individuelle Therapieziele	Eine ausführliche medizinische Information und psychologische Erklärungsmodelle zum Tinnitus stehen im Vordergrund der Stunde. Diskussion der situativen Einbettung des Tinnitus in den Alltag. Die Therapieziele werden überarbeitet und konkretisiert. Einführung in die Atementspannung
3	Analyse der situativen Faktoren von Zunahme und Reduktion der Belästigung durch Tinnitus	Es wird der Zusammenhang zwischen Anspannung und Lautheit bzw. Belästigung durch den Tinnitus besprochen. Individuelle Entspannungsmerkmale werden erarbeitet. Einführung der Begriffe »entmutigende« bzw. »ermutigende« Kognitionen
4	Die Rolle der Gedanken bei der empfundenen Belästigung durch Tinnitus	Imaginationsübungen erleichtern den Einstieg in das Thema »Gedanken«. Der Zusammenhang zwischen Gedanken und den damit assoziierten Gefühlen wird dargestellt und von den Teilnehmern auf den Tinnitus übertragen. Bearbeitung des Begriffes der »negativen Gedankenlawine«
5	Unterstützende Gedanken und ermutigende Selbstverbalisationen	Zur Umstrukturierung entmutigender Gedanken bezüglich des Tinnitus werden »neue« hilfreiche Kognitionen gesucht und von den Teilnehmern umgesetzt. Die Bewertung von Situationen und deren Effekt wird anhand psychologischer Modelle (A-B-C) erläutert
6	Die Rolle der Aufmerksamkeit und Methoden der Aufmerksamkeitslenkung	Der Stellenwert der Aufmerksamkeit wird erörtert, und die Teilnehmer erfahren den positiven Effekt, den die Aufmerksamkeitsumlenkung auf das Ausmaß ihrer Tinnitusbelästigung hat
7	Grundlagen von Stress und Stressbewältigung	Darstellung der Psychobiologie von Stress und Stressreaktion. Identifikation von internen und externen Stressoren. Elaboration des Zusammenhangs zwischen individuellen Stressoren und Stressreaktion
8	Alltägliche, wiederkehrende Stressoren und Zunahme der Belästigung durch den Tinnitus	Identifikation und Maßnahmen zur Reduktion wiederkehrender Stressoren. Der Einfluss von internen bzw. externen Stressoren auf die Zunahme der Belästigung durch den Tinnitus. Maßnahmen zur Regeneration
9	Kognitive und imaginative Methoden des Problemmanagements	Abschluss des Themenblocks Stress und Stressreaktion. Körperliche Betätigung als weitere Maßnahme zur Reduktion von Belastung. Einführung der Technik des »mentalen Zielmanagements« als imaginative Methode zur Problembewältigung
10	Genusstraining	In dieser Stunde geht es darum, alle Sinne wieder positiv auf Genuss einzustellen. Hierzu werden verschieden positive Sinneserfahrungen in der Gruppe erlebt. Es werden Empfehlungen zum Genießen im Alltag besprochen

Tabelle 6.20 (Fortsetzung)

| 11 | Analyse operanter Faktoren im Zusammenhang mit der Belästigung durch Tinnitus | Den Tinnitus in einen neuen Kontext setzen bzw. ihm eine »hilfreiche« Bedeutung zuweisen (»reframing«) |
| 12 | Rückblick und Würdigung | Anhand der Therapieziele aus Stunde 1 werden die Erfolge in der PTT für jeden Einzelnen hervorgehoben. Zusammenstellung der Bewältigungsmöglichkeiten (»Selbsthilfekoffer«) zur Reduktion der Tinnitusbelastung und zur sekundären Prophylaxe |

Reduzierung der psychischen Sekundärsymptomatik *und* Rückführung in einen kompensierten Grad der Tinnitusbelastung – behandelt werden [10, 14].

Fazit

Das hier vorgestellte interdisziplinäre Therapiekonzept der Tinnitusambulanz der Universitätskliniken des Saarlandes lässt sich aus unserer Erfahrung gut in die Regelversorgung einer Akutklinik integrieren und stellt eine wichtige Ergänzung zu der von Fachkliniken geprägten Versorgung dieser Patientengruppe dar. Die enge Zusammenarbeit und der Austausch der verschiedenen am diagnostisch-therapeutischen Prozess beteiligten Fachdisziplinen kann ein synergetisches, effektives und aus Patientensicht zufriedenstellendes Ergebnis bei der Reduktion der Beeinträchtigung durch Tinnitus bewirken.

Literatur

1. Arbeitsgemeinschaft Deutschsprachiger Audiologen und Neuroontologen/ADANO (2000) Tinnitus-Retraining-Therapie (TRT/ADANO). ADANO-Sitzung. Hannover
2. Archonti C (2002) Psychosoziale Aspekte beim chronischen Tinnitus. In: Delb W, D'Amelio R, Archonti C, Schonecke O (2002) Tinnitus. Ein Manual zur Tinnitus-Retrainingtherapie. Hogrefe, Göttingen, S 26–38
3. Attias J, Shemesh Z, Shoham C, Shahar A, Sohmer H (1990) Efficacy of self-hypnosis for tinnitus relief. Scand Audiol 19:245–249
4. Barrenäs ML, Erlandsson SI, Holger KM (2000) Predictive factors for auditory, somatic and depression/ anxiety related tinnitus. Audiology 39:284–291
5. Biesinger E, Heiden C, Greimel V, Lendel T, Höing R, Albegger K (1998) Strategien in der ambulanten Behandlung des Tinnitus. HNO 46:157–169
6. Bilger RC (1984) Tinnitus cognition and affect. In: Proceedings of the Second International Tinnitus Seminar. New York
7. Budd RJ, Pugh R (1996) Tinnitus coping style and its relationship to tinnitus severity and emotional distress. J Psychosom Res 41:327–335
8. Burkard, Lamprecht F (2001) Subgruppen der Krankheitsbewältigung beim chronischen Tinnitus – Eine clusteranalytische Taxonomie. Z Klin Psychol 1:102–106
9. D'Amelio (2002) Die psychologische Tinnitus-Therapie (PTT). In: Delb W, D'Amelio R, Archonti C, Schonecke O (2002) Tinnitus. Ein Manual zur Tinnitus-Retrainingtherapie. Hogrefe, Göttingen, S 79–154
10. D'Amelio R, Archonti C, Falkai P, Plinkert PK, Delb W (2003 a) Evaluation einer kognitiv-behavioralen Gruppentherapie bei Patienten mit chronischem Tinnitus und ausgeprägter Sekundärsymptomatik. Nervenarzt 74 (Suppl 22):104
11. D'Amelio R, Archonti C, Falkai P, Plinkert PK, Delb W (2003 b) Evaluation einer psychoedukativen Intervention bei Patienten mit akutem Tinnitus. Nervenarzt 74 (Suppl 22):104
12. Delb W, D'Amelio R, Schonecke O, Iro H (1999) Are there psychological or audiological parameters determing tinnitus impact. In: Hazell JWP (ed) Proceedings of the Sixth International Tinnitus Seminar, Cambridge, UK. The Tinnitus and Hyperacusis Center, London, pp 446–451
13. Delb W, D'Amelio R, Archonti C, Schonecke O (2002 a) Tinnitus. Ein Manual zur Tinnitus-Retrainingtherapie. Hogrefe, Göttingen
14. Delb W, D'Amelio R, Boisten CJM, Plinkert PK (2002 b) Kombinierte Anwendung von Tinnitusretrainingtherapie (TRT) und Gruppenverhaltenstherapie. HNO 50:997–1004
15. Dobie RA (2003) Depression and tinnitus. Otolaryngol Clin North Am 36:383–388
16. Erlandsson SI, Hallberg LRM, Axelsson A (1992) Psychological and audiological correlates of perceived tinnitus severity. Audiology 31:168–179

17. Feldmann H (1998) Tinnitus. Thieme, Stuttgart
18. Goebel G (1997) Retraining-Therapie bei Tinnitus. Paradigmenwechsel oder alter Wein in neuen Schläuchen? HNO 9:664–667
19. Goebel G (2003 a) Tinnitus-Retraining-Therapie. Zwischen Medizin und Psychologie. HNO-Nachrichten 3:20–25
20. Goebel G (2003 b) Tinnitus und Hyperakusis. Hogrefe, Göttingen
21. Goebel G, Hiller W (1998) Tinnitus-Fragebogen. Ein Instrument zur Erfassung von Belastung und Schweregrad bei Tinnitus (Manual). Hogrefe, Göttingen
22. Goebel G, Hiller W (2001) Verhaltensmedizinische Tinnitus-Diagnostik. Eine praktische Anleitung zur Erfassung medizinischer und psychologischer Merkmale mittels des strukturierten Tinnitus-Interviews (STI). Hogrefe, Göttingen
23. Haerkötter C, Hiller W (1999) Combining elements of tinnitus retraining therapy (TRT) and cognitive behavioral therapy: does it work. In: Hazell JWP (ed) Proceedings of the Sixth International Tinnitus Seminar, Cambridge, UK. The Tinnitus and Hyperacusis Center, London, pp 399–402
24. Hallam RS (1987) Psychological approaches in the evaluation and management of tinnitus distress. In: Hazell J (ed) Tinnitus. Churchill Livingstone, Edinburgh, pp 156–175
25. Hallam RS, Rachmann R, Hinchcliffe R (1984) Psychological aspects of tinnitus. In: Rachmann R (ed) Contributions to medical psychology (vol 3). Pergamon, Oxford, pp 31–54
26. Hallam RS, Jakes SC, Hinchcliffe R (1988) Cognitive variables in tinnitus annoyance. Br J Clin Psychol 27:213–222
27. Hautzinger M, Bailer M, Worall H, Keller F (1995) Beck-Depressions-Inventar (BDI). Bearbeitung der deutschen Ausgabe. Testhandbuch. Huber, Bern
28. Hesse G (1999) Tinnitus and Hyperakusis. In: Hesse G (Hrsg) Retraining und Hörtherapie. Thieme, Stuttgart New York, S 10–19
29. Hesse G (2002) Therapiekonzepte bei chronischem Tinnitus. HNO 50:973–975
30. Hesse G, Laubert A (2001) Tinnitus-Retraining-Therapie. HNO 49:764–779
31. Hesse G, Masri S, Nelting M, Brehmer D (1999 a) Hypermotility of outer hair cells: DPOAE findings with hyperacusis patients. In: Hazell JWP (ed) Proceedings of the Sixth International Tinnitus Seminar, Cambridge, UK. The Tinnitus and Hyperacusis Center, London, pp 342–344
32. Hesse G, Rienhoff NK, Nelting M, Brehmer D (1999 b) Medikamentenkosten bei Patienten mit chronisch komplexem Tinnitus. HNO 47:658–660
33. Hiller W, Goebel G (2001) Komorbidität psychischer Störungen. In: Goebel G (Hrsg) Ohrgeräusche. Psychosomatische Aspekte des komplexen chronischen Tinnitus. Urban & Vogel, München, S 47–69
34. Hiller W, Janca A, Burke K (1997) Association between tinnitus and somatoform disorders. J Psychosom Res 43:613–624
35. Hiller W, Goebel G, Svitak M, Schätz M, Janca A (1999) Association between tinnitus and the diagnostic concept of somatoform disorders. In: Hazell JWP (ed) Proceedings of the Sixth International Tinnitus Seminar, Cambridge, UK. The Tinnitus and Hyperacusis Center, London, pp 373–377
36. Holgers K-M, Zöger S, Svedlund J, Erlandsson SI (1999) Psychiatric profile of tinnitus patients referred to an audiological clinic. In: Hazell JWP (ed) Proceedings of the Sixth International Tinnitus Seminar, Cambridge, UK. The Tinnitus and Hyperacusis Center, London, pp 283–285
37. Janssen T, Arnold W (1995) Otoakustische Emissionen und Tinnitus: DPOAE, eine Messmethode zum objetiven Nachweis des auf der Ebene der äusseren Haarzellen entstehenden Tinnitus? Otorhinolaryngolica Nova 5:127–141
38. Jastreboff PJ (1995) A neurophysiological approach to tinnitus. Theory and practice. Whurr, London
39. Jastreboff PJ (1999) The neurophysiological model of tinnitus and hyperacusis. In: Hazell JWP (ed) Proceedings of the Sixth International Tinnitus Seminar, Cambridge UK. The Tinnitus and Hyperacusis Center, London, pp 32–38
40. Jastreboff PJ, Hazell JWP (1993) A neurophysiological approach to tinnitus: clinical implications. Br J Audiol 27:7–17
41. Jastreboff PJ, Jastreboff MM (2000) Tinnitus Retraining Therapy (TRT) as a method for treatment of tinnitus and hyperacusis patients. J Am Acad Audiol 11:62–177
42. Joisten H (1992) Hypnotherapeutische Ansätze beim komplexen chronischen Tinnitus. In: Goebel G (Hrsg) Ohrgeräusche. Psychosomatische Aspekte des chronischen komplexen Tinnitus. Quintessenz, München, S 191–204
43. Kanfer FH, Reinecker H, Schmelzer D (2000) Selbstmanagement-Therapie. Ein Lehrbuch für die klinische Praxis, 3. Aufl. Springer, Berlin Heidelberg New York Tokyo
44. Kröner-Herwig B (Hrsg) (1997) Psychologische Behandlung des chronischen Tinnitus. Beltz, Psychologie Verlags Union, Weinheim
45. Lenarz T (1998 a) Leitlinie Tinnitus der deutschen Gesellschaft für Hals-Nasen-Ohren-Heilkunde, Kopf- und Halschirurgie. Konsensuspapier im Auftrag des Präsidiums. Laryngorhinootologie 77:531–535
46. Lenarz T (1998 b) Diagnostik und Therapie des Tinnitus. Laryngorhinootologie 77:54–60
47. Lewis JE, Stephens SDG, McKenna L (1994) Tinnitus and suicide. Clin Otolaryngol 19:50–54
48. Marciano E, Carrabba L, Giannini P et al. (2003) Psychiatric comorbidity in a population of outpatients affected by tinnitus. Int J Audiol 42:4–9
49. Margraf J, Schneider S (1996) Diagnostik psychischer Störungen mit strukturierten Interviews. In: Margraf J (Hrsg) Lehrbuch der Verhaltenstherapie, Bd 1: Grundlagen – Diagnostik –Verfahren – Rahmenbedingungen. Springer, Berlin Heidelberg New York Tokyo, S 155–178
50. Moller AR (2000) Similarities between severe tinnitus and chronic pain. J Am Acad Audiol 11:115–124

51. Pilgramm M, Rychlick R, Siedentop H, Goebel H, Kirchhoff D (1999) Tinnitus in the Federal Republic of Germany: a representative epidemiological study. In: Hazell JWP (ed) Proceedings of the Sixth International Tinnitus Seminar, Cambridge, UK. The Tinnitus and Hyperacusis Center, London, pp 64–67

52. Rosanowski F, Köllner V, Weber A, Eysholdt A (2000) Management des chronischen Tinnitus. MMW-Fortschritte der Medizin 8 (142):139–141

53. Schaaf H (2001). Fehlender Lautheitsausgleich (Recruitment) und Geräuschempfindlichkeit. Morbus Menière – ein psychosomatisch orientierter Leitfaden. Springer, Berlin Heidelberg New York Tokyo

54. Schaaf H, Holtmann H (1999) Psychotherapie in der ambulanten Tinnitusbehandlung. Verhaltenstherapeutische Ansätze. In: Hesse G (Hrsg) Retraining und Hörtherapie. Thieme, Stuttgart, S 71–81

55. Schaaf H, Hesse G, Nelting M (2002) Die Zusammenarbeit im TRT-Team. Chancen und Klippen. HNO 50:572–577

56. Schaaf H, Dölberg D, Seling B, Märtner M (2003 a) Komorbidität von Tinnituserkrankungen und psychiatrischen Störungen. Nervenarzt 74:72–75

57. Schaaf H, Kofat B, Hesse G (2003 b) Hyperakusis, Phonophobie und Recruitment. Mit Geräuschempfindlichkeit assoziierte Hörabweichungen. HNO 51:1005–1011

58. Schilter B (2000) Therapie des chronischen subjektiven Tinntus. Metaanalyse. VAS, Frankfurt

59. Schilter B, Jäger B, Heermann R, Lamprecht F (2002) Medikamentöse und psychologische Therapien bei chronischem subjektivem Tinnitus. HNO 48:589–597

60. Tuschen B (1996) Problemanalyse In: Margraf J (Hrsg) Lehrbuch der Verhaltenstherapie, Bd 1: Grundlagen – Diagnostik –Verfahren – Rahmenbedingungen. Springer, Berlin Heidelberg New York Tokyo, S 179–187

61. Tyler RS, Conrad-Armes D (1983) Tinnitus pitch: a comparison between two measurement methods. Br J Audiol 17:101–107

62. Van Veen E, Jacobs JB, Bensing JM (1998) Assessment of distress associated with tinnitus. J Laryngol Otol 112: 258–263

63. Wedel H v, Wedel UC v (2000) Eine Bestandsaufnahme zur Tinnitus-Retraining-Therapie. HNO 48:887–901

64. Wilson PH, Henry JL, Anderson G, Hallam RS, Lindeberg P (1998) A critical analysis of directive counselling as a component of tinnitus retraining therapy. Br J Audiol 32:273–286

65. World Health Organisation (1993) The ICD-10 classification of mental and behavioural disorders. WHO, Geneva

66. Zoeger S, Svedlund J, Holger KM (2001) Psychiatric disorders in tinnitus patients without severe hearing impairment: 24 month follow-up of patients at an audiological clinic. Audiology 40:133–140

Tinnitussensitivierung (-sensibilisierung) als neurophysiologisches Modell des sekundär zentralisierten Tinnitus

H.P. Zenner, I. Zalaman, N. Birbaumer

Die sekundäre Zentralisierung des Tinnitus spielt bei der Pathophysiologie des komplexen Tinnitus der Mehrzahl der behandlungsbedürftigen, chronischen Tinnituskranken eine zentrale Rolle [24, 26, 58]. Klinisch diagnostizierbar ist die sekundäre Zentralisierung offenbar an der auffälligen Lautstärke-Lautheits-Diskrepanz (LLD) des Tinnitus, die an folgenden zwei Befunden erkennbar ist:

1. Die psychoakustische Tinnitusbestimmung (»Tinnitus-matching«) ergibt eine Lautstärke, die nur wenige dB HL (3–10 dB) oberhalb der Hörschwelle liegt.
2. Die Tinnituslautheit, gemessen mit visuellen Analog- oder Digitalskalen, ergibt hingegen eine hohe subjektiv wahrgenommene Lautheit [60].

Es waren die Pionierarbeiten von Jastreboff und von Hazel [28–33], die den Blick auf die sekundäre Zentralisierung des Tinnitus lenkten. Das neurophysiologische Modell von Jastreboff geht von einem hyperaktiven auditorischen System mit abnormaler neuronaler Tinnitusaktivitätssteigerung auf höheren Ebenen der Hörbahn aus (neurophysiologisches Hyperaktivitätsmodell). Die Hyperaktivität führt zur Überschreitung der Detektionsschwelle. Da das auditorische System in ein subkortikales neuronales Netzwerk eingebunden ist, kommt es zudem zu emotionalen Verknüpfungen. Das überschwellige, hyperaktive Tinnitussignal, im Verbund mit emotionalen Assoziationen, wird als der klinisch bekannte, laute und komplexe Tinnitus perzipiert. Die Perzeption eines Tinnitus unterscheide sich von der Repräsentation eines externen Schallsignals und könne durch ein externes Signal nicht evoziert werden [28]. Therapeutisch haben Jastreboff und Hazell aus ihrem Modell eine akustische Therapie im Verbund mit eingehender Beratung abgeleitet, die so genannte Tinnitus-Retraining-Therapie [32, 33].

In der vorliegenden Arbeit wird ein teilweise neues Modell, das *neurophysiologische Sensitivierungsmodell*, entwickelt.

Wichtig

Das Sensitivierungsmodell hat klinische Konsequenzen, denn es ergeben sich andere Therapiestrategien.

Wie beim Hyperaktivitätsmodell von Jastreboff [28] geht das vorliegende Sensitivierungsmodell von einem in der Regel in der Kochlea generierten pathologischen Signal Typ I bis IV aus [58, ◘ Abb. 7.1]. Wie bei Jastreboff und Hazell [28–33] spielen das zentral-neuronale Netzwerk und emotionale Assoziationen eine fundamentale Rolle bei der pathologischen Tinnitusverarbeitung. Allerdings wird das Hauptgewicht der krankheitskritischen, zentralen Tinnitusverarbeitung von der Perzeption auf die kognitive Ebene verlagert [5]. Dadurch werden weitere, nämlich kognitive Assoziationen mit dem Tinnitus und ein qualitativ bedeutend höherer Komplexitätsgrad des Tinnitus erklärbar.

Als Hauptunterschied zu Jastreboff [28–33] geht das vorliegende Modell darüber hinaus *nicht* von einer quantitativen Tinnitusaktivitätssteigerung (Hyperaktivität) des Tinnitussignals aus (◘ Tabelle 7.1).

Wichtig

Vielmehr wird als zentrales pathophysiologisches Konzept eine Überempfindlichkeit (Sensitivierung) im kognitiven Bereich für das qualitativ auffällige Muster des komplexen Tinnitus angenommen (◘ Tabelle 7.1).

Auf der Grundlage der Plastizität des Hörgehirns [22, 61] ist die Sensitivierung ein spezifischer Lernvorgang mit unerwünschter Herabsetzung der kognitiven Schwelle [5] für die komplexe Tinnituswahrnehmung. (Der Hauptunterschied zwischen Hyperaktivitäts- und Sensitivierungsmodell kann an dem einfachen Beispiel einer einstürzenden Brücke verdeutlicht werden: Beim Hyperaktivitätsmodell ist das Fahrzeug zu schwer. Beim Sensitivierungsmodell hat die Tragfähigkeit der Brücke nachgelassen.) Folge ist eine Hyperreaktivität des Gehirns auf den Tinnitus (neurophysiologisches Hyper*reaktivitäts*modell). Therapeutisch ergeben sich aus diesem Modell neurootologisch-kognitive Desensitivierungsansätze [60], die zur Tinnitushabituation führen können [12, 36].

Entsprechend der Klassifikation nach Zenner [58] lassen sich alle subjektiven Tinnitusformen wie in ◘ Abb. 7.1 wiedergegeben klassifizieren.

◻ **Tabelle 7.1.** Neurophysiologische Tinnitusmodelle. *A* Vorliegendes Sensitivierungsmodell. *B* Hyperaktivitätsmodell (Jastreboff u. Hazel)

A Zenner et al.	*B* Jastreboff u. Hazel
1. Pathologisches peripheres Signal	1. Pathologisches peripheres Signal
2. Änderung der Tinnitusqualität (aus primitivem Tinnitussignal wird durch krankheitkritische Assoziationen ein komplexer Tinnitus) *ohne* Tinnitusaktivitätssteigerung	2. Änderung der Tinnitusqualität *mit* massiver Tinnitusaktivitätssteigerung
3. Keine zentrale Hyperaktivität des Tinnitussignals	3. Zentrale Hyperaktivität des Tinnitussignals (Signalhyperaktivität)
4. Überempfindlichkeit (Sensitivierung) der Kognition durch spezifische Qualitätseigenschaften des komplexen Tinnitus	4. Keine Überempfindlichkeit (keine Sensitivierung)
5. Herabsetzung der kognitiven Schwelle (Bewertung) für die komplexe Tinnituswahrnehmung auf höherer kognitiver Ebene (Sensitivierung)	5. Keine Schwellenherabsetzung
6. Überempfindlichkeit (Sensitivierung) führt zur Hyperreaktivität der subjektiven, emotionalen und motorischen Reaktionen (z. B. pathologische Aufmerksamkeit) auf den Tinnitus	6. Erhöhte Tinnitusaktivität löst Reaktionen (z. B. pathologische Aufmerksamkeit) aus
7. Limitiertes Kapazitäts-Kontroll-System (»limited capacity control system«/LCCS) erlaubt nur die Verarbeitung einer beschränkten Informationsmenge (bei Tinnitus Ressourcen überschritten). Lässt therapeutische Nutzung durch konkurrierende Hemmung der pathologischen Tinnituskognition zu	7. LCCS spielt keine Rolle
8. Die zentrale Repräsentation eines externen Schallsignals kann mit der eines chronischen Tinnitus übereinstimmen	8. Die zentrale Repräsentation eines externen Schallsignals kann mit der eines chronischen Tinnitus *nicht* übereinstimmen
9. Die zentrale Repräsentation eines aus dem Gedächtnis stammenden, mit dem chronischen Tinnitus nicht identischen Signals kann mit der des chronischen Tinnitus übereinstimmen	9. Die zentrale Repräsentation eines aus dem Gedächtnis stammenden, mit dem Tinnitus nicht übereinstimmenden Signals kann mit der des chronischen Tinnitus nicht übereinstimmen

Funktionell-anatomisch lassen sich
- Schallleitungstinnitus,
- sensorineuraler Tinnitus und
- zentraler Tinnitus
unterscheiden.

Der *zentrale Tinnitus* [3, 14, 23, 24, 28, 31, 43, 55, 56, 58] kann zweckmäßigerweise in einen
- primär-zentralen sowie in einen
- sekundär-zentralen [58] Tinnitus

subklassifiziert werden. Der *primär-zentrale* Tinnitus hat seine Pathogenese ausschließlich

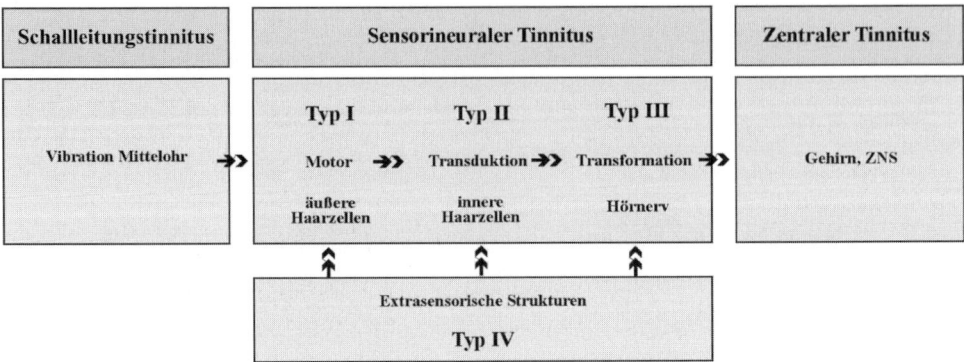

○ **Abb. 7.1.** Tinnitus-Klassifikation nach Zenner [58]

im Gehirn, entsteht also unabhängig von Innenohr oder Mittelohr.

> Der *sekundär-zentrale* Tinnitus ist Gegenstand der vorliegenden Arbeit und beruht auf der Tatsache, dass sowohl Schallleitungs- als auch sensorineuraler Tinnitus nur als solche wahrgenommen werden können, wenn ein Signal im Gehirn verarbeitet wird.

7.1 Wahrnehmung und Bewusstsein

Im ZNS durchläuft ein Sinnessignal ein komplexes neuronales Netzwerk mit zahlreichen Rückkopplungen und neuronalen Konnektionen [1, 7].

> Funktionell lassen sich Sensation (Empfindung), Perzeption (Sinneseindruck) und Kognition (Wahrnehmung) als überlappende, aufeinander aufbauende, rückgekoppelte Ebenen unterscheiden (○ Abb. 7.2).

Im täglichen Leben wird nur ein Bruchteil der ankommenden Reize bewusst. Bewusstsein tritt beim Erwerb neuer Informationen oder beim Lernen neuer Reaktionen, bei Bewertungen, in gefährlichen oder als schwierig kategorisierten Situationen auf. Vieles davon trifft auf einen Tinnitus zu. Die am weitesten ausgedehnten Bewusstseinssysteme sind die rechte und linke Hirnhälfte. Ihre posterioren

primären und sekundären Projektionsareale und Ausläufer sind für die Wahrnehmung (Kognition) mitverantwortlich. Ihre Assoziationsareale mit Gedächtnisinhalten sind ebenfalls für die Wahrnehmung mitverantwortlich. Auch liegen hier efferente Verbindungen zu limbischem System und Hypothalamus und damit funktionell zu Emotionen und Trieben [6].

Für eine Wahrnehmung werden Tinnitus-, wie auch exogene Signale, immer assoziativ aktiv mit Vorerfahrungen (Vorwissen, also Gedächtnisinhalten) sowie mit der Gemütslage verknüpft.

> **Wichtig**
>
> Die Wahrnehmung eines Tinnitus ist somit kein passives Abbild des Tinnitus, sondern kommt durch aktive Verknüpfungsleistungen des Gehirns mit dem aus dem Ohr einlaufenden Signal zustande.

Man spricht vom *konnektionistischen Modell* [6].

7.2 Reaktionen

Es ist eine Eigenschaft des Hörsystems (und aller anderen Sinnessysteme), dass im ZNS durch einen Hörreiz – und damit auch durch einen Tinnitusreiz – mehrere Reaktionen ausgelöst werden. Man spricht von Reiz-Reaktions-Mustern. Typische Reaktionen sind Aufmerksamkeitssteigerung, muskuläre Aktivierung oder Bewältigungsstrategien.

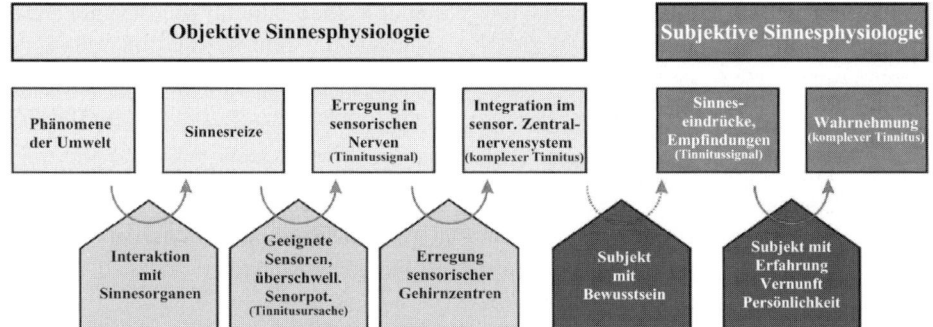

◻ Abb. 7.2. Sensation (Innenohr), Perzeption (Empfindungen) und Kognition (Wahrnehmung) und ihre Beziehungen
zum Tinnitus: In den *Kästchen* Grundphänomene der Sinnesphysiologie, die *Pfeile* dazwischen bedeuten »führt zu« oder
»induziert«. *Gestrichelter Pfeil* am Übergang von objektiven
zu subjektiven Prozessen. [Nach HO Handwerker (1997) Allgemeine Sinnesphysiologie. In: Schmidt RF, Thews G, Lang F
(Hrsg) Physiologie des Menschen. Springer, Berlin Heidelberg
New York Toyko]

Reiz-Reaktions-Muster können sich auf dem Boden der Plastizität des Gehirns durch einen Lernvorgang verändern und automatisieren. Dies gilt
insbesondere bei mehrfacher Wiederholung des
Reiz-Reaktions-Musters [6].

7.3   Konnektionen

Klassische Modelle über die Funktion des Gehirns
schreiben das Tinnitusgeschehen anatomisch um-
schriebenen Hirnregionen zu [6, 8, 22, 61]. Auch die
oben genannte Darstellung der Lokalisation der Bewusstseinssysteme entspricht diesen Vorstellungen.

Das *lokalisatorische Modell* geht von der Exis-
tenz anatomischer Regionen aus, in dem die Sinnessignale zusammengeführt und interpretiert, Entscheidungen gefällt und beispielsweise motorische
Reaktionen geplant werden. Die modernen bildgebenden Verfahren sowie die klassischen Ansätze
der Untersuchung neuronaler Funktionen etwa
mittels Mikroelektroden unterstützen die Annahme, dass einzelne Areale des Gehirns bestimmte Inhalte repräsentieren [3, 14, 15, 28, 50, 55, 56, 57, 62]. So
lässt sich die Zuordnung der kontrollierten Aufmerksamkeit zu bestimmten Arealen an der Verteilung langsamer Hirnpotenziale und ereigniskor-
relierter Hirnpotenziale sowie magnetisch evozier-
ter Felder beobachten. Hinzu kommt der Nachweis
erhöhter Durchblutung mit bildgebenden Verfah-

ren wie der Positionenemissionstomographie
(PET) oder der funktionellen Magnetresonanztomographie (fMRT) [6].

Wenn allerdings die Spezifität einer Tinnituswahrnehmung oder jeder anderen Wahrnehmung
nur durch feste konvergente Verbindungen des Ohres zum Kortex, wie z. B. bei der kochleotopen Repräsentation, auftreten würde, hätten wir für die
außerordentlich hohe Zahl möglicher Wahrneh-
mungs- und Gedächtnisinhalte keine ausreichende
Zahl an Verbindungen [16, 20, 46, 53, 56]. Gleiches
gilt für das visuelle System wie auch für alle anderen Sinnessysteme.

> **Wichtig**
>
> Aus diesem Grund wird die Vorstellung von lo-
> kalisierten Zentren durch die *antilokalisatorische*
> *Position* ergänzt, nach der weniger der Ort die
> Speicherung definiert, sondern vielmehr die
> Synchronizität der auf einen Reiz folgenden Er-
> regungsmuster über weit verstreute Hirnreale
> [16, 20, 46, 53, 56].

Es ist bekannt, dass eine einzelne Zelle an der Repräsentation sehr unterschiedlicher Inhalte beteiligt sein kann, also an verschiedenen Wahrneh-
mungsensembles. Auf diese Weise entsteht eine
nahezu unlimitierte Anzahl von Kombinations-
möglichkeiten funktionaler Verschaltungen. Der zu

einem bestimmten Zeitpunkt im Vordergrund des Bewusstseins stehende Inhalt wird danach durch die synchrone, korrelierte Aktivität einer ggf. sehr weit verteilten Population von Neuronen bestimmt [5, 6, 16, 20, 46, 56].

Dies setzt naturgemäß ein hohes Maß an Verknüpfungen voraus, die viele gleichzeitig ablaufende und räumlich weit verteilte Verarbeitungsprozesse so zu verbinden in der Lage sind, dass kohärente Wahrnehmung und koordiniertes Verhalten ermöglicht werden [16, 20, 46, 53, 56].

> Die Ergebnisse moderner Hirnforschung lassen einen bei allen Betroffenen gleichen Ort der sekundären Zentralisierung des Tinnitus nicht erwarten. Vielmehr wird man dem Phänomen Tinnitus erst gerecht, wenn zahlreiche Nervenzellen des weitverzweigten neuronalen Netzes gleichzeitig im Kontext erfasst werden, um so die Korrelate von Wahrnehmung, Gedächtnisengrammen, Entscheidungsprozessen und Reaktionen zu klären.

Nach dem *Netzwerkmodell* gibt es keinen einzelnen, anatomisch festgelegten Ort für Wahrnehmungs- und Entscheidungsprozesse.

Wichtig

> Vielmehr gibt es viele gleichzeitig ablaufende und räumlich extrem verteilte Verarbeitungsprozesse, die in Form eines Netzwerkes organisiert sind.

Auf diese Weise können wechselnde Ressourcen je nach Bedarf schnell (innerhalb von 200–300 ms) bereitgestellt werden. Als grundlegendes, funktionelles Organisationselement für die Ressourcenbereitstellung innerhalb eines im Gehirn weit verzweigten Netzwerkes von Neuronen erscheint die kurzzeitige »Beinahe-Synchronisierung« (»near-synchronization«) neuronaler Entladungen. Ein Erklärungsansatz ist, dass die für bis zu 300 ms während der Synchronisation herausragenden Erregungsspitzen der beteiligten Neurone es diesen erlauben, ihre Entladungen in nachfolgenden Schritten selektiv und gemeinschaftlich verarbeiten zu lassen. Auf diese Weise entstehen Gruppenantworten auch weit ent-

ferner Neurone, die für Millisekunden funktionell miteinander verknüpft sind [53].

Wichtig

> Dabei handelt es sich nicht um eine triviale Widerspiegelung anatomischer Verknüpfungen von Neuronen, sondern um spezifische, kontextabhängige Interaktionen innerhalb des kortikalen Netzwerkes.

Diese Aktionen sind hochdynamisch und wechseln bei Änderungen des Kontextes [16, 20, 46, 63].

> Wie bereits erwähnt, besteht eine wesentliche, aktive Leistung des Gehirns in einer Konnektion des Tinnitus mit bewussten [28, 29, 30, 31, 32, 33] und nicht-bewussten Assoziationen. Hinzu kommt die Konnektion mit Reaktionen.
>
> Typische Assoziationen sind Emotions-, Gedächtnis- und Denkinhalte (◘ Tabelle 7.2). Reaktionen können muskulärer oder vegetativer Art sein, aber auch Bewertung, Bewältigung und Aufmerksamkeitslenkung sind typische Reaktionen [6].
>
> Einige Beispiele: Nicht selten wird das Ohrgeräusch emotional mit Angst verknüpft (emotionale Konnektion). Der Patient bewertet den Tinnitus als bedrohlich (Verknüpfung mit Evaluation). Der Kranke nimmt muskuläre Reaktionen (z. B. Verspannungen der Nackenmuskulatur) und Komorbiditäten (z. B. eine Schlafstörung) wahr (Verknüpfung mit muskulären
> ▼

◘ **Tabelle 7.2.** Typische pathophysiologische Konnektionen eines Tinnitus

- Inadäquate Kategorisierung
- Inadäquate Evaluation
- Inadäquate Bewältigung (Coping)
- Negative emotionale Assoziationen wie Angst, Verzweiflung, Wut
- Starke muskuläre Aktivierung mit Verspannung
- Komorbiditäten wie Schlafstörungen, Niedergeschlagenheit, chronischer Erschöpfungszustand
- Vegetative Reaktionen

Reaktionen und Komorbiditäten). Schließlich reagiert er darauf mit einer Bewältigungsstrategie (Copingstrategie). Diese kann als unwirksam bewertet werden, was als Kontrollverlust erlebt wird (Verknüpfung mit der Evaluation). Aufgrund von Konnektionen, etwa mit Emotionen, Evaluationen, Bewältigungsstrategien sowie beispielsweise durch die Konnektion mit dem Erlebnis eigener Reaktionen wie muskulärer Aktivierung und Komorbiditäten, modifiziert das Gehirn die vom Ohr eintretende primitive Tinnitusinformation aktiv. Was so als hochkomplexes Reizmuster im Großhirn verarbeitet wird, unterscheidet sich inhaltlich (also qualitativ) drastisch vom einfachen Tinnitussignal, welches das Ohr ursprünglich verlassen hatte. Es ist eine bereits genannte aktive Leistung des neuronalen Netzwerkes im Zentralnervensystem.

Als Folge wird der Tinnitus grundsätzlich nicht als isoliertes Geräusch, sondern stets als mit zahlreichen Zusatzinformationen ausgestattetes, als komplexes Tinnitusmuster, wahrgenommen. Nach dem hier diskutierten Modell der Sensitivierung sind es übrigens besonders spezifische unter den Konnektionen, die sensitivierungsspezifische Lernvorgänge auslösen, die die Wahrnehmungsschwelle für den komplexen Tinnitus herabsetzen und zu einer unerwünschten chronischen oder chronisch-rezidivierenden negativen Kognition führen [49].

7.3.1 Assoziative Konnektionen mit Verhalten

Emotionale Assoziationen

> **Wichtig**
>
> Die neutrale auditorische Eingangsinformation »Geräusch« wird in der Amygdala des limbischen Systems mit afferenten Eingängen aus dem Kortex assoziiert, sodass der eingangs isolierte und neutrale Reiz eine affektive Bedeutung bekommt [28–33].

Diese Assoziation ist modalitätsspezifisch [6]. Auf kognitiver Ebene wird sie für die Bedeutung eines sensorischen Reizes herangezogen (Evaluation). Der zunächst primitive auditorische Reiz Tinnitus ruft nun negative affektive Zustände hervor.

Häufige mit Tinnitus verbundene Emotionen sind *Furcht* und *Angst*. Ein Tinnitus kann allein deshalb Angst auslösen, weil er unbekannt ist. Darüber hinaus können auch tinnitusinduzierte Konfliktsituationen (z. B. Vorwürfe) oder soziale Faktoren (z. B. sozialer Rückzug) Angst auslösen. Hinzu kann der Eindruck kommen, dem Tinnitus hilflos ausgeliefert zu sein.

> **Wichtig**
>
> Der Kranke empfindet einen *Kontrollverlust* charakteristischerweise nach der Erstbehandlung der Symptomatik, wenn alle Versuche, die Beschwerden zu behandeln, fehlschlugen.

Er glaubt, dass er zu der Therapie keinen entscheidenden Beitrag leisten kann, dass Heilung also außerhalb seiner persönlichen Kontrolle liege [11].

> **Wichtig**
>
> *Hilflosigkeit* stellt die Hauptursache für depressive Verstimmung und Passivität (Vermeidung) dar.

Emotionen (Gefühle) sind psychische Kräfte, die die auditorische Wahrnehmung mitbestimmen. Es sind angeborene Reaktionsmuster, die auf das engste mit kognitiv-kortikalen Prozessen verbunden sind. Sie werden mit dem als bedeutsam (Evaluation, ▶ s. unten) kategorisierten Tinnitussignal verknüpft. Emotionen und die damit verbundenen subjektiven motorischen und vegetativen Prozesse verlaufen parallel. Die Dimensionen einer Emotion bewegen sich zwischen angenehm-unangenehm (Annäherung-Vermeidung) sowie beruhigend-supprimierend-erregend. Die emotionale Verknüpfung findet vermutlich im limbischen System und im Hypothalamus statt [28–33].

Vegetative Reaktionen

Das Erleben des Tinnitus im Zusammenhang mit Emotionen (z. B. einer Furcht) löst eine Vielzahl von Reaktionen aus. Dazu gehören vegetative und endokrine Reaktionen. Vegetative Reaktionen sind nicht Folge einer allgemeinen Aktivierung, sondern der selektiven Aktivierung spezifischer neuronaler Programme, die zu den beobachtbaren spezifischen vegetativen Prozessen führen. Sie sind vermutlich ebenfalls im limbischen System und Hypothalamus lokalisiert. Wie bereits erwähnt, verlaufen Emotionen und die damit verbundenen Prozesse auf vegetativer Ebene grundsätzlich parallel und nicht seriell (wir weinen, wenn wir traurig sind, nicht, weil wir traurig sind). Vegetative Reaktionen (z. B. das Weinen) können vom Patienten darüber hinaus perzipiert werden und über diesen »Feed-back-Mechanismus« zu einer zusätzlichen Assoziationskette führen [6].

Muskuläre Reaktionen

Das auditorische System und damit auch ein Tinnnitusreiz sind auch mit motorischen Reaktionen verknüpft. Reaktionen vegetativer Effektororgane kommen hinzu. Typisch sind polysynaptische Verknüpfungen des auditorischen Systems mit der Muskulatur. Ein klassisches Beispiel ist der »Startle-Reflex« (Schreck-Reflex), der auf überraschende akustische Reize eine Flexorreaktion auslöst [4]. Die Amplitude der Reaktionen ist emotionsabhängig. Vermeidungsemotionen wie Angst und Furcht potenzieren diese Reaktion [4].

> **Wichtig**
>
> Beim Tinnitusbetroffenen findet man vermutlich deshalb nicht selten eine verstärkte Aktivierung der HWS- und der Kaumuskulatur.

7.3.2 Kognitive Konnektionen

Evaluation

Eine Evaluation ist ein Denkvorgang auf kognitiver Ebene, der Gedächtnisinhalte mit dem gegenwärtigen Inhalt vergleicht. Fast immer hat der Kranke kein Vorwissen zum Tinnitus: Das Risiko einer Fehlbewertung ist damit außerordentlich groß. Eine wesentliche Grundlage der Evaluation ist die erlernte, subjektive Krankheitstheorie des individuellen Patienten [11]. Fast jeder Mensch wird im Laufe seines Lebens mit einer bedrohlich empfundenen Erkrankung konfrontiert, sei es eine eigene oder miterlebte Erkrankungen in Familie, Bekanntenkreis und/oder Medien. Die Summe dieser Erfahrungen führt zu subjektiven Krankheitsvorstellungen, beispielsweise auch über mögliche Tinnitusursachen, generelle Behandlungschancen oder wünschenswertes Verhalten im Umgang mit Tinnituskranken. Nur manchmal sind diese Vorstellungen strukturell und inhaltlich wissenschaftlichen Tinnitustheorien ähnlich [11]. Typische Beispiele für subjektive Vorstellungen sind »Der Tinnitus ist schädlich« bis hin zu »Ich werde jetzt taub«. Ebenfalls häufige Bewertungen sind: »Ich bin völlig hilflos« (Kontrollverlust), die Dauer des Tinnitus sei »unvorhersehbar«.

> **Wichtig**
>
> Informationen wie »Da kann man nichts machen«, die objektiv fast immer unzutreffend sind, oder »Damit müssen Sie zurechtkommen«, ohne dem Patienten therapeutisch zu vermitteln, mit Hilfe welcher Methoden er »zurechtkommt«, verstärken die negative Evaluation (negatives »counseling«).

Kategorisierung

Die Einordnung von Sinneserlebnissen in Kategorien (z. B. laut/leise; störend/nicht störend; hoher Ton/tiefer Ton, bedrohend usw.) ist eine fundamentale Eigenschaft der kognitiven Bewertung [38, 48]. Auch ein Tinnitus wird kategorisiert. Eine pathophysiologisch typische Tinnituskategorisierung ist das Ausmaß an Störung/Beeinträchtigung. Sie ist mit einer validierten digitalen Analogskala messbar (◻ Abb. 7.3).

Die Kategorisierung kann von einem Gedächtnisinhalt über den Tinnitus unabhängig sein.

> **Wichtig**
>
> Mit der Kategorisierung ändert sich die kortikale Sinnesrepräsentation schlagartig.

Belästigung

In den letzten Tagen............

8-stellige Digitalskala

1 keine Belästigung **2** sehr leicht **3** leicht **4** mäßig **5** mittel **6** stark **7** sehr stark **8** extrem

☐ Abb. 7.3. Digitale Analogskala zur Bestimmung der Tinnitusbelastung. Die Skala ist validiert

Auch ändert sich die Lernstrategie des Individuums [38, 48], welches im Falle des Tinnitus unerwünschte Lernvorgänge zur Folge haben kann.

Bewältigung

Tinnituskranke werden mit neuartigen und als bedrohlich empfundenen Anforderungssituationen konfrontiert, mit denen sie sich gedanklich oder handelnd auseinandersetzen müssen [11]. Das gedankliche und/oder handelnde Bemühen, mit einzelnen Anforderungen und Veränderungen fertig zu werden, wird als Bewältigung (»coping«) bezeichnet. Dabei ist es wichtig, sich bewusst zu sein, dass der Kranke den Erfolg oder Misserfolg seiner Bewältigungsstrategie erlebt. Hat er, was häufig der Fall ist, keinen Erfolg, so trägt dieses zum Erlebnis der Hilflosigkeit und des Kontrollverlustes bei.

Oft ist ein Bewältigungsverhalten zu beobachten, das sich zunächst auf die Kontrolle der Gefühlsreaktionen und erst danach auf die eigentliche Problemlösung konzentriert [11, 13]. Manchmal werden soziale Bezugspersonen in das Coping miteinbezogen, manchmal bewusst ausgeschlossen (☐ Tabelle 7.3).

> **Wichtig**
>
> Hilfreiches Bewältigungsverhalten sind Verhaltensweisen, die zur Stressbewältigung, zur realistischen Evaluation, zur Aufmerksamkeitsumlenkung oder zur emotionalen Neubewertung (Kategorieänderung) führen. Es kann eine Therapie notwendig sein, um diese Verhaltensformen zu lernen.

Kaum wünschenswert sind passiv-resignative, der Realität entfliehende und negativ emotionale Verhaltensweisen. Empirisch ist Rückzugsverhalten in Verbindung mit Selbstvorwürfen und Grübeln, mit negativen emotionalen Reaktionen korreliert. Eine globale »A-priori-Bewertung« von »guter« und »schlechter« Bewältigung ist jedoch in jedem Einzelfall kritisch zu sehen [11].

7.4 Sensitivierung

Sensitivierung (Synonym: Sensibilisierung) ist eine erhöhte Wahrnehmungs- und Reaktionsempfindlichkeit gegenüber einem spezifischen Sinnesreiz [6, 49]. Es ist ein gut beschriebener, zentralnervöser Mechanismus, der im Alltag eine wichtige physiologische Rolle spielt [49].

> Bei einer *Sensitivierung* kommt es als Folge wiederholter Präsentation eines spezifischen Stimulus zu einer Reaktionszunahme. Eine typische Reaktionszunahme ist eine Aufmerksamkeitssteigerung gegenüber dem auslösenden Reiz.
>
> *Habituation* ist das genaue Gegenteil einer Sensitivierung: Es handelt sich um eine Abnahme der Reaktionen auf einen Stimulus, wenn dieser wiederholt angeboten wird (Beispiel: Habituation der Aufmerksamkeit an das eigene Schluckgeräusch).

☐ Tabelle 7.3. Typische Copingstrategien bei Tinnitus

1. Vermeidung
2. Religiöse Rituale
3. Selbstvorwürfe
4. Vorwürfe gegenüber Arzt, Helfer, Dritten
5. Trinken von Alkohol, Substanzmissbrauch
6. Lesen von Fachliteratur
7. Sozialer Rückzug oder Intensivierung des Sozialverhaltens
8. Resignation, Grübeln, passive Akzeptanz
9. Blockade
10. Nichts außer Kontrolle geraten lassen
11. Der Realität ins Auge sehen
12. Kränkungsempfindung, Strafempfindung, Kontrollverlustgefühl
13. Emotionale Konflikte: Aggressivität

Sensitivierung als ein Zustand erhöhter Antwortbereitschaft auf einen Stimulus aufgrund wiederholter Exposition gegenüber diesem Stimulus. Es ist ein phylogenetisch alter physiologischer Mechanismus. Durch Sensitivierung lernen wir, spezifische Reize nicht zu ignorieren, sondern ihnen besondere Aufmerksamkeit zu widmen. Im täglichen Leben z. B. ist die Mutter für die Stimme ihres Kindes sensitiviert, der das Stethoskop benutzende Arzt auf bestimmte Herzgeräusche, der Automechaniker auf bestimmte tonale Ereignisse von Fahrzeugen. Die Sensitivierung ist weitgehend reizspezifisch und geht auf einen eigenständigen plastischen Prozess des Nervensystems zurück.

> **Wichtig**
>
> Ausgelöst durch eine besondere kognitive Verarbeitung des Reizes bedient sich eine Sensitivierung (und auch ihr Gegenteil, die Habituation) dabei einer spezifischen Form des Lernens [49].

Sensitivierung beschränkt sich allerdings nicht auf erwünschte Reizsituationen, sondern ist auch bei unerwünschten Reizen möglich. So kann ein unerwünschtes Nachbargeräusch zur Sensitivierung führen. Gleiches schlagen wir hier für den komplexen Tinnitus chronisch Tinnituskranker mit sekundärer Zentralisierung vor. Beim chronisch Tinnituskranken ist der präsentierte Reiz das komplexe Tinnitussignal; typische Reaktionsverstärkung ist eine Aufmerksamkeitssteigerung gegenüber dem Tinnitus. Im Falle des Tinnitus findet also der an sich sehr nützliche Vorgang der spezifischen Sensitivierung unglücklicherweise beim »falschen Objekt« statt, nämlich bei der Noxe Tinnitus. Dies ist auf den häufig besonderen Informationsgehalt des komplexen Tinnitussignals zurückzuführen, der in spezifischer Weise zahlreiche bekannte Anforderungen an die Bewertung einer Sensitivierung erfüllen kann.

7.4.1 Prinzipien

Entscheidend ist die Frage, warum der Tinnitusreiz bei dem hier interessierenden Teil der Betroffenen, nämlich bei vielen chronisch Kranken sensitiviert.

Andererseits tritt bei nicht wenigen Tinnitusbetroffenen keine Sensitivierung auf. Diese Patienten brauchen dann in der Regel keine ärztliche Hilfe.

> Eine Sensitivierung ist durch die
> 1. *Induktionsprozedur aufgrund besonderer Merkmale des Stimulus* und die
> 2. *feststellbare gestiegene Reaktionsbereitschaft* (Hyperreaktivität, »hyperresponsiveness«) definiert [49]. Löst die Induktionsprozedur anfangs eine starke Reaktivität aus, so führt ihre ständige Wiederholung zu einem
> 3. *spezifischen Lernprozess*, der zur Hyperreaktivität führt [6].

Die Sensitivierung wird als *Tinnitusdoppelzyklus* in ◘ Abb. 7.4 übersichtlich dargestellt.

7.4.2 Induktionsprozedur

Maßgebliche Merkmale eines Stimulus für die Induktion einer Sensitivierung sind [49]:
a) Der auslösende Stimulus wird als *schädlich* bewertet.
b) Er löst *Ängste* aus.
c) Der Stimulusverlauf ist für den Patienten *unvorhersehbar*.
d) Der Stimulus führt zur »erlebten Hilflosigkeit« (*Kontrollverlust*).
e) Das Ausmaß der subjektiven *Belastung* ist von großer Bedeutung: Ein hohes Maß an Belastung fördert eine Sensitivierung.

Alle genannten wesentlichen Merkmale können bei einem chronisch-komplexen Tinnitus zutreffen:
- Tinnitus wird häufig als *schädlich* bewertet (a).
- Er kann *Ängste* auslösen (b).
- Die Tinnitusdauer ist für den Patienten *unvorhersehbar* (c).
- Der Kranke erlebt Hilflosigkeit (*Kontrollverlust*) gegenüber dem Tinnitus (d).
- Beim behandlungsbedürftigen Kranken liegt ein hohes Maß an *Belastung* vor (e).

Die genannten Parameter des komplexen Tinnitus lassen sich typischerweise mit Hilfe einer struktu-

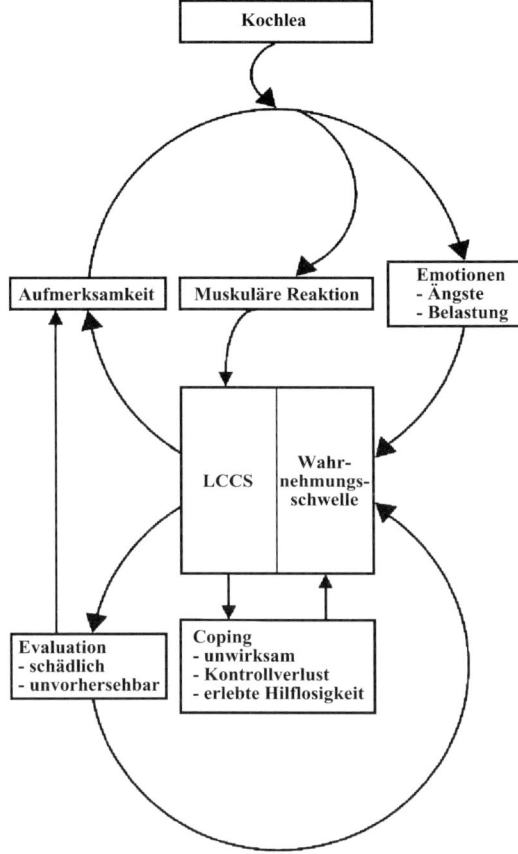

◘ Abb. 7.4. Tinnitusdoppelzyklus zur Erklärung der Tinnitus-sensitivierung. Ein pathologisches kochleäres Signal wird mit Emotionen wie Ängsten und Belastungsempfindungen assoziiert und über das LCCS wahrgenommen. Gleichzeitig löst dieses pathologische Kochleasignal muskuläre Reaktionen aus, die ebenfalls über das LCCS verarbeitet werden. Die Wahrnehmung steigert die Aufmerksamkeit, löst eine Evaluation aus, die den Ton als schädlich und unvorhersehbar einstuft und führt zu Bewältigungsstrategien, die als unwirksam im Verbund mit Hilflosigkeit erlebt werden, also als Kontrollverlust. Ängste, Belastungen, als schädlich und unvorhersehbar eingestufte Evaluationen sowie Kontrollverlust und erlebte Hilflosigkeit senken die Wahrnehmungsschwelle, wodurch die Wahrnehmung für das kochleäre Signal deutlich empfindlicher wird. Die gesteigerte Wahrnehmung steigert die Aufmerksamkeit. Ebenso führt die Art der Evaluation zur Steigerung der Aufmerksamkeit. Der Doppelzyklus wird wiederholt durchlaufen, wodurch die Sensitivierung dauerhaft erlernt wird

rierten Anamnese erfassen [21, 27]. Die erlebte Unfähigkeit, auf den Tinnitus keinen Einfluss nehmen zu können (Kontrollverlust), ist sehr belastend und produziert Ängste und Depressionen. Beim Tinnitus ist dies besonders stark ausgeprägt, da der Patient erlebt, niemals (Unvorhersehbarkeit) die Kontrolle zu gewinnen – und dies bei einem Stimulus, der subjektiv eine Noxe darstellt. Charakteristika erlebter Hilflosigkeit sind Motivationsverlust und Antriebsverlust, die verminderte Fähigkeit, neue Bewältigungsformen zu erarbeiten und zu erlernen, sowie die Verminderung der Fähigkeit, die eigenen Emotionen zu beeinflussen.

Zur Induktionsprozedur gehört nun im Weiteren, dass die genannten Eigenschaften des eingehenden komplexen Tinnitusreizes das Großhirn so beeinflussen, dass der Tinnitus bewusst wird. Diese Beeinflussung geschieht durch eine herausgehobene, aktive Verarbeitung des komplexen Tinnitusreizes, denn die meisten Stimuli dringen nicht bis zur Bewusstseinsebene vor (so genanntes »disengagement«).

Die vom auditorischen Sinnessystem aufgenommene komplexe Tinnitusinformation wird – wie andere Informationen auch – beim wachen Menschen zuerst für einige Millisekunden in einem sensorischen Speicher gehalten (sensorisches Gedächtnis). Dort erfolgt zunächst eine Mustererkennung, bei der u. a. geprüft wird, ob das ankommende Reizmuster wesentliche Merkmale, z. B. die oben genannten wesentlichen Tinnitusmerkmale, besitzt. Werden keine wesentlichen Merkmale erkannt, so wird das Reizsignal vorbewusst nicht weiter verarbeitet (»disengagement«).

Werden hingegen wesentliche Merkmale erkannt, dann wird anschließend ein Vergleichs- und Bewertungsprozess durchgeführt, ob das Merkmalsmuster mit im Langzeitgedächtnis gespeicherten Informationen desselben Sinneskanals übereinstimmt.

> **Wichtig**
>
> Besitzt ein ankommender Reiz wesentliche Merkmale und passen diese zu einem als bekannt gespeicherten Muster (z. B. zu einem eingeübten zweckmäßigen Reiz-Reaktions-Muster), erfolgt die Reaktion auf den Reiz automatisch, d. h. ohne Bewusstsein.

Diese vorbewusste Informationsverarbeitung ist im Alltag die weitaus überwiegende Form der Reaktion auf die Umwelt.

> **Wichtig**
>
> Anders beim akut Tinnituskranken:
> 1. Der komplexe Tinnitus besitzt wesentliche negative und neue Merkmale.
> 2. Die Merkmale passen nicht zu einem gespeicherten Gedächtnisinhalt wie einem bekannten Reiz-Reaktions-Muster.

7.4.3 Reaktivität

Nach der ersten Bewertung wird nun entschieden, ob der Tinnitus bewusst wird. Die Entscheidung, ob das im Großhirn angekommene, hochkomplexe auditorische Tinnitusreizmuster bewusst wird, wird durch die Aufmerksamkeit kontrolliert. Wir unterscheiden automatisierte (nicht-bewusste) und kontrollierte Aufmerksamkeit.

> **Wichtig**
>
> Bewusstes Erleben des Tinnitus tritt nur bei kontrollierter Aufmerksamkeit auf, bei der das so genannte limitierte Kapazitätskontrollsystem (»limited capacity control system«/LCCS) aktiv ist [6].

Wird die oben genannte Abweichung der wesentlichen Merkmale des Tinnitus vom gespeicherten Gedächtnisinhalt festgestellt, löst dies eine Orientierungsreaktion (OR) aus. Die OR besteht entsprechend dem Ausmaß der Abweichung aus einer
- Mobilisierung des auditorischen Systems sowie einer
- Aktivierung motorischer Systeme (z. B. Aktivierung der HWS- und Halsmuskulatur: führt zur reaktiven Kopfbewegung).

> **Wichtig**
>
> Die OR löst kontrollierte Aufmerksamkeit aus. Diese führt zur Bewusstwerdung des Tinnitus.

Die Aufmerksamkeit gegenüber einer Tinnitusnoxe wird kortikal gesteuert. Die kortikale Steigerung der Aufmerksamkeit gegenüber einem Tinnitus ist darauf zurückzuführen, dass der Tinnitusreiz (wie jeder andere Reiz) vor der Zuteilung von Aufmerksamkeitsressourcen vom Neokortex analysiert wird. Die Analyse löst als Reaktion die Zuwendung (»engagement«) kontrollierter Aufmerksamkeit auf kognitiver Ebene aus. Der Patient wird sich der kontrollierten Aufmerksamkeitszuwendung mit nur geringer Verzögerung bewusst.

LCCS. Die sich im limitierten Kapazitätskontrollsystem (LCCS) ergebende spezifische Erregung, die der bewussten Aufmerksamkeit zugrunde liegt, ist subkortikal gesteuert und besteht aus den in der linken Spalte der ▢ Tabelle 7.4 aufgelisteten Strukturen. Für die Pathophysiologie – und auch für die heutige moderne Form der Tinnitus-Desensitivierungs-Therapie [12, 26, 36, 37, 59] – ist die Beobachtung von Bedeutung, dass, wie der Name besagt, die Verarbeitungskapazität des LCCS begrenzt ist. Bewusste Aufmerksamkeit kann sich immer nur einer oder wenigen Reizsituationen – hier: dem kortikal einlaufenden, hochkomplexen Tinnitusmuster – zuwenden. Pathophysiologisch und auch therapeutisch ist es von großem Interesse zu wissen, dass die kontrollierte Aufmerksamkeit dadurch zu der oben bereits geschilderten Aufgabe gezwungen ist, sensorische Informationen zu selektieren sowie die notwendigen Reaktionen selektiv zu präparieren (»tuning«). Die kontrollierte Aufmerksamkeit muss so Prioritäten zwischen konkurrierenden Reizen setzen, indem sie bestimmte Wahrnehmungen zulässt (»engagement«) und andere dafür nicht zulässt (»disengagement«) [6]. ▢ Tabelle 7.4 zeigt diese Aufgaben der Anteile der LCCS in ihrer rechten Spalte.

Führt das assoziative Tinnitusmuster aufgrund seiner wesentlichen Merkmale und fehlender Übereinstimmung mit Gedächtnisinhalten zur kontrollierten, bewussten Aufmerksamkeit, werden aufgrund der limitierten Kapazität des LCCS andere Reize auf kortikaler Ebene in ihrer kognitiven Weiterverarbeitung gehemmt (»disengagement«, Entkoppelung, [6]).

⬛ Tabelle 7.4. Die Anteile des limitierten Kapazitätskontrollsystems, LCCS, und ihre Aufgaben. (Aus [5] mit freundlicher Erlaubnis)

Anteile des LCCS	Aufgaben des LCCS
Präfrontaler Kortex	Zielsetzung, Aufbau einer Zielhierarchie
Parietaler Kortex	Aufgeben irrelevanter Ziele
Basaganglien, insbesondere Striatum	Hemmung irrelevanter Ziele
Retikulärer Thalamus	Selektion der sensorischen Kanäle und motorischen Effektoren
Basales Vorderhirn	»Energielieferant«
Mesenzephale Retikulärformation	(Weckfunktion)

> **Wichtig**
>
> Auf diese Weise kann der Tinnitus selbst gegenüber wichtigen anderen Reizen dominieren und für den Patienten bestimmend werden.

> **Wichtig**
>
> Engramme sind die elektrochemischen Vorgänge, die einem spezifischen Gedächtnisinhalt zugrunde liegen.

7.4.4 Hyperreaktivität

Naturgemäß wurde beim chronisch Tinnituskranken das genannte Reiz-Reaktions-Muster mit Ankunft des hochkomplexen, *assoziativen* Tinnitusreizes auf kognitiver Ebene und der unverzüglichen Zuwendung der kontrollierten Aufmerksamkeit zum komplexen Tinnitus (bei gleichzeitigem Disengagement gegenüber anderen Reizen) im Laufe der Zeit vielfach durchlaufen. So wie das Wiederholen von Vokabeln einen Lernprozess auslöst, induziert ein wiederholtes Durchlaufen des Reiz-Reaktions-Musters einen spezifischen neurophysiologischen Lernvorgang auf dem Boden der Plastizität des zentralauditorischen Systems: u. a. wird der reaktive Tinnitus-Aufmerksamkeitszuwendungs- und anderweitige Disengagement-Prozess im Langzeitgedächtnis gespeichert.

Zum Verständnis der neurophysiologischen Grundlagen der Speicherprozesse ist es sinnvoll, zwischen zellulärer und systemischer Ebene zu unterscheiden, auch wenn die Übergänge naturgemäß fließend sind. Auf zellulärer Ebene spricht man von Engrammen.

Die Zellen, die am Engramm beteiligt werden, werden als *Zellensemble* (»cell-assembly«) bezeichnet und bilden die Grundlage aller physiologischen Gedächtnistheorien [5, 6, 25, 54]. Der Lernvorgang ist damit verbunden, dass eine Erregungskonstellation, wie etwa die des komplexen Tinnitus, zur Bildung eines geschlossenen Erregungskreises im Zellensemble führt [52]. Wenn die Erregung eine gewisse Depolarisationsintensität überschritten hat, kommt es zu einer Verstärkung des Kalziumeinstroms in die Zellen. Das Erregungsmuster zirkuliert immer wieder in dem hierfür verantwortlichen Nervennetz. Man spricht von einem *reverberatorischen Kreisverband*.

> **Wichtig**
>
> Die reverberatorischen Erregungskreise sollen die schwachen synaptischen Verbindungen zwischen Neuronen entsprechend der Hebb-Regel mächtiger machen, wodurch der Gedächtnisinhalt, hier für den Tinnitus, strukturell fixiert wird.

Weitere neuronale Vorgänge, die diesem wenige Stunden bis Tage und Wochen dauernden strukturellen Fixierungsprozess zu Grunde liegen, sind: Langzeitpotenzierungen (LTP), veränderte Anionenhomöostase der beteiligten Zellmembranen, Mikrogliaeinwanderung und/oder axonale Aussprossung auf der Ebene von N. cochlearis, Thalamus und auditorischem Kortex [5,6]. Als Folge wird über eine Reihe von intrazellulären Zwischenprozessen eine *Absenkung der Depolarisationsschwelle* für die Aktivierung der Neurone erreicht.

Systemisch findet man auf kortikaler Ebene, also im Bereich der Sensitivierung, erwartungsmäß eine Erhöhung der neuronalen Erregung als Antwort auf die Verarbeitung des Tinnitus, eine Vergrößerung der primären und sekundären auditorischen Verarbeitungsareale für den Tinnitus [40] und Verschiebungen in der topographischen Karte im Hörkortex [44]. Hinzu kommt eine von dem reorganisierten zentralen auditorischen System ausgehende efferente Modifikation der Verbindungen zu frontoparietalen Bewertungs- und Gedächtnisstrukturen, einschließlich deren limbischen Verbindungen. So ist die klinisch beobachtbare chronische, negative emotionale Bewertung des Tinnitus eine Folge dieses primären Reorganisationsprozesses: Die efferenten Verbindungen der kortikalen auditorischen Areale sind zehnmal (!) stärker geworden als seine Afferenzen [17]. Die kortikalen und kortiko-subkortikalen Efferenzen führen den orbitofrontalen Bewertungs- und Aufmerksamkeitsarealen [6] Inputmuster des Tinnitus aus den auditorischen Arealen zu, was subjektiv mit negativer Bewertung und Aufmerksamkeitszuwendung einhergeht. Studien mit bildgebenden Verfahren stützen diese Auffassung [19, 40, 42].

Diese Reorganisation des zentralen primären auditorischen Systems und seiner efferenten Verschaltungen als Folge ständig wiederholter auditorischer Inputs, in Verbindung mit dem Wegfall kortikaler Hemmungsprozesse, ist der Deafferenzierung im nozizeptiven System vergleichbar [11, 28, 43]. Vergleichbar dem Phantomschmerz nach Amputation [11, 28, 43], wird durch die ursprüngliche Noxe im Innenohr die Reagibilität der subkortikalen und kortikalen auditorischen Verarbeitungsstrukturen gesteigert [2].

Ein erneut ankommender, für einige Millisekunden im sensorischen Speicher gehaltener Tinnitusreiz passt nun zu dem im Langzeitgedächtnis gespeicherten Reiz-Reaktions-Muster.

> **Wichtig**
>
> Als Folge des strukturell fixierten Lernvorgangs mit erhöhter Reagibilität funktioniert die erlernte Reaktion, nämlich die unerwünschte Aufmerksamkeits- und Wahrnehmungsfokussierung jetzt deutlich ausgeprägter, nämlich mit niedrigerer Schwelle und automatisch.

Man spricht von einer kognitiv-emotionalen Sensitivierung gegenüber dem Reiz [49].

7.4.5 »Akuter Tinnitus« durch Kategorisierung

Zu Beginn der Erkrankung wird ein peripherer Tinnitus nicht selten akut bewusst. Dies kann auf einen akuten kochleären Schaden (z. B. Lärmschaden) oder eine akute Exazerbation einer idiopathischen kochleären Veränderung zurückzuführen sein. Für einen Teil der Fälle allerdings kann die akute Bewusstwerdung nach dem vorliegenden Modell nicht nur auf eine akute Exazerbation der Schädigung des Innenohres zurückgeführt werden, sondern ein spezifischer Lernvorgang, die oben (Kap. 7.3.2) bereits erwähnte Kategorisierung (Synonym: kategoriales Lernen) trägt zur akuten Tinnituswahrnehmung bei [38, 47, 48]. Kategoriales Lernen hat zur Folge, dass das Sinneserlebnis (hier der Tinnitus) festen Kategorien zugeteilt wird. Typische Kategorien sind, wie erwähnt, z. B. laut/leise, belastend/nicht belastend.

Kontinuierliche Übergänge zwischen den Kategorien gibt es nicht. Deshalb ist kategoriales Lernen durch einen schnellen Übergang gekennzeichnet [38, 47, 48]. Wird ein peripheres Tinnitussignal zentral verarbeitet, kann die Kategorisierung zunächst dazu führen, den Tinnitus als nicht belastend einzustufen. Es folgt ein Lernvorgang, der nach einer gewissen Zeit zur Änderung der Einstufung führt. Als Folge der Kategorieänderung wird der Tinnitus z. B. nicht mehr als »nicht belastend«, sondern als »belastend« eingestuft. Diese Änderung erfolgt plötzlich, während der zu Grunde liegende Lernvorgang länger dauern kann. Die Folge ist eine akute Wahrnehmung, die als akuter Tinnitus eingestuft wird, obwohl er vorbestanden hat.

Für eine Kategorieänderung muss das Sinnessignal nicht quantitativ gesteigert werden, um
die Schwelle zwischen den Kategorien zu über-
scheiten, sondern eine plötzliche Schwellenabsenkung soll diesen Prozess erklären [38, 47, 48].

7.4.6 Phantomtinnitus und Kreuzsensitivierung

Eine zentrale pathophysiologische Tinnituswahrnehmung kann selbst dann weiterbestehen,
wenn im Ohr keine Aktivierung mehr existiert.

Neurektomien des Hörnerves sind hierzu ein klassisches Beispiel. In einer beachtlichen Zahl von Fällen ist es danach nicht zu einer Änderung des Ohrgeräusches gekommen. Man spricht vom *Phantomtinnitus* [18, 28, 43].

Ein möglicher Schlüssel für ein Verständnis
dieses so genannten Phantomtinnitus ist nach
dem vorliegenden Modell die Kreuzsensitivierung
(»cross-sensitization«, »pseudo-conditioning«).
Die Bezeichnung Kreuzsensitivierung meint einen
eigentlich unbedeutenden Reiz, der im Gedächtnis mit einem subjektiv bedeutenden weiteren
Stimulus verknüpft wird [49]. Ein Beispiel dafür
ist die Erstwahrnehmung eines präexistenten,
ursprünglich unbedeutenden Tinnitus in einer –
subjektiv bedeutenden – Stresssituation. Wenn
Tinnitus in bestimmten Situationen in besonderer Weise erlebt wird, kann der Tinnitus im Gedächtnis mit dieser Situation verknüpft werden
(assoziatives Lernen), z. B. mit einer externen Situation wie Stress im privaten Leben oder am Arbeitsplatz.

Es kann sich aber auch um eine endogene Konstellation, etwa die Assoziation mit einer negativen
Emotion handeln. Wird der Betroffene nun der externen Stresssituation exponiert oder erlebt er aus
anderen Gründen die negative Emotion, so wird
beim kreuzsensitivierten Patienten die Tinnituswahrnehmung aus dem Gedächtnis ausgelöst.
Wie oben dargestellt, ist beim sensitivierten Pa-

tienten das Reiz-Reaktions-Muster – und damit
auch der Reiz – im Langzeitgedächtnis gespeichert
[5, 6, 49, 54].

Neurobiologisch sollen auch hier die oben genannten reverberatorischen Erregungskreise den
Gedächtnisinhalt, hier für den Tinnitus und seine
Assoziation, strukturell fixieren. Die Folge ist, dass
später bereits eine

Teilaktivität des Ensembles, z. B. eine Konnektion, ausreicht, kontrollierte Aufmerksamkeit
auszulösen, um in der Folge das gesamte
Ensemble – und damit auch die Tinnituswahrnehmung – zu erzeugen (die Wahrnehmung der
Bewegung des Rüssels hinter der Zoomauer
aktiviert das Bild des Elefanten).

Im Symptomkomplex Tinnitus-Angst-Schlaflosig-
keit-Muskelanspannung wird nur mehr eine Teilaktivität benötigt, um den Gesamtkomplex einschließlich der Tinnituswahrnehmung zentral zu
aktivieren: Allein die Angst vor dem Tinnitus oder
Schlaflosigkeit oder Verspannungen oder andere
Symptome führen dazu, das komplexe Tinnitusmuster zentral vollständig hervorzurufen. Im Elek-
troenzephalogramm oder im Magnetenzephalo-
gramm können als Ausdruck derartiger Erre-
gungskonstellationen hochfrequente synchrone
Oszillationen (Gamma-Band, 40 Hz) beobachtet
werden [34].

Kreuzsensitivierung ist demnach ein zentraler
Lernprozess [49], bei dem der Patient am Tinnitus
leidet und gleichzeitig neue Assoziationen und Reaktionen bildet und im Rahmen des Lernprozesses
als Ensemble miteinander verknüpft. Derartige
Lernprozesse können zur Persistenz einer Tinnituswahrnehmung beitragen, selbst wenn der auslösende kochleäre Schaden minimiert ist.

7.5 **Diskussion**

Bereits in den Anfängen der Tinnitusforschung stellten Hallam und seine Kollegen [23, 24] die Hypothese auf, Tinnitus sei durch ein Habituationsdefizit bei gesteigerter Aufmerksamkeit gekennzeichnet. Habituation ist ein neurophysiologischer Lernprozess, dessen Gegenteil die Sensitivierung ist.

Die Vorstellung eines Habituationsdefizits ist damit mit dem hier vorgestellten Sensitivierungsmodell vollständig konsistent. Auch erlaubt das Sensitivierungsmodell Analogien zur Schmerzverarbeitung, auf die bereits Møller [43] hingewiesen hat.

Es ist der Pionierleistung von Jastreboff, später auch im Verbund mit Hazel zu verdanken, dass die zentrale Verarbeitung eines Tinnitusreizes seit 1990 in den Mittelpunkt des Interesses gerückt ist [28, 30 31, 39]. Abgeleitet von ihrem Modell der neurophysiologischen Tinnitusverstärkung schlugen sie die akustische Retraining-Therapie vor, welche weite Verbreitung gefunden hat. Sie besteht aus langdauernder, passiver Schallexposition und einem Counseling in Einzelsitzung [29, 32, 33]. Ein klinische Evidenz der Wirksamkeit der passiven akustischen Therapie fehlt jedoch: Klinische Studien mit und ohne Schallexposition ergeben keinen Unterschied zugunsten einer Wirksamkeit der Schallexposition [12, 26, 36, 37].

Im Gegensatz dazu liegen für Therapieverfahren, die aktive kognitive *verhaltenstherapeutische* Prozeduren verwenden, evidenzbasierte kontrollierte Studienergebnisse vor.

Das lässt darauf schließen, dass das neurophysiologische Tinnitusmodell von Jastreboff und Hazel diese modernen Therapieergebnisse nicht ausreichend erklären kann. Dies gab die Veranlassung, hier ein mit den modernen Therapieergebnissen kompatibles neurophysiologisches Verarbeitungsmodell des Tinnitus vorzustellen.

Sowohl das Jastreboff'sche Hyperaktivitäts- wie auch das vorliegende Sensitivierungsmodell gehen von einer peripheren Tinnitusgeneration aus, mit dessen Signal im Rahmen eines neuronalen Netzwerkes zentrale Assoziationen verknüpft werden [28, 30, 31, 39, 45, 51, 58]. Als Ergebnis kommt es zu einer neurophysiologischen Fehlverarbeitung. Es ist die *Art der neurophysiologischen Fehlverarbeitung*, die das hier diskutierte neurophysiologische Sensitivierungsmodell grundlegend vom neurophysiologischen Hyperaktivitätsmodell nach Jastreboff unterscheidet.

Jastreboff [28, 30, 31] geht davon aus, dass die Fehlverarbeitung in einer *Tinnitusverstärkung* besteht, also einer Signalverstärkung, mit einer abnorm hohen neuronalen Aktivität (Hyperaktivität) auf höheren Ebenen der Hörbahn. Eine geringgradige, kochleär induzierte Störung der neuronalen Aktivität würde so auf dem Weg zum auditorischen Kortex massiv verstärkt und dadurch die Detektionsschwelle überschreiten. Dabei unterscheide sich die neuronale Aktivität eines Tinnitus grundsätzlich von der Repräsentation eines externen Schallsignals und könne durch ein externes Signal nicht evoziert werden [28]. Aufgrund dieses Unterschiedes könne nur die abnormale Tinnitusaktivität zur tinnitusspezifischen Perzeption führen, nicht jedoch ein externes Signal [28, 30, 31].

Das hier vorgelegte Modell geht von den modernen Vorstellungen neurophysiologischer Signalverarbeitung des zentralauditorischen Systems und seiner Verknüpfung mit den übrigen Hirnfunktionen aus [1, 2, 5, 6, 7, 9, 10, 22, 35, 41, 49, 61].

Das Modell sieht für den Tinnitus keine exklusive, tinnitusspezifische Prozessierung vor, sondern sieht die zentralnervöse Tinnitussignalverarbeitung in gleicher Weise wie die Verarbeitung exogener Sinnessignale und endogener Gedächtnissignale. Da nach diesem Modell ein Tinnitus kein Spezialfall ist, kann das umfangreiche Wissen der Sinnessignal- und Gedächtnissignalverarbeitung für die Modellbildung herangezogen werden.

Dementsprechend sieht das hier vorgelegte Modell für einen als akut erlebten Tinnitus zum einen unsere klassische Vorstellung einer ausgeprägten, akuten peripheren Störung mit hoher zentralnervöser Aktivitätssteigerung voraus, die die vorbestehende Detektionsschwelle überschreitet (Beispiel: akutes Lärmtrauma, akuter peripherer idiopathischer Tinnitus). Ein grundsätzlicher Unterschied zur zentralen Verarbeitung eines überschwelligen, externen Schallsignals besteht im akuten Zustand nicht.

Ein peripheres Signal, das durch kategoriales Lernen plötzlich einer negativen Kategorie zugeordnet wird und dadurch typischerweise plötzlich bewusst wird, kann auch an der akuten Wahrnehmung eines peripheren idiopathischen Tinnitus beteiligt sein. Auch hier besteht kein Unterschied zur Verarbeitung z. B. eines zu Beginn wenig störenden, schließlich aber massiv belastenden Nachbarschaftsgeräusches. Pathophysiologisch geht das vorliegende Modell hier von einer kategorialen Schwellenabsenkung [38, 47, 38] und nicht von einer Aktivitätssteigerung des Tinnitus aus.

Für den chronischen, sekundär-zentralisierten Tinnitus sagt das vorliegende Modell eine Überempfindlichkeit der subjektiven Wahrnehmung, nicht jedoch eine Signalhyperaktivität voraus, die sich von einer Überempfindlichkeit für einen externen Reiz grundsätzlich nicht unterscheidet. Die Überempfindlichkeit ist auf eine neurophysiologische Schwellenabsenkung zurückzuführen. Dies ist mit einem gleichzeitigem Disengagement der Aufmerksamkeit aufgrund einer neurophysiologischen Schwellenanhebung gegenüber anderen Wahrnehmungen verbunden. Das Tinnitussignal als solches wird nicht pathologisch verstärkt.

> **Wichtig**
>
> Die Überempfindlichkeit ist nicht Folge eines hyperaktiven Tinnitussignals, sondern eines spezifischen Lernprozesses, der durch wesentliche spezifische, qualitative Eigenschaften des komplexen Tinnitussignals induziert wird.

> Das Sensitivierungsmodell hat wesentliche therapeutische Konsequenzen und erlaubt es, die nachgewiesene Wirksamkeit kognitiver verhaltenstherapeutischer Ansätze zu verstehen [12, 36, 37, 59, 60].

Da es sich bei der Sensitivierung um einen Lernvorgang unter Ausnutzung der Plastizität des Gehirns handelt [49], ist es naheliegend, sie durch einen neuerlichen Lernvorgang therapeutisch anzugehen. Zweckmäßigerweise bezeichnet man diesen therapeutischen Lernvorgang als Tinnitusdesensitivierung [59, 60].

> **Wichtig**
>
> Da die Sensitivierung auf kognitiver Ebene auf der Endstrecke des auditorischen Systems stattfindet, erscheinen kognitive Interventionen mit einer Betonung neurootologischer Inhalte zweckmäßig, um eine Desensitivierung zu erreichen.

> Um einen nachhaltigen Lerneffekt zu erzielen, sollte der Patient den Prozeduren zudem nicht passiv exponiert werden, sondern letztere sollten durch ein aktives Verhalten des Patienten gekennzeichnet sein.

Dem entsprechen evidenzbasierte (EM IIa/b), verhaltenstherapeutische Ansätze mit tinnitusspezifischen, kognitiven Verhaltensprozeduren [12, 36, 38]. Interessanterweise ergaben erste Versuche durch nicht-invasive reversible Ausschaltung der reorganisierten Areale mit transkranieller Magnetstimulation [50] Hinweise, mit dieser Methode möglicherweise ebenfalls eingreifen zu können.

> **Wichtig**
>
> Anders die Retraining-Therapie: Hier wird eine passive Schallexposition mit einer passiven Teilnahme an einem Counseling verbunden [29, 32, 33].

Lerntheoretisch wird man weniger ausgeprägte Lerneffekte erwarten. Das akustische Retraining durch chronische Schallexposition soll elektrophysiologische Signale auslösen, die die Perzeption des Tinnitussignals beeinflussen [29, 32, 33]. Nach dem hier dargestellten neurokognitiven Modell wird man allerdings nicht erwarten, dass ein undifferenzierter akustischer Stimulus eine Wirksamkeit auf der Wahrnehmungsebene entfaltet.

Deshalb ist es auch nicht verwunderlich, dass dem Tinnitus-Retraining-Verfahren bisher der Nachweis nicht gelungen ist, die primäre neurobiologische Reorganisation rückgängig zu machen. Dem entspricht die fehlende klinische Wirksamkeit der passiven akustischen Therapie in kontrollierten Studien im Vergleich zur aktiven Verhaltenstherapie [12, 26, 36].

Vielmehr wird man die Effizienz von tinnitus- und kognitionsspezifischen Interventionen erwarten, die in differenzierter Weise unter aktiver Mitwirkung des Patienten die Bewertung und Gedächtnisvergleiche des Tinnitus beeinflussen. Dafür haben sich tinnitusspezifische Prozeduren der neurootologisch-kognitiven Verhaltenstherapie mit der Evidenzstufe EM IIa bewährt [12, 37].

Literatur

1. Abeles M (1991) Corticonics: neural circuits of the cerebral cortex. Cambridge University Press, Cambridge
2. Ahissar E, Vaadia E, Ahissar M, Bergman H, Arieli A, Abeles M (1992) Dependence of cortical plasticity on correlated activity of single neurons and on behavioral context. Science 257:1412–1415
3. Arnold W, Bartenstein P, Oestreicher E, Romer W, Schwaiger M (1996) Focal metabolic activation in the predominant left auditory cortex in patients suffering from tinnitus: a PET study with [18F]deoxyglucose. ORL J Otorhinolaryngol Relat Spec 58:195–199
4. Birbaumer N, Öhman A (1993) The structure of emotion. Hofgrefe & Huber, Seattle Toronto Bern Göttingen
5. Birbaumer N, Schmidt R (1997) Lernen und Gedächtnis. In: Schmidt RF (Hrsg) Physiologie des Menschen. Springer, Berlin Heidelberg New York Tokyo, S 154–166
6. Birbaumer N, Schmidt RF (2003) Biologische Psychologie. Springer, Berlin Heidelberg New York Tokyo
7. Black IB (1991) Information in the brain. MIT Press, Cambridge/MW
8. Braitenberg V, Schüz A (1991) Anatomy of the cortex: statistics and geometry. Springer, Berlin Heidelberg New York Tokyo
9. Carlson NR (1991) Physiology of behavior. Allyn & Bacon, Boston
10. Daum I, Ackermann H, Schugens MM, Reimold C, Dichgans J, Birbaumer N (1993) The cerebellum and cognitive functions in humans. Behav Neurosci 107:411–419
11. de Maddalena H, Pfrang H (1993) Subjective attitudes of laryngectomized patients of the cause of the tumor disease. Correlation with psychosocial adjustment and pre- and postoperative alcohol and tobacco consumption. HNO 41:198–205
12. Delb W, D'Amelio R, Boisten CJ, Plinkert PK (2002) Evaluation of the tinnitus retraining therapy as combined with a cognitive behavioral group therapy. HNO 50: 997–1004
13. Dudai Y (1989) The neurobiology of memory: concepts, findings, trends. Oxford University Press, Oxford:
14. Eggermont JJ (2003) Central tinnitus. Auris Nasus Larynx 30 (Suppl 1):7–12
15. Elbert T, Flor H, Birbaumer N, Knecht S, Hampson S, Larbig W, Taub E (1994) Extensive reorganization of the somatosensory cortex in adult humans after nervous system injury. Neuroreport 5:2593–2597
16. Engel AK, Fries P, Singer W (2001) Dynamic predictions: oscillations and synchrony in top-down processing. Nat Rev Neurosci 2:704–716
17. Ergenzinger ER, Glasier MM, Hahm JO, Pons TP (1998) Cortically induced thalamic plasticity in the primate somatosensory system. Nat Neurosci 1:226–229
18. Flor H, Elbert T, Knecht S et al. (1995) Phantom-limb pain as a perceptual correlate of cortical reorganization following arm amputation. Nature 375:482–484
19. Frey S, Kostopoulos P, Petrides M (2004) Orbitofrontal contribution to auditory encoding. NeuroImage 22:1384–1389
20. Fries P, Schroder JH, Roelfsema PR, Singer W, Engel AK (2002) Oscillatory neuronal synchronization in primary visual cortex as a correlate of stimulus selection. J Neurosci 22:3739–3754
21. Goebel G, Hiller W (1994) The tinnitus questionnaire. A standard instrument for grading the degree of tinnitus. Results of a multicenter study with the tinnitus questionnaire. HNO 42:166–172
22. Gummer AW, Zenner HP (1996) Central processing of auditory information. In: Greger R, Windhorst U (eds) Comprehensive human physiology, 1. Springer, Berlin Heidelberg New York Toyko, pp 729–756
23. Hallam RS (1987) Psychological approaches to the evaluation and management of tinnitus distress. In: Hazell JWP (ed) Tinnitus. Churchill Livingstone, Edinburgh, pp 156–175
24. Hallam RS, Rachman S (1984) Psychological aspects of tinnitus. In: Rachman S (ed) Contributions to medical psychology. Pergamon, Oxford, pp 31–53
25. Hebb DO (1949) The organization of behavior: a neuropsychological theory. Wiley, New York
26. Hesse G (2002) Therapy concepts in chronic tinnitus retraining and/or group behavioral therapy? HNO 50: 973–975
27. Hiller W, Goebel G (1992) A psychometric study of complaints in chronic tinnitus. J Psychosom Res 36:337–348
28. Jastreboff PJ (1990) Phantom auditory perception (tinnitus): mechanisms of generation and perception. Neurosci Res 8:221–254
29. Jastreboff PJ (1999) Tinnitus retraining therapy. Br J Audiol 33:68–70
30. Jastreboff PJ, Gray WC, Gold SL (1996) Neurophysiological approach to tinnitus patients. Am J Otol 17:236–240

31. Jastreboff PJ, Hazell JWP, Graham RL (1994) Neurophysiological model of tinnitus: dependence of the minimal masking level on treatment outcome. Hear Res 80: 216–232

32. Jastreboff PJ, Jastreboff MM (2000) Tinnitus Retraining Therapy (TRT) as a method for treatment of tinnitus and hyperacusis patients. J Am Acad Audiol 11:162–177

33. Jastreboff PJ, Jastreboff MM (2003) Tinnitus retraining therapy for patients with tinnitus and decreased sound tolerance. Otolaryngol Clin North Am 36:321–336

34. Kaiser J, Lutzenberger W, Preissl H, Ackermann H, Birbaumer N (2000) Right-hemisphere dominance for the processing of sound-source lateralization. J Neurosci 20:6631–6639

35. Kandel ER (1991) Principles of neural science. Elsevier, New York/NY

36. Kröner-Herwig B, Biesinger E, Gerhards F, Goebel G, Greimel KV, Hiller W (2000) Retraining therapy for chronic tinnitus. A critical analysis of its status. Scand Audiol 29:67–78

37. Kröner-Herwig B, Hebing G, Rijn-Kalkmann U, Frenzel A, Schilkowsky G, Esser G (1995) The management of chronic tinnitus – comparison of a cognitive-behavioural group training with yoga. J Psychosom Res 39:153–165

38. Lassaline ME, Murphy GL (1998) Alignment and category learning. J Exp Psychol Learn Mem Cogn 24:144–160

39. Levine RA, Abel M, Cheng H (2003) CNS somatosensory-auditory interactions elicit or modulate tinnitus. Exp Brain Res 153:643–648

40. Lockwood AH, Salvi RJ, Burkard RF (2002) Tinnitus. N Engl J Med 347:904–910

41. McGaugh JL (1990) Brain organization and memory: cells, systems, and circuits. Oxford University Press, New York

42. Mirz F, Gjedde A, Ishizu K, Pedersen CB (2000) Cortical networks subserving the perception of tinnitus – a PET study. Acta Otolaryngol Suppl 543:241–243

43. Møller AR (2003) Pathophysiology of tinnitus. Otolaryngol Clin North Am 36:249–266

44. Mühlnickel W, Elbert T, Taub E, Flor H (1998) Reorganization of auditory cortex in tinnitus. Proc Natl Acad Sci U S A 95:10340–10343

45. Müller M, Klinke R, Arnold W, Oestreicher E (2003) Auditory nerve fibre responses to salicylate revisited. Hear Res 183:37–43

46. Nase G, Singer W, Monyer H, Engel AK (2003) Features of neuronal synchrony in mouse visual cortex. J Neurophysiol 90:1115–1123

47. Ohl FW, Scheich H (1997) Orderly cortical representation of vowels based on formant interaction. Proc Natl Acad Sci U S A 94:9440–9444

48. Ohl FW, Scheich H, Freeman WJ (2001) Change in pattern of ongoing cortical activity with auditory category learning. Nature 412:733–736

49. Overmier JB (2002) Sensitization, conditioning, and learning: can they help us understand somatization and disability? Scand J Psychol 43:105–112

50. Plewnia C, Bartels M, Gerloff C (2003) Transient suppression of tinnitus by transcranial magnetic stimulation. Ann Neurol 53:263–266

51. Rüttiger L, Ciuffani J, Zenner HP, Knipper M (2003) A behavioral paradigm to judge acute sodium salicylate-induced sound experience in rats: a new approach for an animal model on tinnitus. Hear Res 180:39–50

52. Schuman EM, Madison DV (1994) Locally distributed synaptic potentiation in the hippocampus. Science 263:532–536

53. Singer W (1999) Neuronal synchrony: a versatile code for the definition of relations? Neuron 24:111–125

54. Squire LR, Zola-Morgan S (1991) The medial temporal lobe memory system. Science 253:1380–1386

55. Wallhäusser-Franke E, Braun S, Langner G (1996) Salicylate alters 2-DG uptake in the auditory system: a model for tinnitus? Neuroreport 7:1585–1588

56. Wallhäusser-Franke E, Mahlke C, Oliva R, Braun S, Wenz G, Langner G (2003) Expression of c-fos in auditory and non-auditory brain regions of the gerbil after manipulations that induce tinnitus. Exp Brain Res 153:649–654

57. Walpurger V, Hebing-Lennartz G, Denecke H, Pietrowsky R (2003) Habituation deficit in auditory event-related potentials in tinnitus complainers. Hear Res 181:57–64

58. Zenner HP (1998) A systematic classification of tinnitus generator mechanisms. Int Tinnitus J 4:109–113

59. Zenner HP (2003) Cognitive tinnitus desensitization: evidence-based and guideline-adherent habituation therapy for chronic tinnitus sensitization. HNO 51:687–689

60. Zenner HP, Zalaman I (2004) Cognitive tinnitus sensitization: behavioral and neurophysiological aspects of tinnitus centralization. Acta Otolaryngol 124:1–4

61. Zenner HP (1996) Hearing. In: Greger R, Windhorst U (eds) Comprehensive human physiology, 1. Springer, Berlin Heidelberg New York Tokyo, pp 711–727

62. Zola-Morgan S, Squire LR (1993) Neuroanatomy of memory. Annu Rev Neurosci 16:547–563

Strukturierte Tinnitustherapie beim chronisch-komplexen Tinnitus im Rahmen des Tinnitus-Care-Programms

H.-P. Zenner, I. Zalaman

8.1   Das Tinnitus-Care-Programm

Das Tinnitus-Care-Programm (TCP) umfasst eine sektorenübergreifende Diagnostik und strukturierte Therapie (oder: »Disease-Management-Programm«/DMP) des akuten, subakuten und chronischen Tinnitus. Diagnostik und Therapie dienen der *Tinnitusbewältigung* (Tinnitus-Bewältigungs-Therapie/TBT; ☐ Abb. 8.1). Das TCP umfasst bei Tinnitus Grad I (nach Biesinger) und II die präventive Einzel- oder Gruppenbetreuung (☐ Tabelle 8.1). Dadurch soll einer chronischen Tinnitussensitivierung Grad III oder IV vorgebeugt werden. Beim Grad IV ist eine Psychotherapie indiziert. Die meisten behandlungsbedürftigen Patienten leiden an einem Tinnitus Grad III. Hier liegt der Schwerpunkt der Desensitivierungstherapie (Synonym: Desensibilisierung). Darüber hinaus beinhaltet ein DMP aber auch die sektoralen und sektorübergreifenden Strukturkomponenten, die die Organisation von Diagnostik und Therapie sowie ihre Qualität überhaupt erst ermöglichen.

Die vorliegende Arbeit fokussiert auf die Darstellung derjenigen TCP-Aspekte, die sich auf die ambulante Gruppentherapie des chronischen Tinnitus (»Chronikerprogramm«) mit Tinnitussensitivierung beziehen. Therapeutisch beinhaltet das TCP an dieser Stelle moderne, zuwendungsintensive Prozeduren (Therapieeinheiten) zur Tinnitusbewältigung (TBT)

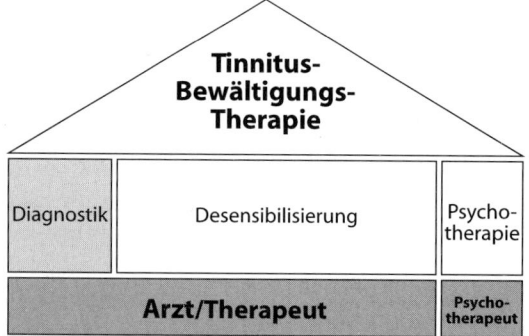

☐ **Abb. 8.1.** Tinnitus-Bewältigungs-Therapie (TBT): Nach einer spezifischen Diagnostik ist zumeist eine Desensibilisierungstherapie, in Einzelfällen eine Retraining-Therapie oder eine Psychotherapie erforderlich. Psychotherapie ist nicht Teil der Desensibilisierung

bei Tinnitussensitivierung [9, 10]. Dabei handelt es sich entweder um eine Tinnitusdesensibilisierung oder um eine Psychotherapie (☐ Tabelle 8.1; ☐ Abb. 8.1) [8, 9]. Die neurophysiologische, neurootologische Tinnitus-Desensibilisierungs-Therapie im TCP geschieht mittels leitlinienorientierter, manualisierter Evidence-based-Therapieeinheiten (☐ Tabelle 8.2; Prozeduren). Auch die Strukturierung dieser Therapie ist im TCP festgehalten.

> **Wichtig**
>
> Viele der Prozeduren sind kognitive verhaltensmedizinische Prozeduren. Dabei sind die spezifischen kognitiven Verhaltensprozeduren neurootologischer Natur, weil sie in ihrer Spezifität primär auf die Behandlung des Sinnessystems Hören und nicht auf die Therapie der Psyche abgestellt sind.

Die Prozeduren werden aus Diagnostik, Staging und Qualitätszirkelarbeit (Tinnitus-Team-Konferenz/TTK) abgeleitet. Mit Hilfe der Komponenten des TCP entsteht daraus ein strukturiertes Therapieprogramm.

Es handelt sich um Prozeduren, die zur Habituation beitragen und damit die Anforderungen der Leitlinien der ADANO (Arbeitsgemeinschaft der Deutschsprachigen Audiologen und Neurootologen) der Deutschen Gesellschaft für HNO-Heilkunde, Kopf- und Halschirurgie (1998; [3]), erfüllen. Eine ambulante Psychotherapie wird im Rahmen des TCP nur in Ausnahmefällen durchgeführt.

Das TCP umfasst definierte, evidenzbasierte Therapieeinheiten, die nach Diagnostik in einer ambulanten Gruppentherapie von 36 Desensitivierungstherapieeinheiten zusammengefasst werden (☐ Tabelle 8.8). Darüber hinaus gibt es ein ambulantes Einzeltherapie-Modul, auf das hier nicht eingegangen wird. Auch eine Psychotherapie wird als Einzeltherapie durchgeführt.

Innerhalb des DMP kann der Patient die Versorgungssektoren wechseln, und gleichzeitig wird das Therapiekonzept beibehalten (☐ Tabelle 8.2). Auch das stationäre Modul des Programms wird im vorliegenden nicht dargestellt, da eine stationäre Versorgung nur sehr selten aufgrund von Komorbiditäten erforderlich ist.

❏ Tabelle 8.1. Module des Tinnitus-Care-Programms

	Grad II	Grad III	Grad IV
Diagnostik	+	+	+
Counseling Einzelsitzung	+		
Desensitivierung Gruppe		+	
Desensitivierung Einzelsitzung		+	
Psychotherapie Einzelsitzung			+

❏ Tabelle 8.2. Diagnostik und Therapie des chronisch-komplexen Tinnitus beim Tinnitus-Care-Concept

1. Diagnostik
   Strukturierte biographische Anamnese
   Audiologie
   Mikroskopie/Endoskopie

2. Therapieprozeduren
   Diagnoseabhängig
   »Evidence based«
   Zuwendungsintensiv
   Integriert: interdisziplinär und sektorenübergreifend verzahnt
   Manualgesteuert
   Leitlinien-/algorithmusorientiert

An die Behandlung schließt sich eine Nachbetreuungszeit an. In diesem Zeitraum wird der Therapieerfolg kontrolliert und dokumentiert sowie die Therapie den aktuellen Veränderungen angepasst.

8.2 Struktur des Tinnitus-Care-Programms

Die Entwicklung im Gesundheitssystem führt zu relativ kurzen, zeitlich fest umrissenen Therapien, wie sie bereits in den USA eine immer größere Rolle spielen. Das TCP-Management mittels Manualen führt fast immer in weniger als 15 Therapiesitzungen zum Ziel und ist somit im Durchschnitt deutlich kürzer als nicht-standardisierte Therapien.

Zur nachhaltigen Qualitätssicherung in der Tinnitustherapie wurde im Jahr 2000 das strukturierte Tinnitus-Therapie-Programm TCP in Deutschland eingeführt. Es wurde an der Universität Tübingen entwickelt. Das TCP ist ein DMP, das die zufallsbezogene, sektoral aufgesplittete Versorgung von chronisch Tinnituskranken durch eine systematische, evidenzbasierte, sektorenübergreifende und kontinuierliche Versorgung der chronisch Kranken über alle Krankheitsstadien und Versorgungseinrichtungen (Sektoren) hinweg ersetzt [5].

Der chronische Tinnitus war für den Aufbau dieses DMP geeignet, da definierte Kriterien erfüllt werden (❏ Tabelle 8.3).

Wie für viele andere Erkrankungen auch, die durch ein Disease-Management besser versorgt werden können, gilt für Tinnitus, dass z. B. hohe Kosten durch die wiederholte Behandlung von vermeidbaren Spätstadien und Komorbiditäten entstehen können. So entfällt ein wesentlicher Teil der Ausgaben für einen fortgeschrittenen Tinnitus auf Krankenhauskosten, die sich etwa bei guter ambulanter Desensibilisierung des Patienten erheblich reduzieren lassen.

Komponenten des TCP-Disease-Managements

Dem TCP-DMP des chronischen Tinnitus liegt eine Standardisierung des Behandlungsprozesses unter Berücksichtigung der individuellen Patientencharakteristika zu Grunde. Durch die Strukturierung der Information soll es dem Arzt ermöglicht werden, alle relevanten Informationen zu erkennen und in seinen Entscheidungsfindungsprozess einfließen zu lassen. Darüber hinaus sind die Stärkung

❏ Tabelle 8.3. Kriterien für die Etablierung des TCP-Programms beim Tinnitus (► s. auch [5])

- Hohe Inzidenz und Prävalenz: hohe Morbidität
- Chronischer Verlauf und definierte Krankheitsstadien
- Hohe Krankheitskosten
- Messbarkeit klinischer, ökonomischer und psychosozialer Ergebnisse
- Hohe Varianz in der Versorgung mit hohem Potenzial an Verbesserung
- Evidenzbasierte Versorgungsstandards sind möglich

des Patientenselbstmanagements sowie die Evaluation des gesamten Versorgungsprozesses wichtige Bestandteile des DMP. Für den Aufbau des Programms wurden Bestandteile eingesetzt, die sich in international erfolgreichen Programmen bewährt haben (◘ Tabelle 8.4).

TCP-Qualitätsmanagement

Qualitätsmanagementsystem. In der Regel wünschen die Patienten primär, gut strukturiert und

mit »Evidence-based-Therapieverfahren« von qualifizierten Therapeuten behandelt zu werden. Die Therapieverfahren sollen eine realistische Linderung der Beschwerden in einem vernünftigen statistischen Maßstab vorhersagen lassen. Aus diesem Grund besteht der Bedarf nach klaren, nachvollziehbaren, reproduzierbaren, vom einzelnen qualifizierten Therapeuten in der Qualität unabhängigen Diagnose- und Behandlungsprozeduren.

◘ **Tabelle 8.4.** Komponenten des Tinnitus-Care-Programms. (Nach den Forderungen von Lauterbach u. Stock [5])

Bestandteile des Tinnitus-Care-Programms für chronisch Tinnituskranke	Ziel
Evidenzbasierte Leitlinien für Ärzte, Ausrichtung an wissenschaftlichen Leitlinien	Vermittelt evidenzbasierte Empfehlungen zum Tinnitus und seiner Folgeerkrankungen (Komorbiditäten)
Evidenzbasierte Patientenleitlinien	Vermittelt evidenzbasierte Empfehlungen in einer für Patienten verständlichen Form
Schulung für Patienten	Vermittelt Informationen und unterstützt das Einüben von Techniken des Selbstmanagements
Patienten- und Ärzteinformationssysteme (Manuale, Videos, Internetplattformen, Datenbanken, Hotlines und Call-Center)	Vermittelt evidenzbasierte und verständliche Informationen. Patienten bzw. Ärzte erhalten spezifische Informationen. Wichtige Studien können abgerufen werden
Erinnerungssysteme, »watch-dogs« (per Post, Computerprogramme)	Soll Patienten und Ärzte bei der Ausschöpfung von Vorsorgemaßnahmen, Kontrolluntersuchungen, der Initiierung von Therapieschritten unterstützen
Individuelle Patientenbehandlungspläne	Stellt individuell zugeschnittene Therapieempfehlungen mit Abschätzung des persönlichen Risikoprofils bereit
Interaktive Fortbildungen für Ärzte	Vermittelt unabhängige, evidenzbasierte medizinische sowie organisatorische Inhalte des Disease-Management-Programms
Personalentwicklungsstruktur	Erlaubt eine konsequente arbeitsplatzbezogene Ausbildung und prozedurenbezogene Schulung
Standardisierter Patientendatensatz (»minimaler Datensatz«)	Grundlage der Evaluation, der internen und externen Qualitätssicherung sowie eines nationalen Benchmarking des Programms
Datenbanken für alle am Disease-Management Beteiligten	Gewährleistet die zeitnahe Bereitstellung von Informationen und Daten für alle am Versorgungsprozess Beteiligten. Es stellt »Decision-support-Systeme« zur Verfügung
Organisationsmanagement	Unterstützung bei der Neustrukturierung von Behandlungsabläufen mit Zuschneidung auf die besonderen Bedürfnisse chronisch kranker Tinnituspatienten

◧ Tabelle 8.4. (Fortsetzung)

Bestandteile des Tinnitus-Care-Programms für chronisch Tinnituskranke	Ziel
Anreizsysteme für Ärzte und Patienten	Höhere Zufriedenheit, Verbesserung der Qualität, finanzielle Kompensation für z. B. dokumentationsbedingten Mehraufwand für Ärzte
Qualitätszirkel	Tinnitusteamkonferenz (TTK): soll eine interdisziplinäre Therapieintegration erreichen
QM-System	Nach ISO 9000 ff, soll ein umfassendes Qualitätsmanagement ermöglichen
Vernetzung der Leistungssektoren	Ambulanter Bereich, stationärer Bereich sowie der Kurbereich sind im Tinnitus-Care-Konzept durch klare Definition der Schnittstellen, durchgängige Dokumentation und stringente Überweisungsabläufe miteinander vernetzt
Extreme QM-Ergebniserfassung und -Auswertung	Unabhängige Bewertung des Erfolgs

Die Evidenzbasierung wird nicht nur von Patienten gewünscht: Vielmehr ist aufgrund der wirtschaftlichen Erfordernisse im deutschen Gesundheitssystem der ökonomische Druck entstanden, nur noch evidenzbasierte Vorgehensweisen aus Mitteln der gesetzlichen und der privaten Krankenversicherung sowie der Beihilfe zu finanzieren.

Strukturell besteht Bedarf, zersplitterte Einzelprozeduren in therapeutisch effizienter Weise zu bündeln. Es besteht kein Bedarf an einer zersplitterten Vielfalt therapeutischer Modalitäten, die in die Beliebigkeit des Therapeuten gestellt ist. Es bedarf dagegen klarer, vom Patientenbefund ableitbarer Disease-Management-Strukturen.

Auch die übrigen, in ◧ Tabelle 8.4 genannten Komponenten des DMP müssen strukturiert und effizient umgesetzt werden. All dies erfordert ein effizientes Qualitätsmanagementsystem. Das Qualitätsmanagement muss beispielsweise sowohl die Evidenzbasierung der verwendeten Prozeduren oder Prozedurenkombinationen dokumentieren als auch die Ergebnisqualität. Dies umfasst wissenschaftlich zuverlässige Prüfverfahren wie auch ein Qualitätsmanagement der durchzuführenden Prüfverfahren (▶ vgl. Tabelle 8.4, Tabelle 8.5). Dem TCP steht hierzu ein Qualitätsmanagementsystem in Anlehnung an ISO 9000 ff zur Verfügung (◧ Tabelle 8.5).

Im TCP-Qualitätsmanagement finden sich die Versorgungsziele, die einzusetzenden Methoden (beispielsweise Leitlinien, festgelegte Prozeduren und Schulungen) sowie die Kriterien zur Überwachung der Methoden und der Qualität formuliert. Hierzu kommt die Qualifizierung der Therapeuten.

◧ Tabelle 8.5. Qualitätssicherung im TCP. (Mod. nach [5])

- Definition von Versorgungszielen
- Definition von Disease-Management-Methoden für chronisch Kranke zur Umsetzung der Versorgungsziele
- Definition von Kriterien zur Überprüfung der Erfüllung der Versorgungsziele
- Programmentwicklung und Akkreditierung durch unabhängige Institution
- Monitoring des Programms mit Überprüfung der Erfüllung der Versorgungsziele
- Sammeln, Bewerten und Veröffentlichen der Ergebnisse

Die am TCP teilnehmenden Ärzte und Therapeuten werden, je nach Vorbildung, nach einheitlichen Weiterbildungsprinzipien drei Monate bis zu einem Jahr für die Durchführung des Programms weitergebildet. Ein Monitoring umfasst die Überprüfung der Teilnehmer des DMP im Hinblick auf ihre Eignung sowie die Prüfung der Effektivität der Programme anhand von Parametern der Prozess- und Ergebnisqualität. Zur Akkreditierung dient eine externe Einrichtung. Die Parameter der Qualität werden gesammelt, bewertet und veröffentlicht. Die Fortentwicklung der Evaluation der Programme auf der Prozessqualitäts-, Ergebnisqualitäts- und Patientenebene mit Rückkoppelung und Anpassung der Programme ist ein kontinuierlicher Prozess.

Externe Qualitätsmanagementüberprüfung. Umfangreiche und sehr positive Erfahrungen liegen mit einem »zentralen minimalen Datensatz« zur Evaluation der Prozessqualität in »Managed-care-Organisationen« aus dem US-amerikanischen HEDIS-Projekt (http://www.ncqa.org/Pages/Programs/HEDIS) vor. In diesem Projekt werden die Daten freiwillig von den Programmbetreibern an HEDIS geschickt und im Rahmen eines nationalen Benchmarking veröffentlicht. Einen Vorschlag für einen validierten minimalen Datensatz [11] beim Tinnitus zeigt ◘ Tabelle 8.6. Im Rahmen des TCP geschieht die Überprüfung durch das Deutsche Kompetenz-Netz Tinnitus (Deukonet, www.Kompetenznetz.de).

◘ **Tabelle 8.6.** Minimaler Datensatz für chronisch Tinnituskranke [11]

Disease-Management-Programm	Krankheitsspezifische Daten
Tinnitus	Göbel-Hiller-Score
	8-stellige Digitalskala »Tinnitusänderung«
	6-stellige Digitalskala »Tinnituslautheit«
	8-stellige Digitalskala »Tinnitusbelästigung«

Akkreditierungsverfahren. Das Akkreditierungsverfahren beinhaltet die Überprüfung der Programme auf Übereinstimmung mit den Vorgaben. Die Akkreditierung ist ebenfalls an das Deukonet übertragen.

Leitlinien. Wesentliche Bausteine des Tinnitusmanagements beim TCP sind umfangreiche Therapieleitlinien, die in Printform und elektronisch als interaktives Expertensystem vorliegen. In ihnen sind v. a. evidenzbasierte und leitlinienorientierte, definierte Prozeduren dargestellt. Hierzu kommen externe Algorithmen, Handbücher oder auch Ausstattungslisten. Die evidenzbasierten Prozeduren liegen in Form von Manualen vor.

Behandlungspläne. Insbesondere bei der Einzeltherapie wird dem einzelnen Patienten eine diagnoseabhängige, individuell festgelegte Zahl von Prozeduren mit feststehenden Verfahrensanweisungen und Richtlinien als Therapieprogramm angeboten.

Informationssystem. Alle Unterlagen liegen als elektronisches, akustisches und gedrucktes Material fast vollständig in einer versatilen Datenbank (Expertensystem) vor (»Disease-Manager«).

Qualitätszirkel. Die Tinnitus-Team-Konferenz (TTK) ist ein Qualitätszirkel, der wesentlich an der Aufstellung des Therapieplans mitwirkt.

Interaktive Fortbildung für Ärzte. Die dazugehörige Personalentwicklungsstruktur mit konsequenter arbeitsplatzbezogener Ausbildung und prozedurenbezogener Schulung ist etabliert.

8.3   Prävention im Tinnitus-Care-Programm

Ein wesentlicher Teil der Patienten mit einem Tinnitus Grad III/IV nach Biesinger (Übersicht in: [6, 7] hat zunächst an einem Tinnitus Grad I/II gelitten. Ein Grad-I/II-Tinnitus kann damit in einen Grad III oder IV übergehen. Dieser Übergang ist als eine sekundäre Zentralisierung als Folge einer Sensitivierung (► s. Kap. 7) anzunehmen.

Daraus ergibt sich das Anliegen, einer Exazerbation durch Prävention der Sensitivierung zuvorzukommen (Tinnitus-Sensitivierungs-Prävention/TSP). Dies geschieht durch eine diagnostische Erfassung von Sensitivierungsfaktoren (► Kap. 7.4.2) sowie die anschließende Auswahl von Prozeduren der weiter unten genannten Tinnitus-Desensitivierung. Dabei genügen im Rahmen der TSP in der Regel 1–2 Prozeduren innerhalb 1–2 Stunden. Hierauf wird hier nicht weiter eingegangen.

8.4 Therapie im Tinnitus-Care-Programm

Die Mehrzahl der Patienten leidet an einem Tinnitus Grad III (n. Biesinger). Mehrheitlich ist ein Grad III Folge einer Tinnitus-Sensitivierung (► Kap. 7). Therapeutisch liegt hier die Domäne der Desensitivierungprozeduren. Sie stehen für eine Einzel- sowie Gruppentherapie zur Verfügung. In der vorliegenden Arbeit wird vor allem auf die Gruppentherapie eingegangen.

8.4.1 Tinnitus-Desensitivierungs-Therapie (TDT)

Die kognitive TDT im Rahmen des TCP ist eine strukturierte kognitiv-verhaltenstherapeutische Heilbehandlung der chronischen Tinnitussensitivierung und führt zur Tinnitushabituation. Die strukturierte TDT wird mittels hier so genannter kognitiver Tinnitusmodifikation und/oder kognitiver Tinnitusantagonisten (◘ Tabelle 8.7) durchgeführt [8, 9]. Beide sollen die negative Tinnituswahrnehmung im auditorischen »limited capacity control system« (LCCS) verdrängen (► Kap. 7.4.3).

> **Wichtig**
>
> Besteht eine zentrale Sensitivierung und Dekompensation eines pharmakologisch oder operativ nicht therapierbaren chronischen Tinnitus Grad III (ohne psychische Komorbidität), ist eine TDT das Mittel der Wahl (◘ Abb. 8.2, vgl. Tabelle 8.7).

Eine TDT besteht aus Interventionsprozeduren, die überwiegend der kognitiven Verhaltenstherapie zugeordnet werden können. Rund 30 verschiedene,

◘ **Tabelle 8.7.** Tinnitus-Desensitivierungs-Therapie – Prinzipien und Mechanismen

Pathophysiologie	Therapieprinzip	Therapiemechanismen
1. a) Pathologisch verstärkte Aufmerksamkeit	Neurophysiologische Defokussierung	Tinnitusantagonist (Disengagement)
b) Pathologisch verstärkte Wahrnehmung	Neurophysiologische Defokussierung	Tinnitusantagonist (Disengagement)
2. Inadäquate Evaluation (Dysevaluation, Krankheitsmodell)	Orthoevaluation (einschl. Counseling)	Tinnitusmodifikation
3. Inadäquate Bewältigung (Copingstrategie)	Copingtherapie (PSG)	Tinnitusmodifikation
4. Inadäquate emotionale Verarbeitung	Emotionale Defokussierung	Tinnitusmodifikation
5. Pathologische motorische Aktivierung	Muskelrelaxation	Tinnitusmodifikation
6. Komorbidität (z. B. Angst, Schlafstörung, Stress)	Psychosomatische Grundversorgung	Tinnitusmodifikation

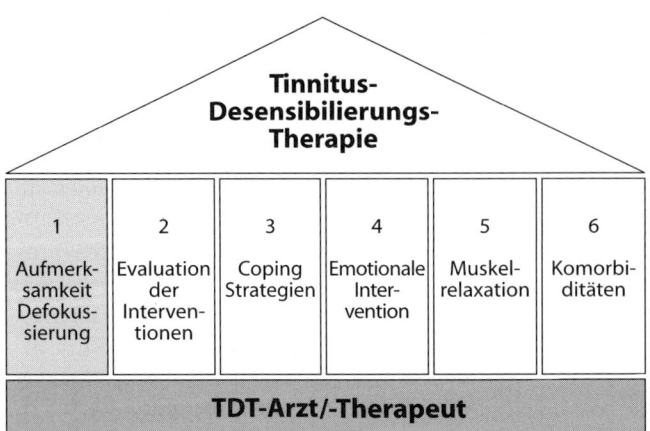

präzise dokumentierte Interventionsprozeduren (▶ vgl. Tabelle 8.11) stehen mit dem TCP zur Verfügung. Die Indikation für die einzelnen Prozeduren wird vom Arzt oder Psychologen gestellt. In der Regel wird ein Patient mit mehreren Prozeduren behandelt. Die 30 Prozeduren können in sechs Gruppen geordnet werden (▶ vgl. Abb. 8.2, vgl. Tabelle 8.7). Zwei Hauptgruppen sind besonderes bedeutend:

- Zum einen sind es *neurophysiologische Therapieprozeduren*, die meist der neurophysiologischen Defokussierung dienen.
- Zum anderen werden sie durch Therapieprozeduren aus der *psychosomatischen Grundversorgung (PSG)* ergänzt, die beispielsweise der emotionalen Defokussierung dienen.

Die Therapieprozeduren greifen an den verschiedenen Mechanismen der Tinnitussensitivierung (▶ vgl. Tabelle 8.7) an. Man spricht auch von Habituationstherapie.

> **Wichtig**
>
> Die kognitiv-verhaltenstherapeutische TDT ist eine aktive Therapie. Sie fordert die aktive Mitarbeit des Patienten.

Im Gegensatz dazu ist die Retraining-Therapie eine passive Behandlung. Anders als die Retraining-Therapie ist die kognitive TDT aufgrund ihrer aktiven Eigenschaften eine Therapie der Evidenzstufe IIa [2, 4].

Disengagement

Die moderne sinnesphysiologische Hirnforschung, etwa um Birbaumer [1], hat gezeigt, dass das Hörgehirn zeitgleich nur *einen* Reiz wahrnehmen kann. Diese wichtige Entdeckung des kortikosubkortikalen so genannten LCCS (▶ s. Kap. 7.4.3) wird therapeutisch ausgenutzt. Wird nämlich die negative Tinnituswahrnehmung durch eine andere Reizwahrnehmung ersetzt, kann die negative Tinnituswahrnehmung im auditorischen LCCS verdrängt (so genanntes »disengagement«) werden (▶ vgl. Tabelle 8.7).

In Analogie zu einem Medikament kann man auch von einer kompetitiven Hemmung der Tinnituswahrnehmung sprechen. Als kompetitive Hemmer oder Antagonisten der negativen Tinnituswahrnehmung dienen entweder eine kognitive Modifikation des Tinnitus (der Tinnitus wird z. B. positiv besetzt) und/oder ein hier so genannter »kognitiver Antagonist« (▶ vgl. Tabelle 8.7).

Ein typischer kognitiver Antagonist ist die *positive Imagination*. Dabei handelt es sich um eine tinnitusersetzende, *im Gehirn erzeugte* – also endogene – alternative Reizsituation, die im 5- bis 15-stündigen Verlauf der Behandlung verhaltenstherapeutisch aktiv erarbeitet wird und den Tinnitus ersetzt.

Habituation

Die Therapie braucht diese Zeitspanne notwendigerweise, um den durch eine kognitive Modifikation und/oder einen kognitiven Antagonisten induzierten, anfangs aktiven und dem Patienten durchaus Anstrengung abverlangenden Tinnitusverdrängungsprozess (»disengagement process«)

schließlich im Langzeitgedächtnis des auditorischen Systems zu speichern. Wird dieses erreicht, erfolgt die Tinnitusverdrängung automatisch, d. h. ohne Bewusstsein. Der ankommende Tinnitusreiz wird für einige Millisekunden in einem sensorischen Speicher gehalten. Er passt dann in das therapeutisch erzeugte Reiz-Reaktions-Muster mit der Folge, dass die Reaktion, nämlich das überlernte Tinnitus-Disengagement durch kognitive Tinnitusmodifikation und/oder einen kognitiven Antagonisten automatisch funktioniert.

> **Wichtig**
>
> Der Tinnitus wird also ignoriert – definitionsgemäß ist damit die Habituation an den Tinnitus, also das Gegenteil der Sensitivierung erreicht (Sensitivierung und Habituation sind bekanntlich antagonistische neurophysiologische Prozesse). Der Weg, d. h. die Therapie, die von einer Sensitivierung weg hin zu einer Habituation führt, ist eine *Desensitivierung* (Synonym: Desensibilisierung). Die Habituation mit Tinnitusbewältigung ist das Therapieergebnis.

Kognitive Desensitivierung

Grundsätzlich stehen hierzu psychologische Therapieprozeduren in der Hand des Psychologen/Psychotherapeuten, neuerdings aber auch preiswerte, strukturierte neurootologisch-kognitive Interventionsprozeduren für den spezifisch weitergebildeten, neurootologisch tätigen Arzt zur Verfügung. Die Kognition ist der Endpunkt des Hörsinnessystems und damit fachspezifischer Teil der Neurootologie. Eine kognitive Interventionstherapie steht damit dem Neurootologen, entsprechende Kenntnisse und Erfahrungen vorausgesetzt, fachspezifisch zur Verfügung.

Kognitive Therapieprozeduren [2, 4] finden sich umfassend in der hier erläuterten aktiven kognitiven Tinnitus-Desensitivierungs-Therapie (TDT), interessanterweise aber auch in Anfängen in der hier nicht angesprochenen passiven akustischen Tinnitus-Retraining-Therapie (TRT). Beide sind für die Habituation konzipiert. Die TRT ist allerdings im Wesentlichen eine passive Therapie und bedient sich exogener Rauschgeneratoren. Hiervon lässt sich die TDT abgrenzen:

> **Wichtig**
>
> Die TDT ist eine *aktive* Therapie (kognitive *Verhaltens*therapie) – sie erfordert die erhebliche aktive Mitarbeit des Patienten. Und sie dient der Erzeugung *endogener* Tinnitusmodifikationen und kognitiver Tinnitusantagonisten.

Ein aktives Vorgehen kann die für die zentralnervösen Veränderungen erforderlichen Lernprozesse erheblich effektiver auslösen als eine passive Vorgehensweise. Auch erspart dies in der Regel exogene Therapiegeräte – wie z. B. einen Masker.

Die meisten Tinnitusbetroffenen sind nicht psychisch krank. Die Therapie einer Störung auf der Wahrnehmungsebene des auditorischen Systems bei einem psychisch Gesunden erfordert naturgemäß keine Psychotherapie. Vielmehr wird das zentrale Sinnessystem mit seinen Assoziationen und seiner kognitiven Endstrecke behandelt. Deshalb ist die strukturierte, kognitive TDT keine Psychotherapie, sondern eine neurootologische Therapieform.

Psychosomatische Komorbiditäten (z. B. eine Schlafstörung) sind nicht selten. Daher gehört zur Desensitivierungstherapie auch eine psychosomatische Grundversorgung (PSG). Zu letzterer sind gerade jüngere Ärzte in zunehmendem Maße geeignet weitergebildet. Die Weiterbildungsordnung der Ärztekammer macht die PSG zur Pflichtweiterbildung und zum Gegenstand zahlreicher Fächer – auch der HNO-Heilkunde. Die Bundesärztekammer selbst bietet ein PSG-Anforderungsprofil an.

> **Wichtig**
>
> Liegt hingegen eine psychische Komorbidität vor, kann die TDT in diesen Fällen durch psychotherapeutische Verfahren in der Hand eines Psychotherapeuten ergänzt oder ersetzt werden.

So wie uns in der HNO-Chirurgie zahlreiche indikationsspezifische Operationsverfahren zur Verfügung stehen, stellt auch die TDT rund 30 spezifisch zu indizierende, verhaltenstherapeutische interventionelle Therapieprozeduren zur Verfügung ([2, 4], ▶ vgl. Tabelle 8.7 und Tabelle 8.11). Sie reichen von der kognitiv-emotionalen Verarbeitung über die Aufmerksamkeitsumlenkung im Hörlabor und die mentale Aufmerksamkeitsumlenkung bis zur strukturierten Schulung des REM-Schlafes. Sie beruhen jeweils auf einer spezifischen funktionellen Beeinflussung derjenigen pathophysiologischen Prozesse, die beim individuellen Patienten zur Sensitivierung geführt haben. Im Rahmen einer Gruppentherapie sieht das TCP z.B. 20 Prozeduren in 36 Sitzungen innerhalb zwei Wochen vor (■ Tabelle 8.8). Der psychosomatisch weitergebildete Arzt braucht zum Erlernen dieser Interventionsproze-

duren eine umfassende Fort- bzw. Weiterbildung durch einen erfahrenen Ausbilder. Dies gilt auch für einen Psychologen, der insbesondere die otologischen und sinnesphysiologischen Aspekte der neurootologisch-kognitiven Therapie erlernen muss.

Interventionsprozeduren

Interventionsprozeduren zur neurophysiologischen Defokussierung. Es werden die patientenspezifischen pathologischen Aufmerksamkeits- und Kognitionssensitivierungsmechanismen (▶ vgl.

■ Tabelle 8.8. Beispiel einer Tinnitus-Care-Gruppentherapie. 2-wöchige Tinnitus-Care-Gruppentherapie bei Tinnitus Grad III. Das Gruppentherapieangebot in diesem Beispiel umfasst eine einstündige ärztliche Einzeluntersuchung sowie eine 9-tägige Gruppentherapie mit 20 verschiedenen Interventionen in 36 Therapie- und Hausarbeitssitzungen. Nach 3 Monaten erfolgt eine weitere Kontrollsitzung (nicht dargestellt: 1-wöchige Gruppenkompakttherapie mit 24 Therapiesitzungen sowie zusätzlichen Hausarbeitsstunden)

	[min]			[min]
1. Tag (Einzeltermin)		*6.Tag Freitag*		
1 Tinnitusdiagnostik	50	1 PMR/Biofeedback		50
		2 Aufmerksamkeitslenkung III/2		
2. Tag Montag		3 "		
1 Tinnitusentstehung (Edukation)	50	4 "		150
2 PMR	50	Hausaufgaben		
3 Tinnitus und Aufmerksamkeit	50			
4 Strukturierte Schulung, Schlaf-	50	*7. Tag Montag*		
therapie, Prävention, Hörtaktik		1 Soziales Kompetenztraining		
5 Hausaufgaben		2 "		100
		3 Tinnitusstressabbau		
3. Tag Dienstag		4 "		100
1 Biofeedback	50	5 Hausaufgaben		
2 SBK-Modell	50			
3 Aufmerksamkeitslenkung,		*8. Tag Dienstag*		
Einführung		1 Krankheitsgewinn		
4 "	100	2 "		100
5 Hausaufgaben		3 PMR		50
		4 Coping I/1		50
4. Tag Mittwoch		5 Hausaufgaben		
1 Biofeedback/PMR	50			
2 Praktische Übungen im Freifeld/		*9. Tag Mittwoch*		
im Labor		1 Coping I/2		50
3 "	100	2 PMR		50
4 Aufmerksamkeitsumlenkung I/1	50	3 Coping II		
5 Hausaufgaben		4 "		100
		5 Hausaufgaben		
5. Tag Donnerstag				
1 Biofeedback/PMR	50	*10. Tag Donnerstag*		
2 Aufmerksamkeitsumlenkung I/2	50	1 Coping III		
3 Aufmerksamkeitsumlenkung III/1		2 "		100
4 "	100	3 Abschlussprozedur		
5 Hausaufgaben		4 "		100
		Nach 6 Wochen		
		Kontrollsitzung		50

Kap. 7.4.2) diagnostiziert und daraus die Indikation für Aufmerksamkeitslenkungs-(AL-)Prozeduren abgeleitet. Der Patient erlernt anschließend, »seine« AL-Prozeduren, mit denen es ihm gelingt, willentlich seine Wahrnehmung zu fokussieren, wodurch vom Tinnitus defokussiert wird. Ausgehend vom LCCS-Modell (▶ s. Kap. 7.4.3) wird die Tinnituswahrnehmung durch eine andere Wahrnehmung ersetzt. Die neue Wahrnehmung wirkt also als »Tinnitusantagonist« (◘ Tabelle 8.7).

Die Defokussierung beginnt mit gezieltem neurophysiologischem Counseling, dass Tinnitus zwar ursprünglich eine Krankheit des Ohres gewesen sei, es jetzt aber zu einer Fehlverarbeitung (zur so genannten pathologischen Verstärkung/Amplifikation oder Fokussierung) des Tinnitus im Gehirn gekommen sei.

> Anhand des zentralen Tinnitusmodells wird dem Patienten verdeutlicht, dass die Abkoppelung des Unterbewusstseins und der Wahrnehmung von den lästigen Geräuschen das Ziel der Therapie ist. Das auditorische System muss also wieder auf die normale und weg von der tinnitusfokussierten Wahrnehmung umgelenkt werden.
>
> Um das Hörsystem in diese Richtung zu trainieren, muss es zunehmend für äußere Höreindrücke (Nicht-Tinnituseindrücke) und Nicht-Tinnitusgedanken sensibilisiert und trainiert werden, damit dadurch die ununterbrochene, gedankliche Fixierung des Patienten auf das Ohrgeräusch durchbrochen werden kann.

> **Wichtig**
>
> Die Vermittlung dieser Zusammenhänge ist die entscheidende Grundlage der TDT nach dem Tinnitus-Care-Konzept und unabdingbare Voraussetzung ihres Erfolges.

Die weiteren Maßnahmen können nur erfolgreich eingesetzt werden, wenn der Patient diese Grundlagen der Tinnituswahrnehmung, der Belästigung durch den Tinnitus und die Möglichkeiten der Kompensation durch Aktivierung der zentralen Umlenkungssysteme begriffen hat. Verdeutlicht werden können die Zusammenhänge durch Veranschaulichung anhand von Zeichnungen und Funktionsdiagrammen, die den Arzt im elektronischen Disease-Manager des TCP findet. Die Defokussierung wird im Einzelfall bestimmt durch den kulturellen Hintergrund und Grad der Bildung des Patienten.

Interventionsprozeduren zur neurophysiologischen Orthoevaluation. Wesentlicher Teil der Desensibilisierung ist die Veränderung (Modifizierung) der falschen Evaluation des Patienten (◘ Tabelle 8.9). Die Erarbeitung der »richtigen« Evaluation, also der neurophysiologischen »Ortho«evaluation, geschieht sowohl mittels neurophysiologischem Counseling, Copingtherapie und/oder durch Umbewertungsstrategien. Counseling ist auch Teil der TRT. Der Ersatz der fehlerhaften Evaluation beispielsweise aufgrund eines subjektiven Krankheitsmodells oder als Folge von negativem Counseling durch eine adäquate Evaluation kann in leichtgradigen Einzelfällen ausreichend sein. Die komplexe Tinnituserfahrung wird dadurch modifiziert (Tinnitusmodifikation, ◘ Tabelle 8.7). Der modifizierte Tinnitus ersetzt den pathologischen Tinnitus im LCCS (▶ s. Kap. 7.4.3).

Interventionsprozeduren zur Veränderung von Copingstrategien.

> **Wichtig**
>
> Ergibt die Diagnostik eine inadäquate Copingstrategie (Bewältigungsstrategie), dann werden Prozeduren der psychosomatischen Grundversorgung verwendet, um im Sinne einer Interventionsstrategie ein adäquates Copingverhalten zu erzielen.

◘ **Tabelle 8.9.** Orthoevaluation, Umbewertung

- Erst wenn kognitiv (kostet Zeit) Vertrautes identifiziert wird, erfolgt Entwarnung
- Ohne Entwarnung (abhängig von persönlichen Ressourcen, Schwachstellen, Lernerfahrungen): Anpassungsstörungen (Nervosität, Konzentrationsstörung, Schlafstörung, Depression), Verschlimmerung in krisenhaften Situationen (so genannter Stress): totale Erschöpfung

Die Prozeduren sind charakteristischerweise aus der Verhaltensmedizin abgeleitet. Erlebt der Patient seine verbesserte Bewältigungssituation, ist der komplexe Tinnitus als Folge modifiziert und ersetzt den pathologischen Tinnitus im LCCS.

Interventionsprozeduren zur emotionalen Defokussierung. Hierzu werden Counseling, sowie Methoden der PSG wie etwa die emotionale Umbewertung angewandt. Die Umbewertung führt zur Tinnitusmodifikation mit Ersatz des pathologischen Tinnitus im LCCS.

Muskelrelaxation. Unverzichtbare Basisprozedur ist die Muskelrelaxation, z. B. die progressive Muskelrelaxation (PMR), um die pathologische motorische Aktivierung abzubauen. Lernt der Patient, die PMR mit einem Tinnitusantagonisten oder einer Modifikation habituativ zu verbinden, erlebt er die Relaxation »automatisch«. Dies trägt zur Antagonisierung und Modifizierung eines komplexen Tinnitus bei.

Psychosomatische Grundversorgung von Komorbiditäten. Ein wichtiges Element der TDT betrifft die unverzichtbare Aufdeckung und Behandlung von Komorbiditäten, die durch den Tinnitus ausgelöst bzw. betont werden. Schlafstörungen, Ängste und Depressionen, Probleme des sozialen Umfeldes und auch Probleme bei der Arbeit müssen erkannt und ihre Bewältigung mittels Gesprächstherapie, Stressabbau, Verhaltensmedizin oder psychosozialer Adjustierung erlernt werden. Dadurch wird die komplexe Tinnituserfahrung modifiziert (Tinnitusmodifikation).

Indikation

Die kognitiv-verhaltenstherapeutische TDT zur Tinnitushabituation ist bei einer Tinnitussensitivierung (▶ s. Kap. 7.4) zweckmäßig. Letztere ist pathophysiologische Grundlage eines sekundär-zentralisierten Tinnitus, der wie folgt diagnostiziert werden kann:
- Die psychoakustische Tinnitusbestimmung (»Tinnitus-matching«) misst den Tinnitus bei einem Schalldruckpegel, der nur wenige dB oberhalb der Tonschwelle des Betroffenen liegt.
- Gleichzeitig ergibt die Messung mit einer visuellen Analog- oder Digitalskala eine ausgeprägte Lautheit des Tinnitus.

Notwendig ist die Therapie, wenn eine Sensitivierung mit sekundär-zentralisiertem Tinnitus Grad III (nach Biesinger) vorliegt. Mit 5–15 Stunden ambulanter Therapie ist sie recht kurz und damit im Vergleich preiswert.

Der Grad IV erfordert fast immer eine nichtstrukturierte Psychotherapie eines Psychotherapeuten/Psychologen (▶ s. Kap. 8.4.2). Die Indikation für eine strukturierte TDT ist überschritten. Überführt die Psychotherapie den Tinnitus in einen Grad III, kann eine anschließende TDT zweckmäßig sein.

TDT-Einzeltherapie

Die Therapie umfasst 5 bis 15 Einzelsitzungen mit 5 bis 20 Interventionsprozeduren, die entweder 1- bis 2-mal wöchentlich oder als Blocktherapie innerhalb von 2 bis 8 Tagen durchgeführt werden. Die Zahl von 15 Sitzungen wird grundsätzlich nicht überschritten. Der Therapeut erkennt nämlich frühzeitig, ob die TDT wirksam ist, und bricht die Einzeltherapie ggf. ab. Stattdessen können eine Psychotherapie oder eine psychiatrische Therapie erforderlich sein.

TDT-Gruppentherapie

Die Therapie umfasst z. B. 36 Gruppen- und Hausarbeitsstunden (▶ vgl. Tabelle 8.8). Die Zahl der Gruppenstunden ist dabei erheblich höher als bei einer Einzeltherapie (maximal 15 Stunden), da auf mehrere Patienten (in der Regel 8 Patienten) eingegangen werden muss und Redundanz nicht zu vermeiden ist. Hingegen wird bei Einzeltherapie spezifisch auf den individuellen Patienten ohne Berücksichtigung weiterer Patienten eingegangen, sodass die Zahl der Sitzungen geringer ausfällt.

Evidenzbasierung der TDT

TDT erreicht Evidenzstufe IIa. Nach den Validitätskriterien der evidenzbasierten Medizin (EbM, ◻ Tabelle 8.10) liegt für die maßgeblichen Therapieprozeduren TDT die Evidenzstufe IIa vor [2, 4]. Die manualgeleiteten Therapieansätze im Rahmen des TCP sind in der Regel in kontrollierten Gruppenstudien untersucht und einem schrittweisen Modifikationsprozess mit dem Ziel der Optimierung unterworfen worden [4]. Studienergebnisse liegen aus Deutschland vor [2, 4]. Die psychosomatische Tin-

◘ Tabelle 8.10. Externe Evidenz lässt sich nach Validitätskriterien ordnen: Evidenztyp

Ia	Wenigstens ein systematischer Review auf der Basis methodisch hochwertiger kontrollierter, randomisierter klinischer Studien (RCT)
Ib	Wenigstens ein ausreichend großer, methodisch hochwertiger RCT
IIa	Wenigstens eine hochwertige Studie ohne Randomisierung
IIb	Wenigstens eine hochwertige Studie eines anderen Typs quasiexperimenteller Studie
III	Mehr als eine methodisch hochwertige nichtexperimentelle Studie
IV	Meinungen und Überzeugungen von angesehenen Autoritäten (aus klinischer Erfahrung); Expertenkommissionen; beschreibende Studien

Quelle: Center for Evidence Based Medicine, http://www.Cebm.net; Hoffmann JC, Fischer I, Höhne W, Zeitz M, Selbmann H-K (2004) Methodische Grundlagen für die Ableitung von Konsensusempfehlungen. Z Gastroenterol 42:984–986).

nitusbelastung und die tägliche Wahrnehmungszeit wurden bei Einsatz von Prozeduren der TDT nachhaltig vermindert sowie die Lebensqualität verbessert (◘ Tabelle 8.11). Der Tinnitus-Score nach Goebel-Hiller/Hallam sank von 49,5 auf 34,6 [2].

8.4.2 Psychotherapie

In Einzelfällen psychischer Komorbiditäten kann eine Psychotherapie erforderlich sein. Bei den meisten Tinnituspatienten hingegen ist keine Psychotherapie erforderlich, da keine psychische Krankheit vorliegt. Meist wird nur beim Grad-IV-Tinnitus eine zusätzliche Psychotherapie erforderlich sein. Die Psychotherapie ist nicht Teil der neurootologischen Desensibilisierung, sondern als gesonderte Therapieentität abzugrenzen. Sie wird durch psychologische oder ärztliche Psychotherapeuten durchgeführt. Anerkannte psychotherapeutische Verfahren (Wiss. Beirat Psychotherapie, § 11 PsychThG) sind Psychoanalyse, tiefenpsychologisch fundierte Psychotherapie und psychotherapeutische Verhaltenstherapie. Im Rahmen des TCP wird eine systemisch-kognitive Verhaltenstherapie durchgeführt.

Systemisch-strategische Intervention der kognitiven Verhaltenstherapie (Einzeltherapie) beim chronisch-komplexen Tinnitus Grad IV

Gezielte systemisch-strategisch eingesetzte Interventionen vermitteln dem Patienten in Einzelthe-

rapie individuelle Verhaltensstrategien, mit deren Hilfe er innerhalb seines individuellen, Verhaltenssystems so operieren kann, dass die Entfaltung ätiologischer oder pathogenetischer Effekte möglichst unterbrochen wird.

Die in der kognitiven Verhaltenstherapie beim Grad-IV-Tinnitus angewandten systemisch-strategischen Interventionen basieren teilweise auf Grundlagen der modernen biokybernetischen Systemtheorie (Biokybernetik). Neben Lern- und Gedächtnisvorgängen befasst sich die Biokybernetik auch mit der Sinnesphysiologie und Wahrnehmungspsychologie.

Ein Tinnitus greift primär (ätiologisch) fast immer auf der Rezeptionsstrecke in das System ein. Systemisch hat der Tinnitus grundsätzliche Folgen auf das Denken und Handeln (Verhalten) des Patienten (Pathogenese). Letztere können massiv rückkoppeln und in Form einer Komorbidität das Problem (pathogenetisch) erheblich verstärken. Die kognitive Verhaltenstherapie arbeitet nicht ätiologisch, sondern will die pathogenetische Strecke des dysfunktionalen Systems zur aktuellen sekundären Komorbidität unterbrechen. Die systemisch-strategischen Interventionen entstanden aus einer Synthese von Kommunikationsforschung (Bateson und Jackson in Palo Alto) und Milton Ericksons klinischer Arbeit und Erfahrungen. Diese orientieren sich weder an einem strengen Interpretationsschema der »menschlichen Natur«, noch lassen sie sich in ein enges psychologisches oder pathologisches Verhaltensmodell zwingen.

■ **Tabelle 8.11.** Wichtige Therapieprozeduren der TDT beim Tinnitus Grad III. (In Teilen aus Delb et al. [2] und Kröner-Herwig et al. [4])

Therapieplanung/Abschluss
  TTK: Qualitätszirkel Tinnitus-Team-Konferenz
  Therapieplanbesprechung mit Patient
  Therapieabschlussprozedur

Neurophysiologische Defokussierung
  Aufmerksamkeitslenkung mental, I: Einführung
  Aufmerksamkeitslenkung sensorisch: praktische audiokognitive Therapie
  Aufmerksamkeitslenkung sensorisch: Spracherkennung (-training) bei Schwerhörigkeit
  Aufmerksamkeitslenkung sensorisch: praktische multimodal-kognitive Therapie
  Aufmerksamkeitslenkung sensorisch: Counseling
  Aufmerksamkeitslenkung sensorisch: akustisches Retraining mit »noise enrichment«
  Aufmerksamkeitslenkung mental II: Erarbeitung patienteneigener Strategien/positive Imagination sensorischer Reize

Neurophysiologische Orthoevaluation
  Grundsätzliche Behandlungsoptionen eines Tinnitus (Counseling)
  Anatomie/Physiologie des auditorischen Systems
  Tinnitusmodell: Pathophysiologie (Counseling)
  Tinnitusmodell: kognitiv-emotionale Verarbeitung/SBK-Modell

Coping
  Soziales Kompetenztraining (SKT)
  Kommunikationstraining
  Krankheitsgewinn
  Coping ätiologische Belastung I
  Coping ätiologische Belastung II
  Krankheitsakzeptanz

Emotionale Defokussierung
  Aufmerksamkeitslenkung emotional: mit patienteneigener erarbeiteter positiver Imagination

Muskelrelaxation
  PMR
  Becker-Arold-Schema
  Schulte-Schema
  Biofeedback

Komorbidität
  Tinnitusprävention
  Hörtaktik, technische Hilfen
  Schlaftherapie
  Tinnitusstressabbau mental, I: dysfunktionle/funktionale Gedanken
  Tinnitusstressabbau mental, II: Wiedervorstellung und Fortsetzung

In Einzelfällen nützlich
Orthopädie
Gnathologie (Zahnarzt)
Krankengymnastik

Die verhaltenstherapeutischen Interventionen umfassen eine Systemdiagnostik sowie den Entwurf, das Erlernen und die Ausübung von Bewältigungsstrategien.

Im Gegensatz zur strukturierten Tinnitusdesensitivierung folgt das strategische Verhaltenstherapiemanagement keinem aufgrund der Anfangsdiagnostik (z. B. bei der TTK) a priori festgelegten Ablaufplan von Prozeduren. Vielmehr bedient es sich – je nach Zwischenergebnis der Therapie – jeweils neu (iterativ) festzulegender, therapeutischer Interventionen. Sie sollen dem Patienten Bewältigungs- und Verhaltensstrategien für sein »System« vermitteln. Ein typisches Zwischenergebnis ist daher eine erste Verhaltensänderung. Sie bedingt die dann folgende Intervention.

Diagnose- und Therapieprinzip

Die kognitive Verhaltenstherapie beim Grad-IV-Tinnitus kann bis zu 15 Sitzungen dauern, ist aber häufig kürzer. Vorrangiges Ziel ist es, die Komorbiditäten, also die unerwünschten Reaktionen auf den Tinnitus, zu beseitigen. Dabei wird das so genannte psychopathologische Verhalten des Patienten nicht nur als ein alleiniges Problem des endogenen Systems des Individuums gesehen, sondern grundsätzlich auch als die mögliche Komanifestation abhängiger exogener Interaktionen des sozialen »Verhaltensystems«, in dem er lebt: nämlich der engeren und weiteren sozialen Umgebung. Nicht ausgeschlossen ist, dass sich an iterative Interventionen eine strukturierte Desensitivierungstherapie anschließt.

Anders als in der Tiefenpsychologie sind Erfassung von Vergangenheit und klinischer Vorgeschichte des Tinnituspatienten nur insoweit diagnostische Werkzeuge oder Hilfsmittel, als sie dazu beitragen können, die therapeutischen Strategien zu identifizieren, die pathogenen Wirkungen des Tinnitus sozusagen »schachmatt« zu stellen.

Die diagnostische Aufmerksamkeit des Therapeuten ist somit nicht auf eine vollständige Aufarbeitung der Vergangenheit des Patienten, sondern auf folgende Fragen gerichtet:

- Welche Dynamik ergibt sich aus den folgenden drei, voneinander abhängigen Interaktionen (Verhaltensweisen): der Interaktion
  1. mit sich selbst,
  2. mit der engeren und
  3. mit der weiteren sozialen Umgebung?
- Welche Wechselwirkungen innerhalb dieses Beziehungssystems tragen zur Aufrechterhaltung des Problemverhaltens bei?
- Wie hat der Patient versucht, sein Problem zu lösen (Copingstrategien)?

Es gilt »maßgeschneiderte« Bewältigungsstrategien zu finden, die dem Patienten behilflich sind, sein Problem so zügig wie möglich zu lösen.

Die Therapie besteht nun nicht darin, zu versuchen, auslösende oder gar sämtliche systemische Probleme eines Patienten zu eliminieren, sondern man arbeitet jeweils an der Lösung eines einzelnen aktuell resultierenden Folgeproblems.

Die Diagnostik der kognitiven Verhaltenstherapie liegt zunächst in der Aufklärung des dysfunktionalen Systems und seiner Rückkopplungsschleife, welche das sekundäre System (z. B. die Komorbidität) aufrechterhalten. Therapeutisch erfolgt beispielsweise eine Umdeutung der Situation. Das dysfunktionale Verhaltensystem wird dadurch unterbrochen.

So kann negatives Counseling durch Verwandte, Medien, aber auch Ärzte, bei vielen Tinnituspatienten Hilflosigkeit (Kontrollverlust) ausgelöst haben, die zu großen Ängsten führt, hinter den Ohrgeräuschen verberge sich Schlimmeres, beispielsweise eine unheilbare Erkrankung, wie etwa ein Gehirntumor (Bedrohung). Wegen des mangelnden medizinischen Erfolgs wenden sich Ärzte in dieser Situation nicht selten vom Patienten ab. Auf diese Weise kann der Tinnituspatient eine Karriere als fordernder und unzufriedener Dauerpatient beginnen. Die Vermischung eines nicht hinreichend erklärbaren Symptoms verbunden mit Aversion, Angst und Kontrollverlust führt zu Lernprozessen und diese, wie alle Lernprozesse, zu zentralen Veränderungen.

> Dieser Lernvorgang, welcher zu einer erhöhten Wahrnehmung des Tinnitus führt, wird, wie erwähnt, Sensitivierung oder *Sensibilisierung* (► s. Kap. 7) genannt (das Gegenteil von *Habituation* bzw. Gewöhnung).

Beispielsweise wird die negative Reaktion auf den Tinnitus nachhaltig durch die negative emotionale Besetzung verstärkt, da es biologisch nicht sinnvoll ist, sich an Bedrohungen zu gewöhnen. Eine Gewöhnung (Habituation) an den Tinnitus kann aufgrund der emotional erlebten Bedrohung nicht stattfinden.

Erstes Ziel der kognitiven Verhaltenstherapie ist daher häufig der *Angstabbau* zur psychischen Stabilisierung des Patienten. Erst danach folgt das Erlernen von *Desensibilisierungsstrategien* (TDT, ► s. Kap. 8.4.1), um die Wahrnehmung des Tinnitus zu verringern.

Die einzelnen Stufen der Verhaltenstherapie mit systemisch-strategisch ausgerichteten Interventionen lassen sich prinzipiell wie folgt darstellen:
- Aufbau der therapeutischen Beziehung,
- Erkennung und Definition (Benennung) der zu behandelnden Symptome, Störungen und Konflikte,
- Erkennung der patienteneigenen perzeptiven und reaktiven Systemkomponenten, welche das Problem aufrechterhalten (einschließlich bisheriger erfolgreicher und nicht erfolgreicher Lösungen/Bewältigungsstrategien),
- Einigung auf Therapieziele,
- Wahl des therapeutischen Programms; dabei handelt es sich um die Erarbeitung konkreter Handlungsstrategien zusammen mit dem Patienten, die dieser auszuüben bereit ist; darauf folgen die Einübung und der Einsatz von Bewältigungsstrategien als Hausaufgaben, die eine Verhaltensänderung auslösen sollen, ggf. auch ein Strategiewechsel,
- Abschluss der Behandlung bei Erfolg.

Nachdem Patient und Therapeut gemeinsam die Ziele der Therapie aufgestellt haben, werden diejenigen Strategien gewählt und eingesetzt, die grundsätzlich geeignet sind, das negativ besetzte Wahrnehmungs- und Verhaltenssystem zu unterbrechen und positiv zu verändern. Im Einzelfall zeigt sich ein Rückgang der Verhaltenssymptome einschließlich der Tinnituswahrnehmung in Form einer kontinuierlichen Veränderung, wie der Patient sich selbst, den Tinnitus, die anderen und seine Umwelt wahrnimmt.

Das Therapiemanagement reagiert dabei auf jede Kognitions- und Verhaltensänderung. Im Falle eines neu diagnostizierten Zwischenergebnisses erfolgt die Neufestlegung der Interventionen. Dadurch ist das therapeutische Management als eine stufenweise, dynamische Entwicklung gekennzeichnet. Es orientiert sich an den beobachtbaren Resultaten, bis die kognitiv wirksamsten Strategien für ein bestimmtes problematisches Symptom anwendbar geworden sind. Als Ergebnis gibt der Patient seine starre Haltung und sein bisheriges Verhalten langsam auf und erprobt neue Verhaltensweisen. Dadurch erlangt der Patient seine verloren geglaubte Kontrolle, seine Autonomie und schließlich sein Selbstvertrauen wieder.

> **Wichtig**
>
> Kognitive Verhaltenstherapie mittels systemisch-strategischer Interventionen zur Tinnitusbehandlung beim Grad IV bedeutet, dass im Gegensatz zur strukturierten und manualisierten TDT-Therapie beim Grad III nicht nach einheitlichem »Kochbuchrezept« gearbeitet wird, sondern es handelt sich um den Entwurf, das Erlernen und das Ausüben von Bewältigungsstrategien, maßgeschneidert für den Patienten.

Diagnose- und Therapiestufen der kognitiven Verhaltenstherapie

Stufe I: Aufbau der therapeutischen Beziehung. Das erste Ziel des Therapeuten besteht im Aufbau einer Vertrauensbasis. Darauf aufbauend erstellt er anschließend eine Diagnose und bereitet somit die Grundlage für die später folgenden Interventionen vor. Grundlage bildet eine strukturierte biographische Anamnese. Weiterhin muss der Therapeut die »Sprache des Patienten« zu übernehmen lernen, indem er seine Ausdrucks- und Handlungsweise dem Kommunikationsstil des Patienten anpasst. Ist der

Patient sehr logisch und rational denkend, dann sollte der Therapeut logisch und rational argumentieren, bei einem kreativen und schöpferischen Menschen dagegen phantasiereich und schöpferisch vorgehen. Dadurch kann der Patient motiviert werden und bekommt positive Anregungen, ohne seine Anschauungen und Überzeugungen zu widerlegen zu müssen oder Handlungen auszuführen, die aus der bisherigen Sicht des Patienten seiner subjektiven Realität zuwiderlaufen.

Stufe II: Diagnostik (Problemerkennung). In der 2. Stufe ist es wichtig, zu untersuchen und zu diagnostizieren, in welcher subjektiven und tatsächlichen Wirklichkeit der Patient lebt. Dieser Prozess kann zeitaufwendig sein, da Patienten ihr (über den Tinnitus hinausgehendes) Problem häufig nur vage beschreiben können. Hat der Therapeut schließlich ein deutliches Bild, ist es meistens nicht schwierig, unverzüglich zu einer Lösung zu kommen. Die anfangs scheinbar verlorene Zeit wird damit später in der Strategieübungsphase wieder eingeholt.

Typische menschliche Verhaltensebenen sollten berücksichtigt werden: die Beziehung des Patienten zu sich selbst, die Beziehung des Patienten zu anderen, die Beziehung des Patienten zu seiner Umwelt (z. B. Werte und Normen des sozialen Kontextes, in dem der Patient lebt).

Sollte es Probleme auf einer dieser Ebenen geben, sind alle Verhaltensebenen mitbetroffen, da Patient und sein Sozialsystem von einander abhängig sind.

Zur konkreten Erkennung des Problems muss der Therapeut Antworten auf folgende Fragen erarbeiten:
- Welches sind die beobachtbaren Verhaltensmuster des Patienten?
- Wie definiert der Patient das Problem?
- Wie manifestiert sich das Problem?
- Wann/Wo taucht das Problem auf, verschlimmert es sich, wird es maskiert, oder taucht es überhaupt nicht auf? In wessen Gesellschaft? In welcher Situation? Wie häufig und stark tritt es auf?
- Welche Strategien wurden und werden eingesetzt, um das Problem zu lösen?
- Wem bringt das Problem Vorteile, wem Nachteile?

- Wer könnte durch die Lösung des Problems Nachteile erleiden?

Stufe III: Erkennung perzeptiv-reaktiver Systemkomponenten, die das Problem aufrecht erhalten. Auf dieser Behandlungsstufe ist es wichtig, dass der Therapeut die entscheidenden Systemkomponenten diagnostiziert, die die Stützpfeiler der Problemaufrechterhaltung darstellen (z. B. Ausreden, Partnerreaktionen, Chefumgang, Erwartungen, Glaube u.v.m.). Auch Lösungsversuche von Patienten (Bewältigungsstrategien) können häufig Mitursache für die Aufrechterhaltung des Problems sein. Die sich immer wiederholenden erfolglosen Lösungsversuche können schließlich zum eigenen Problem werden. Anstatt nach Traumata in der Vergangenheit zu suchen, richtet der Therapeut seine Aufmerksamkeit auf das konkrete gegenwärtige Handeln und Erleben auf den in Stufe II genannten Systemebenen des Patienten und auf die dadurch ausgelösten zwischenmenschlichen und sozialen Reaktionen.

Handlungen und Emotionen des Patienten basieren stets auf seiner Sicht der Wirklichkeit: Diese Sicht soll durch geeignete, neue und konkrete Erfahrungen erweitert werden. Gelingt es dazu, die perzeptiv-reaktiven und auch kognitiven systemischen Komponenten zu identifizieren, die die Pfeiler der Wirklichkeitskognitionen (z. B. Evaluation) des Patienten sind, können zusammen mit dem Patienten systemisch wirksame Verhaltensstrategien erarbeitet werden, die zu neuen, angenehmeren Erfahrungen führen (z. B. einen Konflikt erfolgreich zu meistern). Diese neuen erfolgreichen Erlebnisse bringen wieder Bewegung in das erstarrte Verhaltenssystem und können so einen nachhaltigen Verhaltenswandel bewirken.

Die spezifischen therapeutischen Prozeduren, die zum Einsatz geeigneter Verhaltensstrategien führen sollen, sind vom Diagnosekontext nicht trennbar, weil bereits die diagnostischen Interaktionen zwischen Therapeut und Patient zur Veränderung beitragen können.

Mit Abschluss der Stufe III werden folgende Ziele erreicht: Das (über den Tinnitus hinausgehende) Problem sollte diagnostiziert und definiert sein. Es liegen Erkenntnisse liegen vor, welche Komponenten das Problem aufrechterhalten. Es wird deutlich, auf welchen Ebenen die Interventionen stattfinden sollen.

Stufe IV: Einigung auf Therapieziele. Die Besprechung von und Einigung auf Therapieziele mit dem Patienten ist von großer Bedeutung: Die Definition der Therapieziele ist für den Therapeuten nützlich, da die Therapie eine spezifische Richtung einnimmt und der Therapieverlauf dadurch beurteilt werden kann. Auf der anderen Seite übt die Einigung – z. B. über Dauer und Zielsetzung der Behandlung – einen positiven Einfluss auf den Patienten aus, da sie ihn mit in die Therapie einbindet und seine Motivation, seine aktive Mitarbeit und sein Vertrauen in einen positiven Ausgang erhöht.

Stufe V: Therapie. Wenn einzelnen Schritte der Diagnostik korrekt verlaufen sind, können die geeigneten Strategien jetzt festgelegt, eingeübt und anschließend vom Patienten eingesetzt werden. Wichtige Eigenschaften des Therapiemanagements sind folgende:
- Anwendung spezifischer Interventionstechniken und Prozeduren,
- Anpassung an den Patienten,
- wiederholte Neuanpassung abhängig vom Zwischenergebnis,
- Fortschritte in kleinen Schritten.

Beispiele von Interventionsstrategien beim Tinnitus Grad IV

- *Anpassung an den Patienten.*
  Wesentliche Therapiegrundlage ist es, dass die Therapie dem Patienten angepasst sein muss und nicht umgekehrt. Daher muss der Therapeut die Ausdrucksweise des Patienten erlernen und ihn die Strategie in seiner Sprache lehren. Eine bestimmte Behandlungsprozedur ist nie gleich für alle damit behandelten Patienten, da sie dem Wahrnehmungs- und Kommunikationsstil des einzelnen Patienten angepasst werden muss.
- *Strategie der kleinen Schritte.*
  Wichtig ist es auch, ab Therapiebeginn darauf zu achten, dass der therapeutische
  ▼

Prozess grundsätzlich nur in kleinen Schritten erfolgt, damit die Behandlung für den Patienten nicht bedrohlich wirkt. Hat der Patient das Gefühl, gedrängt zu werden, wird er wahrscheinlich die Behandlung abbrechen. Die Aufmerksamkeit des Patienten wird daher auf sehr kleine, scheinbar unwichtige Dinge gerichtet (Fortschritt in kleinen Schritten), um seinen Widerstand gegen Veränderungen zu umgehen. Diese kleinen Verbesserungen lösen innerhalb des Verhaltenssystems eine Kettenreaktion aus, die das alte System kippt und ein neues konstruiert. Die Wirklichkeit einer Intervention hängt auch sehr stark von seinem suggestiven Rahmen ab. Das heißt, die Persönlichkeit des Therapeuten, das Vertrauen zu ihm und sein Charisma spielen eine wichtige Rolle.

- *Kopiertechnik (Erlernen der Patientensprache).*
  Da der Patient unbewusst Widerstand gegen Veränderungen leistet, kann aufgrund des Eingehens auf seinen Kommunikationsstil der Widerstand verringert werden. Die Kopiertechnik darf aber auf keinen Fall gekünstelt sein, sonst fühlt sich der Patient nicht ernst genommen und das würde den Widerstand nur vergrößern.
- *Vermeidung negativer Formulierungen.*
  Aus der klinischen Praxis ist bekannt, dass negative Bemerkungen bezüglich des Verhaltens und der Ideen eines Menschen Schuldgefühle und Widerstand auslösen können. Das Vermeiden negativer Formulierungen fördert im Allgemeinen die Kooperation und Motivation des Patienten – selbst bei sehr misstrauischen und starren Patienten. Da der Therapeut bei der Vermeidung negativer Formulierungen meistens gleichzeitig den Patienten um Hilfe bittet, vermeidet er eine negative Reaktion des Patienten, da die Kritik am Verhalten vermieden wird.
  ▼

- *Anwendung von Paradoxien und paradoxe Kommunikation.*
Eine Paradoxie ist eine Behauptung, die wahr und falsch zugleich ist, d. h. sozusagen eine logische Falle. Im psychotherapeutischen Kontext wird die Paradoxie eingesetzt, um den Teufelskreis der »versuchten Lösungen« zu durchbrechen. Patienten sind in der Regel beeindruckt und zugleich überrascht, wenn ihnen gesagt wird, dass ihre Ängste durchaus berechtigt sind.
- *Nutzung des Widerstands.*
Die Verwendung des Widerstands ist eine Ableitung aus der Paradoxie und kann therapeutisch sehr effektiv sein. Um den Widerstand des Patienten zu nutzen, wird die Intervention der Doppelbindung eingesetzt: »Die Möglichkeit, Ihr Problem zu lösen sieht nicht unbedingt schlecht aus, aber aufgrund Ihrer Situation glaube ich nicht, dass wir Erfolg haben werden.« Der Patient befindet sich momentan in einer paradoxen Lage. Seine Reaktion (z. B. Wut auf den Therapeuten) veranlasst ihn, genau das zu tun, nämlich dem Therapeuten seine Fähigkeit unter Beweis zu stellen. Mit dieser Technik wird die primäre Kraft des Widerstandes außer Gefecht gesetzt und umgewandelt in den ersten Schritt in Richtung einer erfolgreichen Lösung.
- *Benutzung von Anekdoten, Metaphern und Geschichten.*
Eine andere weit verbreitete Technik ist der Gebrauch von Geschichten, Anekdoten und Metaphern. Diese Technik erlaubt dem Therapeuten, Mitteilungen an den Patienten weiterzugeben, indem er die Identifikation und Projektionen des Patienten benützt. Diese Strategie verringert den Widerstand, da der Patient zunächst selber nichts tun muss und weder sein Verhalten noch seine Meinung kritisiert wird. Die eigentliche Botschaft wird als Metapher getarnt übermittelt. Da die Tinnitustherapie hauptsächlich auf die Veränderungen und

▼

das Verhalten des Patienten abzielt, sind die Erzählungen besonders geeignet, die kognitiven Strukturen und alte festgefahrene Verhaltensmuster zu ändern.
- *Die Umdeutung (kognitive Umstrukturierung).*
Die Umdeutung ist die subtilste Kunst der Beeinflussung. Sie ändert nicht die Wahrnehmung der Wirklichkeit des Patienten, sondern die Bewertung/Bedeutung (Evaluation), die er ihr gibt. Wenn das Problem in einen neuen Rahmen eingebettet wird, d. h. aus einer anderen Perspektive betrachtet werden kann, verändert sich die Sichtweise und dadurch auch die Bedeutung, die das Problem erhält. Die Umdeutung kann in verschiedener Komplexität erfolgen:
  - kognitive Neudefinition einer Idee,
  - Neudefinition eines Verhaltens,
  - Metaphern,
  - evokative Suggestion,
  - paradoxe Umdeutung.
    Die Umdeutung ist kein direkter Weg, um einem Problem eine gewisse Bedeutung zu geben, sondern eine Prozedur (Technik), um eine starre Denkweise aus den Angeln zu heben.
- *Verhaltensverschreibungen/Hausaufgaben.*
Verhaltensverschreibungen sind Hausaufgaben, die der Patient zwischen den Sitzungen ausführen soll. Sie spielen eine sehr wichtige Rolle in der kognitiven Verhaltenstherapie. Der Patient soll die Erfahrung machen, dass eine Veränderung stattfindet, und die Hausaufgaben führen zum konkreten Erleben von Realitätsveränderungen außerhalb der therapeutischen Sitzung. Verhaltensverschreibungen werden in drei Kategorien eingeteilt: direkt, indirekte, und paradoxe.
  - *Direkte Verhaltensverschreibungen* sind exakte Handlungsaufforderungen. Diese Prozedur wird meistens bei kooperativen Patienten eingesetzt. Die Übung enthält

▼

den Schlüssel zur Lösung des Problems, indem der Patient eine ganz bestimmte Reaktion übt, welche die Aufrechterhaltung des Problems durchbricht. Die Übung enthält Schritt für Schritt Instruktionen, die mit dem Patienten während der Sitzung besprochen werden.

- *Indirekte Verschreibungen* sind Hausaufgaben, deren wirklicher Zweck verdeckt ist. Die Aufmerksamkeit des Patienten wird auf eine sekundäre, weniger Widerstand erzeugende Handlung gelenkt, welche die Schwere des ursprünglichen Problems schwächt. Mit dieser Intervention wird das Problem zunächst neutralisiert, und der Widerstand gegen Veränderungen wird verringert.
- *Paradoxe Verschreibung* wird häufig bei besonders hartnäckigem problemerzeugenden Verhalten eingesetzt (z. B. Zwängen, Neurosen).

Diese Verschreibungen (Instruktionen) sollen dem Patienten langsam und deutlich am Ende der Sitzung, nach der Besprechung, nochmals mitgeteilt werden. Am besten ist es, wenn der Patient die Instruktionen aufschreibt. Mit dieser Methode gerät der Patient in die Lage, freiwillig ein Verhalten auszuführen, welches er vorher nur unfreiwillig gemacht hat (▶ s. oben, »Nutzung des Widerstands).

Stufe VI: Therapieabschluss. In der letzten Sitzung rekapituliert der Therapeut den gesamten Therapieverlauf, indem er die vom Patienten neu erlernten Strategien unterstreicht und die Anstrengungen des Patienten lobt. Jetzt, da der Patient die schwierige Aufgabe der Tinnitusbewältigung gelöst hat, sei er auch zukünftig in der Lage, unabhängig und selbstständig neue Probleme, die auf ihn zukommen würden, zu lösen. Der Therapeut hebt in diesem Gespräch besonders heraus, dass während der Therapie die Eigenschaften und Fähigkeiten des Patienten aktiviert wurden, die bereits immer vorhanden waren, nur sei er jetzt in der Lage, diese auch vielfältiger einzusetzen. Das heißt, nichts Neues wurde hinzugefügt, nur das Verhaltensmuster wurde geändert. Der Patient hat gelernt, seine »Wirklichkeit« anders wahrzunehmen und dadurch anders zu handeln.

Literatur

1. Birbaumer N, Schmidt, RF (1997) Lernen und Gedächtnis. In: Schmidt RF, Thews G (Hrsg) Physiologie des Menschen. Springer Berlin Heidelberg New York Tokyo, S 154–166
2. Delb W, D'Amelio R, Boisten CJ, Plinkert PK (2002) Evaluation of the tinnitus retraining therapy as combined with a cognitive behavioural group therapy. HNO 50:997–1004
3. Deutsche Gesellschaft für HNO-Heilkunde, Kopf-Hals-Chirurgie (1998) Leitlinie »Tinnitus«, AWMF-Leitlinien-Register 017/064
4. Kröner-Herwig B, Hebing G, van Rijn-Kalkmann U et al. (1995) The management of chronic tinnitus – comparison of a cognitive-behavioural group training with yoga. J.Psychosom Res 39:153–165
5. Lauterbach KW, Stock S. (2001) Reform des Risikostrukturausgleichs: Disease Management wird aktiviert. Dtsch Ärztebl 30:A1935–A1938
6. Zenner HP (1998) A systematic classification of tinnitus generator mechanisms. Int Tinnitus J 4:109–113
7. Zenner HP (1998 b) Systematics for mechanisms of tinnitus development. HNO 46:699–704
8. Zenner HP (2003 a) Kognitive Tinnitusdesensitivierung – evidenzbasierte und leitliniengerechte Habituationstherapie bei chronischer Tinnitussensitivierung. HNO 51:687–689
9. Zenner HP (2003 b) Cognitive therapy for chronic tinnitus – current gold standard. Laryngorhinolotologie 82: 705–721
10. Zenner HP, Zalaman I (2004) Cognitive tinnitus sensitization: behavioral and neurophysiological aspects of tinnitus centralization. Acta Otolaryngol 124:436–439
11. Zenner HP, de Maddalena H, Zalaman I (2005) Reliability and validity of three simple scales for tinnitus assessment. Acta Otolaryngol, in press

Psychologisch fundierte Interventionen bei chronischem Tinnitus

B. Kröner-Herwig

9.1   Zur Indikation von psychologischer Behandlung bei chronischem Tinnitus

Die gesetzliche Krankenversicherung ist nur zur Erbringung von Leistungen im Rahmen der Krankenversorgung verpflichtet, wenn es sich um Störungen mit Krankheitswert handelt. Dies gilt auch für die Psychotherapie. Außerdem muss durch die Behandlung die Chance gegeben sein, dass die Krankheit »geheilt« oder zumindest »gemildert« wird. Damit stellt sich die Frage, ob chronischer Tinnitus eine Störung von Krankheitswert ist, wann sie dies ist, und ob psychologische Therapie die Chance auf Heilung oder Minderung der Störung bietet.

Epidemiologische Daten zeigen, dass nicht jeder persistierende Tinnitus eine Störung mit Krankheitswert darstellt und die Betroffenen oft nach einem ersten initialen Arztkontakt keine weitere Hilfe mehr suchen. Beim idiopathischen Tinnitus, bei dem keine objektivierbare Schädigung vorliegt, kann der Krankheitswert nur über subjektive Parameter der Beeinträchtigung erfasst werden. Damit stellen also das Ausmaß des subjektiven Leidens am Tinnitus und der Wunsch des Patienten nach Hilfe die primären Indikatoren für die Aufnahme einer Therapie dar.

Tinnitus wurde in den letzten Jahren in Deutschland in den Medien nachdrücklich als therapiebedürftige Störung propagiert, was ohne Zweifel das Beeinträchtigungsempfinden und den Behandlungswunsch des Betroffenen erheblich beeinflussen kann. Deshalb ist das Ausmaß der Behinderung des individuellen Patienten sehr sorgfältig zu hinterfragen. Hier bieten sich (standardisierte) Interviews wie das von Goebel u. Hiller [9] an sowie Verfahren, die auf psychometrischem Wege die tinnitusbezogene Beeinträchtigung messen. Hier ist der in Deutschland am häufigsten verwendete Tinnitus-Fragebogen [8] zu nennen, der die Beeinträchtigung durch Tinnitus reliabel, valide und sensitiv erfasst. In seiner Langform ermöglicht er den wichtigen Vergleich des individuellen Patientenscores mit Referenzstichproben.

Die von Goebel u. Hiller [8] vorgeschlagene vierstufige Gradeinteilung von »leichtem« bis »sehr schwerem« Tinnitus (◻ Tabelle 9.1) kann als nützliche Hilfe bei der Therapieindikation gelten.

◻ **Tabelle 9.1.** Graduierung der Tinnitusbeeinträchtigung. (Nach [8])

	Schweregrad	
Kompensierter Tinnitus	1 (leicht)	0–30
	2 (mittelgradig)	31–46
Dekompensierter Tinnitus	3 (schwer)	47–59
	4 (sehr schwer)	60–84

Allerdings zeigte sich in einer Untersuchung von Härter et al. [12], dass die Stufen 2 und 3 in der subjektiven Belastung nicht deutlich differenzieren und damit die Einteilung in »kompensierten« Tinnitus (Stufe 1 und 2) und »dekompensierten« Tinnitus (Stufe 3 und 4) als nicht valide erscheint.

> **Wichtig**
>
> Somit wird an dieser Stelle vorgeschlagen, bereits ab dem Punktwert 31 (Prozentrang 26.8) von einer potenziellen Indikation auszugehen.

> **Wichtig**
>
> Daneben sollten sozialmedizinische Kriterien zur Indikation herbeigezogen werden, wie Anzahl der vorherigen Arztbesuche wegen Tinnitus, Häufigkeit von Arztwechseln und Arbeitsunfähigkeit.

Da belastender Tinnitus z. T. mit allgemeinen psychopathologischen Auffälligkeiten assoziiert ist, können als zusätzliche Kriterien für die Indikation erhöhte Werte in der Depressivität, Ängstlichkeit, Beschwerdenzahl oder der allgemeinen psychopathologischen Belastung herangezogen werden. Auch hier stehen bewährte, relativ unaufwendige Instrumente wie die Allgemeine Depressionsliste (ADS) oder die »Hospital Anxiety and Depression Scale« (HADS), das State Trait Anxiety Inventory (STAI), die Beschwerdeliste (BL) von von Zerssen sowie die SCL-90 R (Symptom-Checklist) zur Verfügung, die alle über Referenzgruppenvergleiche das Ausmaß der individuellen Abweichung von Normwerten verdeutlichen können (zu den Tests vgl. [3]).

Weiterhin ist das Vorliegen einer psychischen Komorbidität, also das Vorliegen einer psychiatrischen Diagnose zu prüfen.

> **Wichtig**
>
> Im Rahmen eines unter Umständen notwendigen Antrags auf Leistungsübernahme der Therapie sollte in der Regel die ICD-Diagnose F54 (psychologische Faktoren bei einer anderweitig kodierten Störung) vergeben werden und ggf. durch eine weitere Diagnose aus dem F-Bereich (z. B. F32, depressive Episode) ergänzt werden.

Auf die Vergabe der Diagnose »somatoforme Störung« sollte, wenn nicht exakt die Kriterien einer somatoformen Störung zusätzlich vorliegen, verzichtet werden, da davon auszugehen ist, dass Tinnitus selbst keine »psychogene« Störung ist, sondern neurophysiologische Grundlagen hat.

Wie in einem folgenden Abschnitt noch ausführlich dargelegt wird, ist die Voraussetzung des erwartbaren Nutzens einer Psychotherapie gegeben. Es kann also von einer Wirksamkeit beim einzelnen Patienten ausgegangen werden. Die Nutzenerwartung bezieht sich primär auf die Minderung der tinnitusbezogenen Beeinträchtigung sowie ggf. der psychischen Gesamtbelastung und der komorbiden Störungen. Die Elimination oder eine deutliche Reduktion des Hörphänomens Tinnitus selbst ist in der Regel nicht zu erwarten.

9.2 Annahmen zur Entstehung und Aufrechterhaltung der Störung und Behandlungsziele

Basierend auf dem 5. Sozialgesetzbuch (SGB V) wird gefordert, dass Behandlungsmaßnahmen innerhalb der gesetzlichen Krankenversicherung wissenschaftlich begründet, wirksam und wirtschaftlich sind.

Die wissenschaftliche Begründbarkeit psychologischer Interventionen basiert sowohl auf dem Störungsmodell wie der Interventionstheorie, auf denen die therapeutischen Maßnahmen beruhen und insbesondere der Passung zwischen Annahmen zur Aufrechterhaltung der Störung und den Annahmen zu den Mechanismen der Intervention und ihren Zielen.

Zur Genese der Tinnituswahrnehmung soll hier nicht weiter Stellung genommen werden. Zum einen sind diese Annahmen relativ heterogen (vgl. [7]), andererseits aber auch für die Begründung einer psychologischen Therapie irrelevant. Relevant sind dagegen die Annahmen zur Verarbeitung der Tinnitusperzeption und dessen Korrelate oder Folgen. McKenna [25] unterscheidet hier zwei Grundmodelle,

- das »psychologische« Modell
- das »neurophysiologische« Modell.

Das **psychologische** Modell hat seine Wurzeln in den Annahmen von Hallam et al. [11], die die Tinnitusbeeinträchtigung wesentlich als misslungenen Habituationsprozess ansehen. Habituation ist ein basaler Lernprozess (schon bei der Meeresschnecke Aplysia beobachtbar), der bei wiederholtem Auftreten identischer sensorischer Stimuli einsetzt und dazu führt, dass die anfängliche Orientierungsreaktion (mit Aufmerksamkeitszuwendung, begleitet von physiologischem Arousal) vermindert wird und dann ausbleibt, wenn der Stimulus keine Handlungsnotwendigkeit signalisiert. Der »interne« Tinnitus wird dabei mit einem externalen sensorischen Stimulus gleichgesetzt, auf den sich langfristig eine Habituation, d. h. Reaktionshemmung, einstellen sollte.

Verschiedene Bedingungen können nach Hallam et al. [11] die Habituation verhindern, wie z. B. eine aversive Qualität des Phantomgeräusches, ein intermittierendes Auftreten, eine Minderung der normalen Hörwahrnehmung und besonders der andauernde emotionale Prozess, der sich einerseits in der Bewertung des Tinnitus als bedrohlich, gefährlich und störend zeigt bei einer gleichzeitigen Erhöhung der physiologischen Aktivierung (Arousal). Die Bedrohlichkeitsbewertung impliziert dabei eine ständige (mindestens latente) Handlungsbereitschaft mit dem Ziel, der Bedrohung zu entfliehen. Alle Faktoren, die die Habituation behindern, sind geeignet, die Aufmerksamkeit auf den bedrohlichen Stimulus aufrecht zu erhalten. Der Tinnitus behält somit seine Rolle als »Stressor«. Stresserleben aus anderen Quellen ist danach auch geeignet, die Habituation zu behindern, da Habituation durch ein insgesamt erhöhtes Arousal verlangsamt wird.

Obwohl es einige Beobachtungen zu der Annahme gibt, dass das Habituationsdefizit für die Beeinträchtigung maßgeblich ist, bleibt die empirische Absicherung doch eher schwach (vgl. [25]). So können Zweifel angemeldet werden, ob es das Ausbleiben dieses – neuronal betrachtet – einfachsten Lernprozesses ist, der das Leiden des Tinnituspatienten bestimmt.

Es scheint plausibler, die maßgeblichen Prozesse auf einem höheren Niveau kognitiv-emotionaler Verarbeitung anzusetzen.

> **Wichtig**
>
> Das Erleben des Tinnitus als nicht vereinbar mit den Gesetzen des Hörens, die Unerklärlichkeit des Tinnitus, die Befürchtung einer Progredienz, die Bewertung des Tinnitus als Zeichen einer Krankheit, die aufgrund der Unkontrollierbarkeit erlebte Hilflosigkeit, die erlebte Beeinträchtigung der sozialen Kommunikation und das assoziierte Vermeidungsverhalten, welches aus der Angst heraus entsteht, kritische Situationen wegen des Tinnitus nicht bestehen zu können, scheinen die möglicherweise wichtigeren kognitiv-emotionalen und behavioralen Prozesse zu sein, die den Tinnitus im Zentrum des Bewusstseins halten und die hohe Beeinträchtigung ausmachen.

Diese Prozesse könnten unter Umständen nur bei Individuen bestimmter Vulnerabilität in Gang kommen, die habituell einen ängstlichen Fokus auf körperliche Vorgänge setzen, die ein primär hohes »Stresslevel« aufweisen, die vielleicht generell eine pessimistische Weltsicht haben und zu allgemeinen negativen Interpretationen von unbekannten Erfahrungen neigen.

Diese Dispositionen sind aber bisher kaum untersucht. Dass Stresserleben in der Zeit vor dem Auftreten eines akuten Tinnitus eine Rolle spielt, konnten Schmitt et al. [26] zeigen. Dieses Ergebnis konnte aber von anderen Untersuchern nicht immer repliziert werden.

Das im Wesentlichen von Jastreboff u. Hazell [17] entwickelte **neurophysiologische Modell** geht davon aus, dass Tinnitus, beginnend als peripherer Prozess, wesentlich zentralnervös verankert ist. Vermutlich durch verringerten Input aus der Peripherie wird das zentrale Hörsystem sensitiviert, und es kommt zu veränderten Mustern der Verarbeitung (Plastizität), wobei trotz fehlenden Inputs zentrale Aktivitäten als sensorischer Input »gedeutet« werden. Dies erklärt die Tinnitusperzeption, aber nicht dessen emotionale Bewertung. So nehmen Jastreboff u. Hazell [17] an, dass die Aktivität des neuroakustischen Systems mit der Aktivität des limbischen Systems und der des autonomen Nervensystems verknüpft wird und damit der Tinnitus eine emotionale Response auslöst.

Dieses Modell stellt im Grunde kein alternatives Modell zum psychologischen dar, sondern beschreibt die gleichen Prozesse nur auf einer anderen, eben der neurophysiologischen, Ebene. Die neurophysiologischen und die psychologischen Vorgänge sind als Korrelate zu verstehen. Dabei wird in Jastreboffs u. Hazells [17] Modell die Bedeutung höherer kognitiver Prozesse wie Bewertungen oder Überzeugungen und Einstellungen, eher abgeschwächt. Unbestreitbar verknüpfen aber beide Modelle die neuroakustische Perzeption (Tinnitus) mit emotionalen Prozessen (Aktivität des limbischen Systems).

Für die Therapie ergibt sich aus beiden Modellen, dass die *Veränderung emotionaler Verarbeitung* des Tinnitus ein wesentliches Ziel der Tinnitustherapie sein muss. Das bedeutet, dass die (bedrohliche) Bedeutung des Ohrgeräusches und ihr potenziell handlungsaktivierender Charakter gemindert werden müssen.

Dies geschieht in der psychologischen Therapie mittels einer so genannten *Edukation*, die im folgenden Abschnitt genauer beschrieben wird, aber auch mittels *Entspannungslernen*. Dabei erlebt der Patient »Gelassenheit« in Anwesenheit des inneren Geräusches, was zur Assoziation beider Zustände und zur Hemmung der emotionalen Aktivierung führt.

Um Veränderungen der Bewertung des Tinnitus geht es besonders bei kognitiven Interventionen, die in die meisten Therapien integriert sind. Der Patient wird angeleitet, den Tinnitus zu »entkatastrophisieren«. Hilflosigkeitsabbau ist ein weiteres Ziel der Tinnitustherapie; in diesem Fall werden mit dem Patienten verschiedene Möglichkeiten der Einflussnahme auf den Tinnitus erprobt (z. B. durch Manipulation externaler Geräusche, durch Imagination, Entspannung, Umbewertung usw.). Der Abbau von Hilflosigkeit mindert Beeinträchtigung.

Auch die Bearbeitung nicht-tinnitusbezogener Stresssituationen kann mittelbar zu einer Verbesserung der Tinnitusverarbeitung führen. Ist Tinnitus mit anderen Stresserlebnissen assoziiert, wird er »unerträglicher«, da seine emotional-negative Bedeutung zunimmt. Auch dieses Therapieziel ist mit dem neurophysiologischen Modell vereinbar.

Nicht thematisiert wird im neurophysiologischen Modell das *Vermeidungsverhalten*, das eine bedeutsame Rolle im psychologischen Modell spielt. Der Abbau von angstmotiviertem Vermeidungsverhalten wird in den meisten psychologischen Therapieprogrammen explizit angegangen. Dabei soll die Angst durch das Aufsuchen der ehemals vermiedenen Situation abgebaut werden (z. B. das Aufsuchen einer Freundesrunde, die aus Angst vor Kommunikationsproblemen vermieden wurde).

Die meisten Trainings enthalten ein Modul, das sich als »Modifikation sensorischer Stimulation« bezeichnen lässt. In der Tinnitus-Retraining-Therapie [16, 17] werden Geräuschgeneratoren und andere akustische Stimulationen extensiv eingesetzt, um – wie angenommen wird – die zentralnervösen Verarbeitsprozesse zu normalisieren, also primär die der neuroakustischen Verarbeitung. Dagegen konzeptualisieren psychologische Therapien »akustische Stimulation« als eine Intervention zur Aufmerksamkeitslenkung, bei der Tinnitus mit anderen, möglichst »angenehmen« und »bedeutsameren« Geräuschen in Konkurrenz tritt und dabei selbst an Zuwendung verliert. Außerdem lässt sich mit dem vom Patienten selbst kontrollierten Einsatz der sensorischen Stimulation auch ein Gefühl der Kontrolle erreichen. Obwohl akustische Stimulation nicht die einzige Form der Aufmerksam-

keitslenkung darstellt, ist sie die wohl wirksamste, weil externale, akustische Hörempfindung die Tinnitusperzeption hemmen kann.

Damit scheinen die wesentlichen Zielgrößen einer Therapie im neurophysiologischen und psychologischen Modell gleich oder ähnlich zu sein, auch wenn z. T. andere Prozessgrundlagen angenommen werden. Es wird auch deutlich, dass diese durch die Theorie des Tinnitus vorgegebenen Ziele durch verschiedene Interventionen erreichbar sind und möglicherweise auch schon das Erreichen einiger Teilziele die Kernvariable »Beeinträchtigung durch Tinnitus« hinreichend zu verändern mag. Somit müsste die Therapieforschung bestimmen, welche konkreten Interventionen oder Interventionspakete vorzuziehen sind, die das vorrangige Ziel der Beeinträchtigungsminderung am ehesten erreichen.

9.3 Therapieformate und Wirksamkeit von psychologisch fundierten Therapien

Zunächst werden die gängigsten in Forschungsstudien untersuchten und auch in der Praxis angewandten psychologischen Behandlungsmethoden dargestellt und dann auf Ergebnisse zu ihrer Wirksamkeit eingegangen.

Als erste psychologisch bzw. psychophysiologisch fundierte Verfahren wurden in der Tinnitusbehandlung *Entspannungsmethoden* (◘ Tabelle 9.2) eingesetzt, im Wesentlichen die progressive Muskelrelaxation (PMR) und das Biofeedback (vgl. [18]). Die PMR ist in Anlehnung an die Methode von E. Jacobsen für den Einsatz in der Verhaltenstherapie weiterentwickelt worden; hier kommt sie bei ganz unterschiedlichen Störungen und in verschiedensten Programmen zur Anwendung. Das grundlegende Prinzip der PMR ist sukzessive Anspannung und anschließende Lockerung der Muskulatur des gesamten Körpers.

Die zu entspannende Muskelgruppe wird zunächst für einige Sekunden angespannt – wobei die Aufmerksamkeit auf das Gefühl der Anspannung gerichtet werden soll – und dann langsam gelockert. Der Patient konzentriert sich hier auf das Gefühl der Entspannung. So werden verschiedene

◘ Tabelle 9.2. Psychologische Interventionen bei chronischem Tinnitus

Entspannungsverfahren
  Progressive Muskelrelaxation (PMR)
  Biofeedback
    EMG Frontalis
    Hauttemperatur
    Neurofeedback (EEG, α)
    Kombination von PMR und Biofeedback

Kognitiv-behaviorale Verfahren (multimodulare Verfahren)
  Module Edukation
    Relaxation
    Imagination
    Aufmerksamkeitslenkung
    Kognitive Umstrukturierung
    Modifikation von Vermeidungsverhalten
    Allgemeine Stressbewältigung
    Rückfallprophylaxe

Muskelgruppen (der Hände, der Arme, der Stirn bis hin zu denen der Füße) durchgegangen, bis eine Gesamtentspannung erzielt ist. Dieses schrittweise Verfahren wird nach einer längeren Phase des Einübens der Entspannungsfähigkeit verkürzt, indem immer mehr Muskelgruppen gleichzeitig entspannt werden und der Entspannungszustand am Ende nur auf ein inneres Signal hin (z. B. Ruhewort) induziert wird. Die Entspannung kann auch durch Imaginationen unterstützt werden, indem der Patient positiv besetzte mentale Bilder (z. B. auf einer sonnigen Wiese liegen) erzeugt.

Heute wird die PMR häufig als so genannte »applied relaxation« eingesetzt, bei der die Entspannung als Bewältigungsverhalten verstanden wird, das gezielt in verschiedenen Situationen mit Stressorcharakter eingesetzt werden kann. Der Patient übt also nach dem oben beschriebenen Training, die Entspannung schnell und in jeder Situation (z. B. der Tinnitus wird stärker) als Stressbewältigungsstrategie einzusetzen. Dies kann in Form einer gezielten Kurzentspannung erfolgen. Diese ergänzt die als regenerativ verstandene Selbstinduktion von längeren Entspannungsphasen (20 min und länger). Während am Anfang der psychologischen Tinnitustherapie Entspannung als

Hauptintervention der Behandlung eingesetzt wurde, ist sie heute meist nur ein Modul in den so genannten kognitiv-behavioralen Tinnitus-Bewältigungs-Programmen (TBP).

In der Biofeedback-Therapie wurde zumeist die Rückmeldung der Muskelspannung (d. h. EMG-Feedback des Frontalismuskels) mit dem Ziel der Entspannung (vgl. [1, 18]) verwendet. Vereinzelt diente auch die periphere Hauttemperatur als Rückmeldegröße, deren Anstieg ebenso Entspannung signalisiert. In einer Reihe von Behandlungsstudien wurden Relaxation und Biofeedback kombiniert. Biofeedback beruht darauf, dass die entsprechende physiologische Zielgröße gemessen und unmittelbar an den Patienten akustisch oder visuell zurückgemeldet wird. Mittels dieser unmittelbaren Rückmeldung soll der Patient »lernen«, sich schnell und gezielt in den angestrebten Zielzustand »Entspannung« bringen zu können, wobei er wiederum unmittelbare Erfolgs-(Misserfolgs-)Rückmeldung erhält. Später kann er diese Fähigkeit auch ohne Feedback einsetzen.

In neuester Zeit finden sich Publikationen, in denen über den Einsatz von so genanntem Neurofeedback berichtet wird, das früher als α-Wellen-Feedback (EEG) bekannt war (z. B. [10]). α-Wellen sind als zentrale Korrelate eines Entspanntheitszustandes zu verstehen. Die früheren Anwendungen dieses relativ komplizierten und technisch eher aufwendigen Verfahrens erbrachten keine Vorteile gegenüber anderen einfacheren Biofeedback-Methoden (vgl. [20]). Ob sich diese Methode bei Tinnitus als besonders effizient erweisen wird, ist fraglich.

Vermutlich ist die frühere Annahme, dass Entspannung positiv auf die kochleare Durchblutung einwirkt und damit über diesen Mechanismus den Tinnitus direkt verändert, nicht haltbar, da von einer zentral-nervösen Aufrechterhaltung ausgegangen wird. Dagegen kann – wie bereits dargestellt – angenommen werden, dass Entspannung die Toleranz gegenüber den Ohrgeräuschen erhöht, eine Person also um so weniger emotional auf den Tinnitus reagiert, je entspannter sie ist. Infolge dieses Prozesses sollte die Belästigung durch die Ohrgeräusche geringer werden.

In jüngster Zeit ist von Gerhards [6] eine neue Behandlungsform, das so genannte AET (Ablenkungs- und Entspannungstraining), entwickelt worden, in dem Entspannung eine bedeutsame, aber nicht die alleinige Rolle spielt. Die Behandlung besteht aus 11 Sitzungen, in denen der Patient lernt, sich mittels PMR zu entspannen. Im Zustand der Entspannung wird er dann angeleitet, eine Vorstellung zu entwickeln, die von der Sonne ausgehende Wahrnehmungen von Helligkeit und Wärme beinhaltet. Diese Imagination wird »technisch« unterstützt, indem eine Leuchtbirne und ein Strahler zur Variation der Empfindungen von Helligkeit und Wärme konkordant zur Imagination eingesetzt werden. Die Durchführung dieser Sitzung ist voll standardisiert und technisiert. Audiokassetten unterstützen das Training zu Hause. Die Entwickler dieses Trainings sehen in Aufmerksamkeits- (Defokussierung der Tinnituswahrnehmung, Ablenkung) und Entspannungsprozessen, die gekoppelt

sind an emotionales Wohlbefinden, die Mediatoren des Therapieerfolgs. Ein wichtiger Bestandteil dieses Verfahrens ist eine ausführliche Information über Tinnitus mit dem Ziel der Dekatastrophisierung.

Zur Behandlung des Tinnitus werden heute in Forschung und Praxis vor allem kognitiv-behaviorale Tinnitus-Bewältigungs-Programme eingesetzt, die im Einzelsetting, aber auch – und das sogar eher häufiger – im Gruppensetting durchgeführt werden. Diese Programme stellen Behandlungspakete dar, die aus verschiedenen Interventionsmodulen bestehen (◘ Tabelle 9.3). Das von der Arbeitsgruppe der Autorin entwickelte TBT (Tinnitus-Bewältigungs-Training; [18]; ◘ Tabelle 9.4) kann als exemplarisch für diese Form der Intervention gelten, die sich im Wesentlichen auf den Prin-

◘ Tabelle 9.3. Annahmen der evidenzbasierten Medizin

Evidenzgrad	Evidenzbasis		
Ia	Metaanalyse(n) über randomisierte, kontrollierte Studien		
Ib	Mindestens 1 randomisierte, kontrollierte Studie(n) (RCT)		
IIa	Mindestens 1 gut angelegte quasi-experimentelle Studie(n) (»effectiveness«, Fallkontrollstudie)		
III	Gut angelegte nicht-experimentelle oder deskriptive Studien (1 Gruppen-Prä-Post-Vergleich, Korrelationsstudien)		
IV	Unsystematische Einzelfallstudien, Kasuistiken, Meinungen von Experten, Konsenskonferenzen, klinische Erfahrung anerkannter Autoritäten		
	Basis		
Empfehlungs-stufe	A	Level-I-Studien	
	B	Level-II-, -III-Studien	
	C	Level-IV- oder Extrapolation von Level-II- bis -III-Studien	
	D	Level-V-Studien oder noch inkonsistente inkludente Studien jedes Niveaus	

Effektstärke zur Beschreibung der Größenordnung der Wirksamkeit: Cohen's d

$$d = \frac{M_{EX-post} - M_{KG-post}}{SD_{KG-post}}$$

Ex: Behandlung, KG: Kontrolle, M: Mittelwert, SD: Standardabweichung, post: Wert nach Therapie

d = 0.70 bedeutet, dass 76% der Patienten der Kontrollgruppe schlechtere Werte aufweisen als der durchschnittliche Psychotherapiepatient

Orientierungsregeln nach Cohen

$d \geq 0.20$	Kleine Effektivität
$d \geq 0.50$	Mittlere Effektivität
$d \geq 0.80$	Hohe Effektivität

⊡ Tabelle 9.4. Module der Sitzungen – Übersicht. (Nach [18])

1. Sitzung	Edukation über Tinnitus (Vermittlung eines Störungs- und Interventionsmodells)
	Übersicht über das Trainingsprogramm
	Entspannung
2. Sitzung	Gedanken, Gefühle und Körperreaktionen (Einführung in das ABC-Modell)
3. Sitzung	Tinnitus als Stressor (ABC-Modell)
	Dysfunktionale und funktionale Gedanken
	Entspannung
4. Sitzung	Aufmerksamkeit und Ablenkung
5. Sitzung	Veränderung des Erlebenskontextes des Tinnitus (imaginative Übungen)
	Übungen zu Habituation
6. Sitzung	Rückzugs- und Vermeidungsverhalten und Kognitionen
	Entspannung
7. Sitzung	Entspannung
	Operante Mechanismen
8. Sitzung	Entspannung
	Faktoren, die Tinnitus verschlimmern
	Bewältigungsstrategien
9. Sitzung	Systematische Problemlösestrategien
10. Sitzung	Einstellung zu Krankheit und Gesundheit
11. Sitzung	Rückfallprophylaxe: Resümee und Aufrechterhaltung erworbener Kompetenz

zipien der kognitiv-behavioralen Therapie gründet (gemäß Psychotherapie-Richtlinien: Verhaltenstherapie; vgl. [23]).

Ein wichtiges Modul innerhalb dieses Trainings ist die Edukation des Patienten. Hier wird Wert auf die Betonung der neurophysiologischen Ätiologie des Tinnitus gelegt, damit soll eine Psychopathologisierung des Tinnitus bzw. des Patienten verhindert bzw. abgebaut werden. Psychologische Prozesse werden als Mediatoren der Beeinträchtigung dargestellt und ihre Veränderbarkeit und damit die Möglichkeit der eigenen Einflussnahme auf die Störung »Tinnitus« wird betont. Es hat sich in mehreren Untersuchungen gezeigt, dass bereits eine derartige Edukation, insbesondere wenn sie die Selbsthilfemöglichkeiten des Patienten anspricht, positive Veränderungen in Gang setzt [23, 27].

Das Erlernen von Relaxationsmethoden (PMR, Atemübungen) ist Teil der Trainings. Intensives häusliches Üben wird dem Patienten dabei angeraten und immer wieder besprochen.

Aufmerksamkeitsübungen gehören ebenso zum Training. Hierbei wird die Fähigkeit, bewusst die Aufmerksamkeit vom Tinnitus weg zu lenken, z. B. durch die Involvierung in interessante Tätigkeiten, geübt. Die Gestaltung der akustischen Umwelt des Patienten wird gezielt angegangen. Positiv besetzte Geräusche, z. B. der Einsatz von leiser Musik beim Einschlafen oder die Nutzung von Hörbüchern, können dazu beitragen, den Tinnitus »im Meer« anderer akustischer Wahrnehmungen untergehen zu lassen. Aufmerksamkeitshinwendung auf den Tinnitus bei gleichzeitiger emotionaler Gelassenheit und einer eher »analytischen« Grundhaltung bezogen auf die sensorische Qualität und Stärke des Tinnitus ermöglicht seine Wahrnehmung ohne emotionale Erregung. Der Patient wird angeleitet, den Tinnitus imaginativ zu transformieren mit dem Ziel, das Kontrollgefühl zu stärken und seine aversive Konnotation zu verändern. Dies könnte in der Umwandlung des »inneren Geräusches« in das Geräusch eines Wasserfalls bestehen, an den man sich setzen kann, dem man »zuhören« kann, von dem man sich aber auch »entfernen« kann.

»Katastrophisierende« oder dysfunktionale Kognitionen zum Tinnitus (z. B. »Das wird immer schlimmer«) und ihre Auswirkung auf Stimmung und Emotion werden beim einzelnen Patienten überprüft und hinterfragt. Dabei wird die Realitätsangepasstheit dieser Überzeugungen überprüft und ihre Gültigkeit in Frage gestellt. Dies geschieht nicht durch »Überzeugen« des Patienten durch den Therapeuten, sondern idealerweise über die »Selbstentdeckung« des Patienten, der durch eine spezielle Art der Gesprächsführung des Therapeuten (sokratischer Dialog) angeleitet wird. Ebenso wird der Patient ermutigt, in realen Situationen, die er selbst herbeiführt, seine Überzeugungen zu überprüfen. Ziel ist die Modifikation der Kognitionen (Überzeugungen und Erwartungen) des Patienten im Sinne einer größeren Funktionalität.

Tinnitusbezogenes Vermeidungsverhalten wird thematisiert und soll durch die Anleitung zur »Exposition« mit bisher vermiedenen Situationen aufgebrochen werden. Dabei wird herausgearbeitet, welche Bewältigungsstrategien der Patient für das erfolgreiche Bestehen dieser Situationen einsetzen kann. Er wird angeleitet, tinnitusverstärkende Situationen (Belastungs- und Stresssituationen) zu entdecken und zu analysieren. Problemlösungsstrategien werden diskutiert und ausprobiert. Am Ende des Trainings steht ein rückfallprophylaktisches Vorgehen. (Was habe ich gelernt, was mir den Umgang mit Tinnitus erleichtert? Wie will ich das im Alltag umsetzen? Was tue ich, wenn der Tinnitus schlimmer wird?)

In Deutschland sind bisher zwei Therapiemanuale veröffentlicht worden, die auf der Grundlage der oben genannten Prinzipien entwickelt worden sind [4, 18]. Programme dieser Art wurden auch in Schweden (z. B. [24]) und in Australien (z. B. [13]) entwickelt und evaluiert.

Wie in ► Kap. 2 dargelegt, impliziert die von Jastreboff und Hallam entwickelte Tinnitus-Retraining-Therapie (TRT) zum großen Teil ähnliche Zielvorstellungen wie die psychologisch fundierten Therapien. Auch Elemente des Vorgehens sind sehr ähnlich. So ist das »counseling« der TRT inhaltlich sehr ähnlich der »Eduaktion« aus den psychologischen Programmen. Inwieweit sich die Edukation, die in der TBT auf die erste Sitzung konzentriert ist, deren Ziele im Verlaufe der Trainings mit anderen Interventionen weiter verfolgt werden (z. B. in der kognitiven Umstrukturierung), vom Counseling unterscheidet, das Bestandteil sämtlicher Patienten-Therapeuten-Kontakte im TRT ist, lässt sich schwer beantworten. Ob das Counseling eher »direktiv« vorgeht, wie es von den Entwicklern angegeben wird, und die Edukation »patientenzen-

triert«, muss die vergleichende Beobachtung der Anwendung klären. Die Nutzung der Rauschgeneratoren (»noiser«) ist zwar keine unabdingbare Komponente des TRT, sie wird jedoch in der überwiegenden Zahl der Patientenbehandlungen eingesetzt. Dabei sollen die Rauschgeneratoren möglichst täglich (>6 h) eingesetzt und über Monate bis Jahre getragen werden, um ihr Ziel, eine Veränderung der zentralen Aktivitätsmuster, zu erreichen; dies konnte aber bisher nicht nachgewiesen werden. Der Erwerb der beidohrigen Generatoren ist ein besonderer Kostenfaktor im TRT, das ansonsten etwa fünf Therapeuten-Patienten-Kontakte verteilt über mehrere Monate vorsieht. Ein TBP sieht dagegen meist 10 bis 12 Sitzungen vor, die überwiegend in Kleingruppen stattfinden.

Während die TRT grundsätzlich als ambulante Therapie konzipiert ist, wird ein TBP sowohl im stationären Rahmen (in Deutschland) als auch im ambulanten Rahmen durchgeführt. Insbesondere in der Gruppenform ist ein TBP kostengünstiger als die TRT.

9.4 Zur Wirksamkeit der psychologischen Behandlung

Bis heute haben sich keine medizinischen Verfahren herauskristallisiert, die in bedeutsamer Weise Patienten mit chronischem Tinnitus helfen können. Die von Baguley et al. [2] beschworene »Vision«, die tinnitusassoziierte zentralnervöse Reorganisation von neuronalen Netzwerken durch Pharmaka umkehren zu können, bleibt vermutlich noch für eine längere Zeit ein unerfüllter Traum. Aus diesem Grund werden Verfahren, die hauptsächlich die Minderung der Beeinträchtigung durch Tinnitus zum Ziel haben, noch lange einen hohen Stellenwert besitzen. Daher ist es besonders wichtig, ihre Wirksamkeit zu bestimmen, insbesondere auch um den Patienten, die oft mehrfach durch nicht eingehaltene Heilungsversprechen frustriert wurden, nicht erneut einer Enttäuschung auszusetzen.

Randomisierte kontrollierte Studien (RCTs) erbringen prinzipiell den stärksten Evidenznachweis, da sie eine hohe interne Validität aufweisen (► vgl. Tabelle 9.3). Eine weitergehende Absicherung der Wirksamkeit können Metaanalysen über RCTs bringen. Andersson u. Lyttkens [1] stellten eine Metaanalyse mit acht verwertbaren RCTs (mit 269 Patienten) zu psychologischen Behandlungen vor, die nach verschiedenen Erfolgsmaßen hinsichtlich der Effektstärke analysiert werden konnten. Bei der Erfolgsvariable (»Beeinträchtigungsminderung«), die auch die bedeutsamste Zielvariable darstellt, berichten sie von einer hohen Wirksamkeit (d = 0,83; ▶ vgl. Tabelle 9.3) bei einer außerordentlichen Homogenität der Studienbefunde (Konfidenzintervall 95%: 0,82–0,84).

> **Wichtig**
>
> Das sehr schmale Konfidenzintervall zeigt, dass mit 95% Wahrscheinlichkeit »große« Effektstärken zu erwarten sind. Unerwartet berichten sie sogar mittelhohe Effektstärken (d = 0,68) für die subjektive Lautheit des Tinnitus, die sich damit im Durchschnitt auch positiv verändert.

Eine etwas geringere Wirksamkeit ergibt sich für die Abnahme negativen Affektes (Depressivität). Allerdings ist hier eine sehr große Heterogenität in den Studien zu beobachten.

> **Wichtig**
>
> Insgesamt ist damit die Schlussfolgerung berechtigt, dass psychologische Therapie eine starke Evidenzbasierung (Stufe 1) und eine hohe Wirksamkeit aufweist.

In den RCTs wurden in der Mehrzahl kognitiv-behaviorale TBP überprüft.

Eine zusätzliche Analyse der Autoren, in der diese allein mit der Gruppe der übrigen psychologischen Therapien (Relaxation, Biofeedback, Edukation, Hypnose und Stressmanagement) verglichen werden, findet sich eine Überlegenheit der kognitiv-behavioralen Therapien.

Bei insgesamt 24 Studien zur Wirksamkeit psychologischer Therapie, davon 11 aus dem kognitiv-behavioralen Bereich, konnten keine weiteren Vergleiche zwischen den übrigen Therapieformen (z. B. Relaxation und Biofeedback) wegen der geringen Anzahl der Studien berechnet werden.

Die schwedischen Autoren schlossen Studien bis 1998 in ihre Metaanalyse ein. Seitdem sind weitere Untersuchungen durchgeführt worden, die die generell positive Beurteilung der Wirksamkeit psychologischer Therapie, insbesondere des TBP, eher bestätigen.

> **Wichtig**
>
> Zachriat u. Kröner-Herwig [27] zeigen, dass selbst zwei Jahre nach Therapieende die Wirksamkeit des TBT im Sinne der Beeinträchtigungsminderung fast ohne Einbußen bestehen bleibt.

In der Fach- und Laienöffentlichkeit wurde die TRT über lange Zeit als die erfolgreichste Therapie gepriesen (≥80% Erfolg). Kröner-Herwig et al. [22] konnten zeigen, dass bis zu diesem Zeitpunkt (2000) keine methodisch unangreifbaren Evaluationsstudien zur TRT vorlagen, dass also von einer Evidenzbasierung dieses Therapieansatzes nicht gesprochen werden konnte.

> **Wichtig**
>
> Eine neuere Studie von Hiller u. Harkötter [14] weist nach, dass eine Geräuschstimulation über Generatoren im Sinne der TRT keine additive Wirkung im Vergleich zur bloßen Anwendung eines TBP zeigt.

> **Wichtig**
>
> Die Studie von Zachriat u. Kröner-Herwig [27] zeigt, dass hinsichtlich der Minderung von Beeinträchtigung ein der TRT nachempfundenes Training (in einer Gruppenvariante) und die TBT nahezu gleich wirksam sind, wobei die TBT ein breiteres Wirkungsspektrum hat (z. B. auf eine globale Verbesserung des Verhaltens und Erlebens).

Die gleiche Studie zeigt, dass die nach den Kriterien von Jastreboff berechnete Erfolgsquote der TRT deutlich unter 80% liegt.

Neuere Ergebnisse von Gerhards [6] weisen auf, dass auch die AET sehr gute Wirksamkeit zeigt; ob diese höher liegt als die bei TBP zu erwartende, muss noch weiter geprüft werden.

Ein »experimenteller« aus der Theorie kortikaler Reorganisation bei Tinnitus abgeleiteter Behandlungsversuch an 12 Patienten mit einem Tondiskriminationstraining mit bis zu 44 Sitzungen von Flor et al. [5] erbrachte eher unbefriedigende Ergebnisse.

Insgesamt kann daraus geschlossen werden, dass die multimodale kognitiv-behaviorale Therapie, die im internationalen Vergleich nach ähnlichen Konzepten durchgeführt wird, sowohl hinsichtlich der unmittelbaren wie der langfristigen Effektivität zufriedenstellend ist und anderen psychologischen Ansätzen eher überlegen ist. Gegenüber der TRT hat sie den Vorteil, dass sie trotz meist höherer Sitzungsfrequenz kostengünstiger ist (wenn sie im Gruppensetting und ambulant durchgeführt wird). Ebenso erzielt sie deutliche positive Effekte hinsichtlich der allgemeinen Befindlichkeitsverbesserung nach der Therapie.

Zur Frage nach der Indikation und der relativen Wirksamkeit stationärer vs. ambulanter Therapie von Tinnituspatienten gibt die Forschung keine klare Antwort. Deutlich ist, dass sich die Klientel einer psychosomatischen Klinik hinsichtlich der psychischen Komorbidität unterscheidet [7]. Diese könnte als Indikation für stationäre Therapie verstanden werden. Allerdings zeigte sich in einer ambulanten Stichprobe von Tinnituspatienten kein Zusammenhang zwischen Therapieerfolg und Komorbidität [27]. Dagegen erwies sich hier, dass die stärker an Tinnitus leidenden Patienten sogar am meisten profitierten.

Ob psychopathologische Symptome bzw. psychiatrische Komorbiditäten am besten in einer stationären Therapie behandelt werden sollten, bleibt noch offen und bedarf weiterer Forschung.

Fazit

Die Forschung zeigt, dass psychologisch fundierte Therapieverfahren, insbesondere kognitiv-behaviorale TBP, bei diagnostizierter hoher Beeinträchtigung durch Tinnitus indiziert sind und eine hohe Wirksamkeit erwarten lassen. Diese Trainings werden zumeist in Kleingrup-

▼

---

pen durchgeführt und umfassen in der Regel 10 bis 12 Sitzungen, sind also besonders in der ambulanten Durchführung relativ ökonomisch.

Weiter haben verschiedene Forschungsstudien gezeigt, dass Kurzinterventionen (1 bis 2 Sitzungen in Gruppen) bei einer Subgruppe von Patienten eine ausreichende Wirksamkeit erzielen.

Bei den erprobten Kurzinterventionen handelt es sich um Tinnitusedukation (»Counseling«) oder Edukation mit Einweisung in musikunterstützte Relaxation im Selbstmanagement (vgl. [23, 27]).

Dies bedeutet, dass eine psychologische Behandlung bei Patienten ohne komorbide Störungen sequenziell zu planen ist. Nach einer solchen Kurzintervention sollte zunächst ein therapiefreies Intervall eingeplant werden, während dessen der Patient überprüfen kann, ob seine Bewältigungskompetenzen ausreichen, um mit dem Tinnitus zu seiner persönlichen Zufriedenheit umgehen zu können. Erst danach sollte das Interventionsprogramm weitergeführt werden. Eine solche Konzeption ist gleichermaßen problemangemessen wie effizient.

Literatur

1. Andersson G, Lyttkens L (1999) A meta-analytic review of psychological treatments for tinnitus. Br J Audiol 33: 201–210
2. Bagueley DM, Davis E, Hazell JWP (2003) A vision for tinnitus research. Int J Audiol 42:2–3
3. Brähler E (Hrsg) (2002) Brickenkamp – Handbuch psychologischer und pädagogischer Tests. Hogrefe, Göttingen
4. Delb W, D'Amelio R, Archonti C, Schonecke O (2002) Tinnitus: Ein Manual zur Tinnitus-Retrainingtherapie. Hogrefe, Göttingen
5. Flor H, Hoffmann D, Struve M (2004) Auditory discrimination training for the treatment of tinnitus. Appl Psychophysiol Biofeedback 29:113–120
6. Gerhards F (2002) Kombiniertes Ablenkungs- und Entspannungstraining (AET) als ambulante Verhaltenstherapeutische Methode bei chronischem Tinnitus: Kurz-, mittel- und langfristige Effekte im Einzeltherapiesetting. In: Jerusalem M, Weber H (Hrsg) Psychologi-

sche Gesundheitsförderung – Diagnostik und Prävention. Hogrefe, Göttingen, S z

7. Goebel G (2001) Ohrengeräusche, Psychosomatische Aspekte des komplexen chronischen Tinnitus. Urban & Vogel, München

8. Goebel G, Hiller W (1998) Tinnitus-Fragebogen (TF). Hogrefe, Göttingen

9. Goebel G, Hiller W (2001) Verhaltensmedizinische Tinnitus-Diagnostik. Eine praktische Anleitung zur Erfassung medizinicher und psychologischer Merkmale mittels des Strukturierten Tinnitus-Interviews (STI). Hogrefe, Göttingen

10. Gosepath K, Nafe B, Ziegler E, Mann WJ (zz)Neurofeedback in der Therapie des Tinnitus. HNO 49:29–35

11. Hallam RS, Rachmann S, Hinchcliffe R (1984) Psychological aspects of tinnitus. In: Rachmann S (ed) Contributions to medical psychology, vol 3. Pergamon, Oxford, pp 31–53

12. Härter M, Maurischat C, Weske G, Laszig R, Berger M (2004) Psychische Belastungen und Einschränkungen der Lebensqualität bei Patienten mit Tinnitus. HNO 52: 125–131

13. Henry J, Wilson PH (1998) An evaluation of two types of cognitive intervention in the management of chronic tinnitus. Scand J Behav Ther 27:156–166

14. Hiller W, Harkötter C (in press) Does sound stimulation have additive effects on cognitive-behavioral treatment of chronic tinnitus? Behav Res Ther

15. Jastreboff PJ (1990) Phantom auditory perception (tinnitus): mechanisms of generation and perception. Neurosci Res 8:221–254

16. Jastreboff PJ (1998) Origins of tinnitus retraining therapy. Tinnitus Today 3:11–12

17. Jastreboff PJ, Hazell JWP (1993) A neurophysiological approach to tinnitus: clinical implications. Br J Audiol 27:7–17

18. Kröner-Herwig B (Hrsg) (1997) Psychologische Behandlung des chronischen Tinnitus. Beltz, Weinheim

19. Kröner-Herwig B (2004) Die Wirksamkeit von Verhaltenstherapie bei psychischen Störungen von Erwachsenen sowie von Kindern und Jugendlichen. Expertise zur empirischen Evidenz des Psychotherapieverfahrens Verhaltenstherapie. DGVT, Tübingen

20. Kröner-Herwig B, Sachse R (1988) Biofeedbacktherapie: Klinische Studien, Anwendungen in der Praxis. Kohlhammer, Stuttgart

21. Kröner-Herwig B, Hebing G, van Rijn-Kalkmann U, Frenzel A, Schilkowsky G, Esser G (1995) The management of chronic tinnitus – comparision of a cognitive-behavioural group training with yoga. J Psychosom Res 39:153–165

22. Kröner-Herwig B, Biesinger E, Gerhards F, Goebel S, Greimel KV, Hiller W (2000) Retraining therapy for chronic tinnitus – A critical analysis of its status. Scand Audiol 29:67–78

23. Kröner-Herwig B, Frenzel A, Fritsche G, Schilkowski G, Esser,G (2003) The management of chronic tinnitus. Comparison of an out-patient cognitive- behavioral group training and a selfhelp format. J Psychosom Res 53: 381–389

24. Lindberg PS, Scott B, Melin L, Lyttkens L (1987) Long-term effects of psychological treatment of tinnitus. Scand Audiol 16:167–172

25. McKenna L (2004) Models of tinnitus suffering and treatment compared and contrasted. Audiological Med 2: 41–53

26. Schmitt C, Patak M, Kröner-Herwig B (2000) Stress and the onset of sudden hearing loss and tinnitus. Int Tinnitus J 6:1–9

27. Zachriat C, Kröner-Herwig B (2004) Treating chronic tinnitus. Comparison of cognitive-behavioral and habituation based treatments. Cognitive Behaviour Therapy 33:187–198

Psychiatrische Komorbidität bei Tinnitus

G. Goebel, M. Fichter

»Wenn die Hand eines Geistes einen Mann er-
greift, und seine Ohren singen, dann sollst du
Myrrhe zerstoßen, in Wolle einrollen, mit Ce-
der-Saft besprengen; darauf sprich die Zauber-
formel, genannt A KIR. GAB hat Ea gemacht.«

Der Inhalt dieser Aufzeichnungen assyrisch-baby-
lonischer Medizin in den Keilinschriften der Bibliothek des Königs *Assurbanipal* (668–626 vor
Chr.) in *Ninive* kennzeichnet Ohrgeräusche als etwas Übernatürliches, das auf *Ea*, den Gott der Weis-
heit zurückzuführen ist und dem man mit entsprechenden rituellen Handlungen antworten soll. Aus
heutiger Sicht scheinen wir in Teilbereichen vieles
besser zu verstehen, auch wenn wir nach zwischenzeitlich zweieinhalb Jahrtausenden immer
noch am Anfang zu stehen scheinen.

10.1 Psychische Störungen bei Tinnitus: wenig Zusammenhänge mit Psychoakustik, hohe Unkosten

Patienten mit unerträglichem chronischem Tinnitus als vordergründige Klage sind für den Otologen
und Psychiater oft ein komplexes Rätsel.

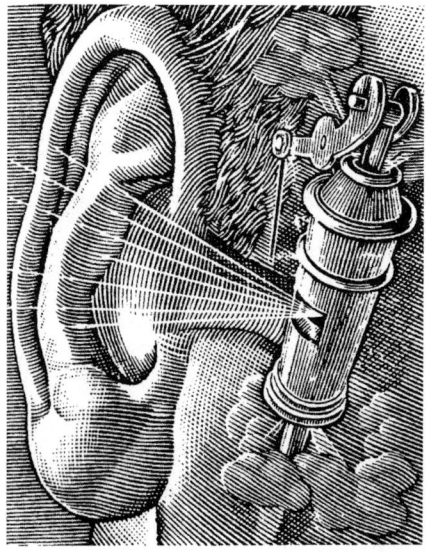

☐ Abb. 10.1. Der quälende Tinnitus. [Aus G. Goebel (Hrsg)
(2001) Ohrgeräusche. Urban & Vogel, München]

> **Wichtig**
>
> Der Würzburger Psychiater Jobst Böning kari-
> kierte 1981 [2] die Problematik, dass »… mitun-
> ter der Otologe dem Ohr der Psyche näher …
> sitzt … als der Psychiater selbst«.

Wie gequält sich Patienten fühlen können, kann
☐ Abb. 10.1 nachempfunden werden.

Ursprüngliche Annahmen, dass Patienten mit
dekompensiertem Tinnitus an besonderen Tinnitusformen leiden, konnten durch zahlreiche Arbeiten nicht bestätigt werden:

> **Wichtig**
>
> Weder psychoakustische Parameter wie Audio-
> gramm, Tinnitusanalyse (Intensität, Frequenz,
> Variabilität, Lokalisation) noch die Tinnitusätio-
> logie korrelieren mit subjektiven Merkmalen wie
> Tinnituslautheit, Tinnitusqual oder psychischer
> Störungen.

Lediglich bei der Maskierbarkeit des Tinnitus mit
Breitbandrauschen (»minimal masking level«/
MML) werden Korrelationen ($r=0,6$) mit der Tinnitusbelastung gefunden [3]. Zwar nimmt mit zunehmender Funktionsstörung der Innenohrs das
Risiko für einen Tinnitus zu, ohne dass daraus eine
Beziehung zur Tinnitusbelastung abgeleitet werden
kann [23]. In einer Untersuchung ergab sich sogar
ein paradoxer Befund: Depressive Tinnituspatienten skalierten ihren Tinnitus subjektiv lauter als die
nicht-depressive Vergleichsgruppe, obwohl die Tin-
nitusinsensität (in Dezibel) bei letzteren signifikant
stärker ausfiel [38].

Auch die Belastung der Gesundheitsbudgets
soll in diesem Kontext erwähnt werden:

> **Wichtig**
>
> In Deutschland kostet die ärztliche Betreuung
> eines Tinnitusbetroffenen etwa 1.200 Euro pro
> Jahr [12]. Pro Kopf werden etwa 420 Euro für die
> Dauermedikation von weitgehend unnützen
> Medikamenten ausgegeben [16].

Es ist daher auch unter diesem Blickwinkel sinnvoll, »psychogene« Aspekte bei Tinnitus nicht nur als Ausschlussdiagnose zu sehen, sondern von Anfang an mit zu berücksichtigen, um dem Patienten unnötige und redundante Untersuchungen zu ersparen.

10.2   Psychische Beschwerden

10.2.1   Beschwerden von ambulanten Personen

Um der Frage nachzugehen, welche Faktoren den Schweregrad einer Tinnitusbelastung ausmachen, untersuchten Taylor u. Baker [41] die klinischen Besonderheiten von 72 Betroffenen einer britischen Selbsthilfegruppe. Fast alle der Befragten (93%) fühlen sich in ihrem Lebensstil durch den Tinnitus im Ganzen beeinträchtigt. Als häufigste Störungen wurden angegeben: emotionale Schwierigkeiten (70%), allgemeine Gesundheitsbeeinträchtigungen (56%) und Schlafprobleme (40%).

Ähnliche Angaben machen die ersten 377 Mitglieder der Deutschen Tinnitus-Liga (DTL, Wuppertal), die 1986 bis 1989 konsekutiv den DTL-Fragebogen (U. Brinkmann) beantwortet hatten [32]: Jeder zweite fühlt sich lustlos und gedrückt oder klagt über Schlafprobleme, 28% leiden unter Antriebsschwäche und jeder fünfte bemerkt eine starke Vergesslichkeit im Zusammenhang mit dem Tinnitus. Der Feststellung »Die Ohrgeräusche sind auch tagsüber entnervend und immer da« stimmen 44% zu, d. h. knapp jedes zweite Mitglied der DTL leidet unter einem komplexen chronischen Tinnitus [8].

10.2.2   Beschwerden von stationären Personen

Sanchez u. Stephens [30] haben in Ihrer Untersuchung die Beschwerden von 436 Patienten einer HNO-Klinik zwischen 1986 und 1991 erfasst. Dabei klagen 31% über psychische Beeinträchtigungen, 24% über Hörprobleme, 21% fühlen sich in ihrer Gesundheit beeinträchtigt und 15% klagen über Schlafstörungen.

Deutlich schlechter fallen die Ergebnisse bei unseren eigenen 253 stationären chronisch dekompensierten Tinnituspatienten aus: Die meisten können die Ohrgeräusche nicht ignorieren (86%), sich nicht entspannen (79%) oder fühlen sich in ihrem Leiden nicht verstanden (74%). 77% der Untersuchten fürchten ein dauerhaftes Fortbestehen der Ohrgeräusche, 70% erleben sich in ihrer Konzentrationsfähigkeit beeinträchtigt und für 69% ist der Tinnitus deutlich schlimmer, wenn sie sich niedergeschlagen fühlen [9]. Über zwei Drittel geben darüber hinaus an, dass sie ihr Leben aufgrund des Tinnitus nicht mehr für lebenswert halten (Item 16 des Tinnitus-Fragebogens/TF [7]).

Ähnlich ausgeprägte Beschwerden werden von den 90 Tinnituspatienten angegeben, die von Prytulla et al. [26] in der psychosomatischen Klinik Bad Bramstedt untersucht wurden. Dekompensierte Tinnitusbetroffene beschreiben sich in der Beschwerdeliste nach v. Zersen somatisch deutlich belasteter als die kompensierten Patienten.

10.2.3   Interaktionen zwischen Beschwerden und Tinnitus

> **Wichtig**
>
> Es bestehen keine monokausalen Beziehungen zwischen Tinnitus und psychischen Störungen.

Vermutete Einflussgrößen bei der Entwicklung und Aufrechterhaltung eines dekompensierten Tinnitus

1. Depressionen und Resignation
2. Somatisierungsstörung
3. Angst
4. Persönlichkeitsvariablen
5. Copingfähigkeit
6. Kontrollüberzeugung
7. Selbstaufmerksamkeit und körperliche Beobachtung
8. Soziale Unterstützung und Einstellung von Bezugspersonen
9. Einstellung zum Tinnitus

▼

10. Funktionalisierung
11. Externale Hilfesuche
12. Negatives Counseling durch Ärzte und aggravierende Darstellungen in den Medien
13. Dysfunktionale Gedanken
14. Unklare Tinnitusätiologie usw.

Die aufgeführten Merkmale interagieren wiederum untereinander, sodass die jeweiligen Zusammenhänge oft erst bei genauerer Verhaltensanalyse verständlich werden.

10.3 Psychiatrische Komorbidität bei Tinnitus, Diagnosesysteme DSM und ICD

Komorbidität ist die Bezeichnung für das Vorkommen verschiedener von einander abgrenzbarer Krankheiten bei ein und derselben Person. So werden beispielsweise klinisch relevante Ängste und Depressionen nicht mehr unter nur einer psychiatrischen »Hauptdiagnose« (z. B. »agitierte Depression«) zusammengefasst, sondern durch zwei getrennte Diagnosen verschlüsselt (z. B. Angststörung und depressive Störung). Das Konzept der Komorbidität steht im engen Zusammenhang mit

der Entwicklung diagnostischer Manuale, die zu zahlreichen neuen deskriptiven Kategorien geführt haben [6].

Hier führte zunächst das amerikanische Diagnosensystem »Diagnostic and Statistical Manual of Mental Disorders« (DSM) der »American Psychiatric Association« (APA), das in seiner 3. revidierten Auflage (III-R) beziehungsweise 4. Auflage (IV) vorliegt. Darin werden die verschiedenen Krankheitsbilder weniger psychoätiologisch als in ihrer Phänomenologie operational definiert.

Mit der 10. Revision der ICD-Klassifikation der Weltgesundheitsorganisation (WHO) von 1996 konnte zwischen den beiden Diagnoseschlüsseln deutliche Annäherungen erreicht werden. Psychische Störungen werden in der ICD-10 mit dem Buchstaben F und einer maximal fünfstelligen Ziffernfolge bezeichnet, im DSM-IV erfolgt die Kodierung nur mit Ziffern (◻ Tabelle 10.1). Beide Klassifikationssysteme erlauben mit ihrer deskriptiven Form und einer maximalen Zuverlässigkeit eine respektable Forschung über Ländergrenzen hinweg.

Im Bereich psychischer Störungen bedeutet Klassifikation auch Diagnostik. Dabei sollte nicht außer Acht gelassen werden, dass das beste Klassifikationssystem ohne standardisierte Befunderhebung und psychiatrische Fachkenntnis nicht zu zuverlässigen Resultaten führt. So kann eine im Zu-

◻ **Tabelle 10.1.** Psychische Störungen, die bei sehr belasteten Tinnitusbetroffenen häufiger gefunden werden (Komorbidität) und die Indikation für eine Psychotherapie begründen können

	ICD-10	DSM-IV
Affektive Störungen (Depressionen) *Merkmal Depression: Interesseverlust, Schlafstörung, Unruhe oder Gelähmtsein, Wertlosigkeitsgefühl, Konzentrationsstörung, Todesgedanken, Pessimismus, kognitive Störungen, Entschlusslosigkeit, Resistenz gegenüber Ermutigung oder Argumenten* Major depression, einzelne Episode	F 32.01; F 32.11	296.2x
durchgehend über 2 Wochen Major depression, rezidivierend, mit somatischen Symptomen	F 33.01; F 33.11	269.3x
mehrere Episoden Dysthyme Störung *milde depressive Verstimmung über 2 Jahre anhaltend*	F 34.1	300.4

◼ **Tabelle 10.1** (Fortsetzung)

	ICD-10	DSM-IV
Angst- Panik- und Belastungsstörungen		
Panikstörung mit Agoraphobie	F 40.01	300.21
plötzliche und als spontan erlebte unangenehme Symptome, die ohne Auslöser einer Ang-stattacke gleichkommen und oft als körperliche Krankheit interpretiert werden (Asthma, Herzinfarkt, drohender Schlaganfall, Schwindel usw.); zunehmendes Vermeidungsverhalten		
Agoraphobie ohne Panikstörung	F 40.00	300.22
situativ ausgelöste Angstanfälle (Todesangst) mit Vermeidungsentwicklung		
Spezifische Phobie	F 40.2	300.29
krankhafte Beschäftigung mit Symptom und starke Angstreaktion in Erwartung oder Kon-frontation mit Symptomen, von denen keine reale Gefahr ausgeht		
Generalisierte Angststörung	F 41.1	300.02
sehr häufige Angst in Erwartung oder Konfrontation verschiedener Lebensbelastungen		
Anpassungsstörung	F 43.2	309.00
emotionale Bedrängnis nach belastenden Lebensereignissen		
Posttraumatische Belastungsstörung	F 43.1	309.81
Konfrontation von lebensbedrohlicher Gewalt (Erleben bei anderen oder als Opfer) mit wiederkehrenden Erinnerungen (Alpträume, Flashback) für Monate, auch Latenz 6 Monate		
Akute Belastungsstörung	F 43.0	308.3
Konfrontation von lebensbedrohlicher Gewalt (Erleben bei anderen oder als Opfer) mit wiederkehrenden Erinnerungen 2 Tage bis 4 Wochen)		
Konversions- und somatoforme Störungen		
Konversionsstörung	F 44.7	300.11
Konflikte und psychische Störungen stehen mit Beginn oder Verschlimmerung medizinisch unerklärbarer Symptome im Zusammenhang		
Somatisierungsstörung	F 45.0	300.81
Überzeugung, Krankheiten gegenüber besonders anfällig zu sein		
Hypochondrie	F 45.2	300.7
übermäßige Beschäftigung mit Gesundheitsängsten und überzeugte Fehlinterpretation vielfältiger harmloser Symptome		
Körperdysmorphe Störung	F 45.2	300.7
übermäßige Beschäftigung mit nicht nachvollziehbarem oder übertriebenem Makel äußerer Erscheinung		
Somatoforme Schmerzstörung	F 45.4	307.8
psychisches Leiden ist Hauptmerkmal der Schmerzproblematik		
Sonstiges		
Psychologische Faktoren oder Verhaltensfaktoren bei andernorts nicht klassifizierten Krankheiten	F 54	316
psychologische Faktoren spielen in der Ätiologie der somatischen Krankheit eine wesent-liche Rolle (z. B. Tinnitus, Hyperakusis, Schwindel, Asthma usw.)	F 42.x	300.3
Zwangsstörung		
zwanghafte Beschäftigung mit Gesundheitsvorsorge und Überprüfung von Körper-funktionen, Verhalten, Gedanken usw.		
Wahnhafte Störung, Typus mit körperbezogenem Wahn	F 22.0	297.1
Wahn, an einem körperlichen Defekt oder medizinischer Krankheit zu leiden		
Persönlichkeitsstörungen	F 60.x	301.xx
durchgehende Verhaltensauffälligkeiten, problematische Beziehungsmuster		
Borderline-Störung	F 60.3	301.83
sehr instabiles Beziehungsmuster, Selbstverletzungstendenz		

sammenhang mit Tinnitus bestehende psychische Störung aufgedeckt werden und eine ganzheitliche Behandlung sowohl des organischen Kerns als auch der psychischen Erkrankung gewährleistet werden.

> **Wichtig**
>
> Eine zusätzliche Hör- oder Schwindelproblematik lassen eine noch beträchtlich höhere psychiatrische Komorbidität erwarten [20, 29, 33, 37].

Ätiologie und Pathogenese der Zusammenhänge von psychischen Störungen und Tinnitusbelastung sind trotz intensiver Forschungsbemühungen nicht ausreichend verstanden.

> **Wichtig**
>
> Möglicherweise beeinträchtigen die bei Depression und Angst einhergehenden Funktionsstörungen des serotonergen Systems auch sensorische Prozesse des primären Hörkortex [19]. Dann könnte die serotonerge Vulnerabilität einer der Faktoren sein, die – ähnlich der Schmerzempfindlichkeit – die Tinnituswahrnehmung verstärken.

Entsprechende Studien zur Wirksamkeit von den Serotoninhaushalt beeinflussenden Antidepressiva bestätigen diese Hypothese [5, 39, 43].

10.3.1 Prävalenz psychischer Störungen bei Tinnitus

> **Wichtig**
>
> Besonders beim Phänomen Tinnitus zeigt sich, dass das dualistische Descart'sche Denken von »Körper oder Seele« nicht immer zum gewünschten Verständnis führt.

Subjektive Angaben der Patienten korrelieren in den seltensten Fällen mit dem erhobenen Organbefund, sodass Behandlungsmaßnahmen, die lediglich auf den organischen Hintergrund abzielen, oft nicht zum gewünschten Erfolg führen können und Patienten, bei denen »nichts gefunden wird«, sich unverstanden an den nächsten Arzt wenden. Patienten sprechen über ihre Symptome, Ärzte über Diagnosen, damit sind Missverständnissen Tür und Tor geöffnet.

In einer Reihe von Studien mit Fragebögen oder Selbsteinschätzungen sind Art und Umfang psychischer Beschwerden bei Tinnituspatienten gut dokumentiert worden (◘ Tabelle 10.2). Die Ergebnisse sorgfältiger Untersuchungen belegen übereinstimmend die hohe Prävalenz psychischer Störungen bei klinischen Patientengruppen, von denen die affektiven Störungen mit »Lifetime-Raten« von etwa 30–80% nach den Kriterien des DSM gefolgt von somatoformen Störungen bis 48% am häufigsten diagnostiziert wurden [8]. Patienten mit dekompensiertem Tinnitus unterscheiden sich mit Komorbiditätsraten bis 93% eindrucksvoll von Personen mit kompensiertem Tinnitus, die vergleichsweise gesunde »Komorbiditätsprofile« haben (◘ Abb. 10.2).

◘ **Tabelle 10.2.** Psychiatrische Komorbidität bei Patienten mit chronischem Tinnitus

Autoren Instrument	Aussagen über Diagnosen (Mehrfachdiagnosen)	Tinnitus [%]
n=40 [38] DSM-III-R; NIMH DIS	*Lebenszeitprävalenz* *Punktprävalenz* Major depression Angststörung	78 60 31

□ Tabelle 10.2 (Fortsetzung)

Autoren Instrument	Aussagen über Diagnosen (Mehrfachdiagnosen)	[%]
n=24 [35] DSM-III-R; SCID	*Lebenszeitprävalenz*	
	Major depression	33
	Dysthyme Störung	21
	Angststörung	29
	Punktprävalenz	
	Depression	48
n=27 [18] DSM-III-R; MDCL	*Lebenszeitprävalenz*	
	Affektive Störungen	85
	Major depression	67
	Dysthyme Störung	15
	Angststörung	31
n=75 [31] DSM-IV-IDCL	*Lebenszeitprävalenz*	
	Affektive Störungen	59
	Major depression	44
	Dysthyme Störung	14
	Angststörung	47
	Somatoforme Störung	32
Dekompensierter Tinnitus (*n*=42) Mini-DIPS [40]	*Punktprävalenz*	
	Affektive Störungen	79
	Major depression	57
	Dysthyme Störung	14
	Angststörung	64
	Somatoforme Störung	48
Kompensierter Tinnitus (*n*=21)	Affektive Störungen	14
	Major depression	14
	Dysthyme Störung	0
	Angststörung	14
	Somatoforme Störung	0
n=82 [43] DSM-III-R; SCID	*Lebenszeitprävalenz*	
	Affektive Störungen	62
	Major depression	42
	Dysthyme Störung	4
	Angststörung	34
	Soziale Phobie	13
	Panikstörung	11
	Generalisierte Angsstörung	10
	Somatoforme Störung	3
	Punktprävalenz	
	Depression	39
	Angststörung	45

DSM-III-R: »Diagnostic and Statisical Manual of Mental Disordes« der »American Psychiatric Association« (APA); *NIMH DIS*: »National Institute of Mental Health Diagnostic Interviev Schedule«; *SCDIC*: »Structured Clinical Interview for DSM III-R«; *MDCL*: Münchner Diagnosen Checkliste für DSM-III-R [18]; *DSM-IV-ICDL*: Internationale Diagnosen Checkliste für DSM-IV; *Mini-DIPPS*: Diagnostisches Kurzinterview bei psychischen Störungen.

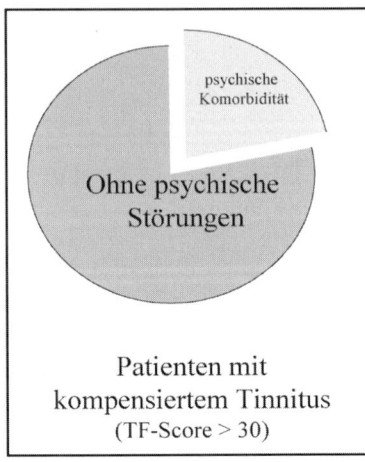

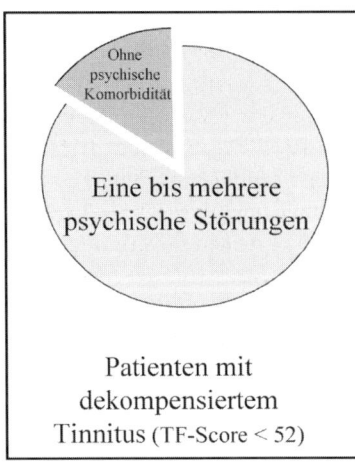

□ **Abb. 10.2.** Psychische Komorbiditätsraten bei chronischem Tinnitus (nach [8]). TF-Score = Gesamtscore des Tinnitus-Fragebogens (TF; »range« 0 bis 84 [7])

Patienten mit kompensiertem Tinnitus unterscheiden sich bezüglich bestehender psychischer Störungen erheblich von Patienten mit dekompensiertem Tinnitus: Untersuchungen bei 63 Patienten der Klinik Roseneck und einer HNO-Praxis (Traunstein) fanden bei Patienten mit dekompensiertem Tinnitus (TF-Gesamtscore 52) 1,1 psychiatrische Diagnosen (DSM-III-R) gegenüber Patienten mit kompensiertem Tinnitus (TF-Gesamtscore 30), bei denen mittels standardisiertem Interview keine Zusatzdiagnosen gefunden wurden [40].

Zu einem ähnlichen Ergebnis kam die Untersuchung von Prytulla et al. [26] bei 90 chronischen Tinnituspatienten der psychosomatischen Klinik Bad Bramstedt bzw. von Delb et al. [3] bei 163 chronischen Patienten einer HNO-Universitätsklinik unter Zugrundelegung des Tinnitus-Fragebogens [7].

Auch mittels Clusteranalysen untersuchte Patientengruppen zeigen in unterschiedlichen Stichproben eine deutliche Vernetzung der Tinnitusbelastung mit Depression, Angststörungen und somatoformen Störungen [5, 28].

Zu ähnlichen Ergebnissen kamen Scott u. Lindberg [34] im Rahmen einer epidemiologischen Untersuchung: Bei 117 Personen, die sich wegen chronischem Tinnitus in Behandlung befanden, lassen sich deutlich mehr Ängstlichkeit, Depressivität und Stressoren eruieren als bei 197 Personen mit unproblematischem Tinnitus. Erwähnenswert ist dabei, dass die zuletzt genannte Stichprobe (in etwa

kennen 13% der deutschen Erwachsenenbevölkerung einen unproblemtatischen länger anhaltenden Tinnitus) sich mit mehr somatischen Beschwerden wie Konzentrations- und Schlafstörungen, Kopf-, Nacken-, Magen- und Rückenschmerzen sowie höherer Stressbelastung von einer Gruppe von 317 vergleichbaren Kontrollpersonen ohne Tinnitus abhebt.

Aktuelle Analysen an 160 Patienten der Klinik Roseneck mit chronischem Tinnitus ergaben eine klinisch-relevant größere Geräuschempfindlichkeit (Hyperakusis) bei Personen mit einer höheren psychiatrischen Komorbidität (Depression, Angststörungen, Hypochondrie [13]).

Es wird damit deutlich, dass die Komorbidität psychischer Störungen bei Patienten mit chronischem dekompensiertem Tinnitus und Hyperakusis häufiger ist, als dies in der Praxis erkennbar ist.

10.3.2   Tinnitus und emotionale Störungen

Angst- und Panikstörungen

Angststörungen sind charakterisiert durch dysfunktionale Kognitionen, Angstgefühle im engeren Sinne, vegetative Symptome wie Schwitzen, Zittern und Herzklopfen sowie typische Verhaltensweisen wie Erstarren, Flucht oder Vermeidung, verbunden mit subjektivem Leidensdruck und einer Einschränkung der Lebensqualität. Werden bestimmte Orte oder Situationen vermieden, um der gefürchteten Situation nicht ausgesetzt zu sein, spricht man von einer *Phobie*: Angst vor engen Räumen (Klaustrophobie), Angst vor Höhen (Akrophobie), Angst vor unangenehm assoziierten Geräuschen (Phonophobie) etc. Angstreaktionen können grundsätzlich mit einem Lauterwerden des Tinnitus verbunden sein: So geben 56% der Menschen mit Angststörungen an, Ohrgeräusche wahrzunehmen [27].

Panikattacken sind plötzliche, aus heiterem Himmel auftretende Angstanfälle, bei denen die Betroffenen das Gefühl haben zu sterben, zu kollabieren oder verrückt zu werden bzw. die Kontrolle zu verlieren. Körpersymptome werden katastrophisierend interpretiert: So wird beispielsweise das Lauterwerden des Tinnitus nach einer Belastung der Halswirbelsäule (z. B. Joggen, kräftiges Fahrradfahren usw.) nicht auf diese zurückgeführt, sondern als Zeichen eines drohenden Hörsturzes oder Schlaganfalls interpretiert. Die Folge ist ein Anstieg des Erregungsniveaus, welches im Sinne eines Teufelskreises wiederum eine Steigerung der Tinnituslautheit bewirken kann. Weitere Symptome wie Schwitzen, Atemnot oder Schwindel kommen hinzu, sodass plötzlich Symptome, die einem typischen Kreislaufkollaps ähneln können, entstehen. Die Folge sind Arztbesuche, Untersuchungen und Rückversicherungsverhalten.

Treten diese Attacken mehrmals innerhalb mehrerer Wochen auf oder bleibt die Angst vor einer neuerlichen Attacke bestehen, spricht man von einer *Panikstörung*. Entwickeln die Betroffenen zusätzlich ein Vermeidungsverhalten in Bezug auf bestimmte Orte oder Situationen, in denen eine Attacke auftreten könnte, liegt eine Panikstörung mit Agoraphobie vor (▶ vgl. Tabelle 10.1).

Untersuchungen zu Beziehungen zwischen Tinnitusbelastung und Angststörungen liegen vor: So finden sich [1] bei 146 Patienten mit mittel- und schwergradiger Tinnitusbelastung Korrelationen von 0,58 zwischen des »Anxiety Sensitvity Index« (ASI) und dem »Tinnitus Reaction Questionnary« (TRQ).

Die Lebenszeitprävalenz der Angstörung liegt bei 8,4% und der Panikstörung bei 3,5%, wobei sich in der Mehrzahl der Panikstörungen keine Phobie entwickelt.

Affektive Störungen

Affektive Störungen sind der Oberbegriff für krankheitsrelevante Veränderung in der Ansprechbarkeit und Äußerung der Affekte, von denen als die wichtigsten »major depression«, dysthyme Störung und die bipolare Störung unterschieden werden. Die Betroffenen befinden sich in einem Zustand der Niedergeschlagenheit in Verbindung mit dem Gefühl der Hilflosigkeit, oft verbunden mit Antriebsmangel, der sich psychomotorisch oder/und im Bereich des Denkens niederschlägt. Zum depressiven Symptom treten noch Einengung des Denkens und Schuldgefühle hinzu. Die Betroffenen klagen über Schlaflosigkeit, Herzbeschwerden, Übelkeit, Verdauungsschwierigkeiten, Appetitverlust, Veränderung des Körpergewichts, Nachlassen sexueller Wünsche. Die Befindlichkeit verbessert sich gegen Abend. Kommen wahnhafte Schuld- und Versündigungsideen sowie ausgeprägte Teilnahmslosigkeit (Apathie, Stupor) hinzu, so wird von einer *Depression mit psychotischen Symptomen* gesprochen (▶ vgl. Tabelle 10.1).

Zusammenhänge zwischen Tinnitusbelastung und Depression sind belegt [3, 5, 25, 28, 33]. Mittels einer Kurzversion des Tinnitus-Fragebogens [7] fanden Leibetseder et al. [21] bei 153 ambulanten Personen mit chronischem Tinnitus Korrelationen von 0,62 mit der Allgemeinen Depressions-Sklala (ADS).

Die Lebenszeitprävalenz für die Major depression von Kontrollgruppen wird bis zu 21% angegeben.

10.3.3   Tinnitus und Suizidalität

> **Wichtig**
>
> Das Lebensrisiko für Suizid wird bei schweren affektiven Störungen mit etwa 20% angegeben. Dabei stellt die Major depression einen der höchsten Risikofaktoren für Suizid dar. Männer gelten als suizidgefährdeter als Frauen.

1990/91 wurden auf der Basis einer weltweiten Befragung an Tinnituszentren die dabei ermittelte kleine Zahl von 28 Suizidfällen Tinnitusbetroffener untersucht [22]. Etwas mehr als die Hälfte wurden aus England selbst gemeldet, die weiteren Fälle verteilten sich über das übrige Europa, Nordamerika, Australien und Japan. Etwa zwei Drittel der Betroffenen waren Männer, das mittlere Alter betrug 57 Jahre, der jüngste war 17 Jahre alt und der älteste 82 Jahre. Bei den meisten (85%) bestanden gleichzeitig Hörprobleme. Nur bei einer Person wurde als zusätzliches Symptom eine Hyperakusis bzw. Phonophobie angegeben.

Audiologische Charakteristika wiesen insgesamt keine besonderen Zusammenhänge auf. Bei etwa zwei Drittel kündigte sich der Suizid bereits im Vorfeld durch eine Depression an und bei einem Drittel passierte er innerhalb des ersten Tinnitusjahres. 30% der Betroffenen hatten allerdings bereits vor Beginn des Tinnitus eine psychische Störung (5-mal schwere Depressionen, 2-mal Schizophrenie und Angststörungen, einmal Persönlichkeitsstörung) und vier der Individuen hatten zusätzlich Alkoholprobleme.

Erlandsson u. Persson [4] haben über einen Zeitraum von drei Jahren die Suizidalität bei 104 Tinnitusbetroffenen in einer schwedischen Klinik untersucht. Dabei äußerten etwa 20% der Patienten suizidale Gedanken, 3% hatten konkrete Suizidwünsche und bei 1% war es in der Vergangenheit bereits zu einem Suizidversuch gekommen. Dabei wurde eine Untergruppe von Tinnitusbetroffenen am suizidgefährdesten eingeschätzt: ein hoher Angstpegel, gepaart mit einer schweren Depression und gestörten Persönlichkeitsprofilen (neurotische Angst und Depression). Betroffene, die zusätzlich an einer höhergradigen Schwerhörigkeit leiden, tragen sich deutlich häufiger mit dem Gedanken, sich das Leben zu nehmen.

In einer weiteren Untersuchung wurden bei 150 fortlaufend registrierten Suiziden in Stockholm (Departement of Psychiatry, Huddinge Hospital) nur in 6% der Fälle Anhaltspunkte gefunden, dass es sich dabei um Tinnitusbetroffene gehandelt hat [4].

Tinnitus kann somit eines von solchen Schicksalsereignissen sein, die psychische Störung bis hin zu Suizidalität auslösen. Die Untersuchung gibt allerdings zur Hoffnung Anlass, dass trotz hoher latenter Suizidalität und beträchtlicher Depressions- und Angsthäufigkeit im Anfangsstadium des Tinnitus und beim komplexen chroni-schen Tinnitus die Suizidrate nicht ausgeprägt hoch ist.

> **Wichtig**
>
> In den meisten Fällen sind die psychiatrischen Symptome nicht zu übersehen, und die Gefahr eines Suizids besteht vor allem in den Anfangsjahren, in den erfahrungsgemäß die Gewöhnung an den Tinnitus noch nicht abgeschlossen ist. Gefährdet erscheinen besonders Männer in höherem Alter in Verbindung mit sozialer Isolation und Schwerhörigkeit.

10.3.4 Tinnitus und funktionelle Beschwerden

Somatoforme Störungen sind der Oberbegriff für funktionelle Störungen wie Somatisierung, somatoforme Schmerzstörung, Konversion, Hypochondrie usw. [10]. Die rein deskriptiven Kriterien für eine Somatisierungsstörung sind Klagen über somatische Beschwerden ohne klinisch relevante Befunde (funktionelle Symptome).

Unter *Konversionsstörung* wird ein Symptom verstanden, mit dem ein unbewusster psychischer Konflikt gelöst werden soll [somatische, motorische (z. B. Lähmung) oder sensible (z. B. umschriebene Anästhesien oder Schmerzen) Symptome]. Hypochondrie ist die unrealistische Angst, an einer körperlichen oder seelischen Krankheit zu leiden. Es besteht eine erhöhte Selbstbeobachtung nach möglichen Erkrankungssymptomen. Hohe Hypochondriewerte sollen eine ungünstige Prognose für Patienten mit chronischen Schmerzen ohne klare organische Ursache sein (▶ vgl. Tabelle 10.1).

Im Unterschied zu den »klassischen« somatoformen Störungen, wie Schmerzen verschiedener Organregionen, existieren erste Erkenntnisse über Zusammenhänge von somatoformen Störungen mit Tinnitus: In einer großangelegten internationalen Studie der WHO zu somatoformen Störungen gaben etwa 32% der Patienten mit somatoformen Störungen Ohrgeräusche an, von denen wiederum ein Drittel ihren Tinnitus als besonders quälend erlebten. Bei dieser schwer betroffenen

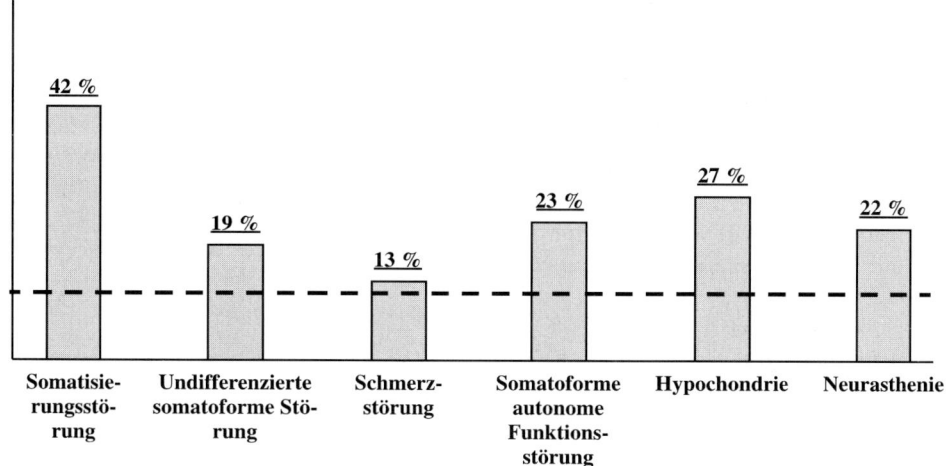

■ Abb. 10.3. Tinnitushäufigkeit bei Patienten mit somatoformen Störungen (ICD-10): Bei insgesamt 11% (*gestrichelte Linie*) der unselektierten Stichprobe von 1.246 Patienten einer WHO-Studie wurde eine bedeutende Tinnitusproblematik gefunden. Die Säulen geben die Tinnitushäufigkeit (%) in den unterschiedlichen Diagnosebereichen wieder [10, 17]

Gruppe handelte es sich um auffallend viele Patienten mit einer Somatisierungsstörung gefolgt von Hypochondrie und Konversionsstörungen ([17]; ■ Abb. 10.3).

Um diesen Befunden nachzugehen, untersuchten wir Tinnituspatienten der Klinik Roseneck und einer HNO-Praxis (Traunstein) im Hinblick auf die Prävalenz somatoformer Störungen. Dabei fanden sich bei knapp der Hälfte einer Subgruppe von 42 schwer belasteten Patienten die diagnostischen Kriterien einer somatoformen Störung. Bei der Vergleichsgruppe ambulanter Patienten mit kompensiertem Tinnitus konnte hingegen keine somatoforme Störung gefunden werden ([31, 40]; ▶ vgl. Tabelle 10.2). Da die somatoforme Störung in der Regel bereits viele Jahre vor dem Erstauftreten des Tinnitus beginnt, ist in weiteren empirischen Untersuchungen zu prüfen, inwieweit Somatisierungsaspekte bei der Chronifizierungstendenz des Tinnitus eine Rolle spielen können.

Mit einer ähnlichen Fragestellung beschäftigten sich Newman et al. [24], deren Ergebnisse mit unseren Befunden übereinstimmen.

> **Wichtig**
>
> Die Autoren konnten darüber hinaus wieder einmal bestätigen, dass sich Tinnituspatienten mit und ohne Somatisierungstendenzen weder in den durchgeführten psychoakustischen Tinnitusparametern noch mittels Lautheitsskalen unterscheiden lassen.

Dies impliziert, bei der Diagnostik eines dekompensierten Tinnitus die Patienten auch bezüglich somatoformer Störungen zu untersuchen und diese ggf. in die therapeutischen Überlegungen mit einzubeziehen.

10.3.5 Zeitliche Relation zwischen Tinnitus und psychischen Störungen

Von Interesse ist auch die zeitliche Relation zwischen Tinnitus einerseits und psychischen Störungen andererseits. So berichten Sullivan et al. [39] von einer 50%-Rate für depressive Störungen in der Vorgeschichte. Bei Tinnituspatienten der Klinik Roseneck [18] finden sich depressive, angstbezogene und substanzbedingte Störungen teilweise nahezu gleich häufig vor bzw. nach Einsetzen der Tinnitus-symptomatik (▶ vgl. Tabelle 10.2).

Handelt es sich um einen dekompensiert-en Tinnitus nach der Definition von Goebel u. Hiller (1998), finden sich 4-mal mehr psychische Störungen in der Vorgeschichte als bei einem leichten Schweregrad ([40]; ▶ vgl. Tabelle 10.2). Zu einem ähnlichen Schluss kommen Olderog et al. [25]: Sie bezweifeln die Hypothese, dass beim chronischen Tinnitus der bestehende hohe Leidensdruck Folge des Tinnitus ist. Sie schließen aufgrund ihrer Untersuchung an 48 Patienten mit akutem Tinnitus und einer Nachuntersuchung nach sechs Monaten auf die Bedeutung von weitreichenden psychischen Beeinträchtigungen, die bereits zum Zeitpunkt des Auftretens der Ohrgeräusche vorlagen.

> **Wichtig**
>
> Aufgrund dieser Untersuchungen lässt sich vermuten, dass psychische Störungen, die bereits vor dem Auftreten eines Tinnitus bestanden haben, als Prädiktor für die Entwicklung eines stressbezogenen Tinnitus angesehen werden können.

Depressive Patienten und vor allem Patienten mit jahrelanger Anamnese einer somatoformen Störung [10, 17, 31, 40] könnten auf den Tinnitus ähnlich empfindlich reagieren wie auf andere aversive Reize oder Lebensbelastungen.

Andrerseits verneinen aber etwa ein Drittel unserer Patienten mit dekompensiertem Tinnitus, an einer psychischen Störung vor Beginn des Tinnitus erkrankt gewesen zu sein [31, 40]. Möglicherweise waren hier die Tinnitusbelastung und damit einhergehende medizinische Umstände der Auslöser der psychischen Störung, oder eine bisher kompensierte psychische Störung hat sich verschlimmert (»Tropfen, der das Fass zum Überlaufen bringt«).

Immer wieder werden in der Praxis Patienten gesehen, bei denen der zunächst über Jahre kompensierte Tinnitus im Rahmen einer psychosozial bedingten depressiven Störung zunehmend in den Vordergrund der Beschwerden rückt:

> **Wichtig**
>
> Die Betroffenen klagen dann derart über ihren Tinnitus, dass die zugrunde liegende psychische Störung übersehen werden kann und anstelle der eigentlich indizierten und aussichtsreichen psychiatrischen oder psychotherapeutischen Behandlung eine medizinische Akutbehandlung des Tinnitus eingeleitet wird, deren vorprogrammierte Erfolglosigkeit in einen fatalen Circulus vitiosus einmündet.

Die Frage ist offen, ob in solchen Fällen allein die primäre Behandlung der psychischen Störung eine ausreichende Strategie darstellt, die psychosozial bedingte Dekompensierung des Tinnitus zu lindern [38].

Die Beobachtungen machen deutlich, dass eine noch umfassendere Differenzierung zwischen dekompensiertem und kompensiertem Tinnitus von Bedeutung ist, da ersterer auf das Vorliegen einer oder mehrerer psychischer Störungen hinweist, während letzterem in der Regel weder medizinisch noch psychisch einer besonderen Bedeutung zukommt.

> **Wichtig**
>
> Patienten mit akutem Tinnitus sind in der Erstversorgung zusätzlich auch bezüglich tinnitusunabhängiger Stressoren zu explorieren, um eine Einschätzung über das hohe Dekompensierungsrisiko zu erhalten und sie eher frühzeitig einer psychotherapeutischen Intervention zuführen zu können (psychosomatische Grundversorgung; Psychotherapie).

Fazit

Nicht nur bei Tinnituspatienten werden gleichzeitig bestehende psychische Störungen von Ärzten viel zu wenig beachtet und damit oft die Beeinträchtigung eines Patienten unterschätzt.

Emotionale Faktoren wie Depressionen und Angststörung sowie somatoforme Störungen (Somatisierung, Hypochondrie) stellen

▼

---

ernstzunehmende Prädiktoren für eine schlechte Prognose der Tinnitusentwicklung dar.

Dies macht es notwendig, über standardisierte Tinnitus-Retraining-Therapien (TRT) hinaus an der Weiterentwicklung von Therapieverfahren zu arbeiten [3, 9, 14].

Aus psychiatrischer Sicht steht der dekompensierte Tinnitus als klinischer Marker für Depression, Angststörung oder somatoforme Störung. Insofern kann der Feststellung Bönings [2] zugestimmt werden, dass der »Otologe der Psyche näher sitzt, als der Psychiater«.

Das psychische Leiden der Betroffenen muss daher auch aus HNO-ärztlicher Sicht ernstgenommen und in die Anamneseerhebung und Tinnitusdiagnostik einbezogen werden, um bei Therapieindikationen und Therapiegestaltung berücksichtigt zu werden. Hilfreich sind hierbei der Tinnitus-Fragebogen ([7]; s. ► Kap. 3) bzw. strukturierte Interviews (Standardisiertes Tinnitus-Interview/STI, s. ► Kap. 3, Münchner Diagnosen Checkliste für ICD-10; [18]).

Vor allem der dekompensierte Tinnitus stellt eine Herausforderung an die Erfahrung, Kompetenz, Flexibilität und Motivation des Therapeuten dar. Bei den Kontaktpersonen und den Angehörigen des Betroffenen ist um mehr Verständnis zu werben. Lässt sich eine psychiatrische Komorbidität explorieren, ist über die Beratung hinaus eine intensivere und längere Therpieanstrengung erforderlich. Die psychiatrische Komorbidität ist daher wesentlich mitbestimmend für die Indikation einer psychotherapeutischen oder psychiatrisch-/psychopharmakotherapeutischen Vorgehensweise sowie deren Modifikation (ambulant oder stationär).

Literatur

1. Andersson G, Vretblad P (2000) Anxiety sensiety in patients with chronic tinnitus. Scand J Behav Ther 29: 57–64
2. Böning J (1981) Klinik und Psychopathologie von Ohrgeräuschen aus psychiatrischer Sicht. Laryngolrhinolotol 60:101–193
3. Delb W, D'Amelio R, Schoenecke OW, Iro H (1999) Are there psychological or audiological parameters determining tinnitus impact? In: Hazell JWP (ed) Proceedings of the Sixth International Tinnitus Seminar, Cambridge, UK. The Tinnitus and Hyperacusis Center, London, pp 446–451
4. Erlandsson S, Persson ML (1996) Clinical implications of tinnitus and affective disorders. In: Reich G, Vernon J (eds) Proceedings of the Fifth International Tinnitus Seminar 1995. American Tinnitus Association, Portland, pp 557–562
5. Folmer R, Griest S, Meikle M, Martin W (1999) Tinnitus severity, laudness, and depression. Otolaryngol Head Neck Surg 1:48–51
6. Fichter M, Goebel G (1996) Psychosomatische Aspekte des chronischen komplexen Tinnitus. Dtsch Ärztebl 93:A1771–A1776
7. Goebel G, Hiller W (1998) Tinnitus-Fragebogen (TF). Ein Instrument zur Erfassung von Belastung und Schweregrad bei Tinnitus. Hogrefe, Göttingen Bern Toronto Seattle
8. Goebel G, Fichter M (1998) Depression beim chronischen Tinnitus. Münch Med Wochenschr MMW 41:557–562
9. Goebel G (1999) Therapie des chronischen Tinnitus. Evaluation und Prädiktoranalyse einer multimodalen Verhaltenstherapie. Habilitationsschrift im Fachgebiet HNO-Heilkunde (Prof. W. Arnold), TU München
10. Goebel G (2000) Somatoforme Störung bei Tinnitus. Psychiatria Danubina 3:215–228
11. Goebel G, Hiller W (2001) Verhaltensmedizinische Tinnitus-Diagnostik – Eine praktische Anleitung zur Erfassung medizinischer und psychologischer Merkmale mittels des Strukturierten Tinnitus-Interview (STI). Hogrefe, Göttingen
12. Goebel G, Schwab B, Pilgramm M, Heinen-Kammerer T, Mezera M, Rychlik R, Knör E (2003) Die Therapie des Tinnitus und ihr Nutzen für den Patienten; Erste Auswertungsergebnisse einer im Auftrag der DTL erhobenen Beobachtungsstudie von HNO-Patienten. Tinnitus-Forum 2:18–21
13. Goebel G, Friedrich U (2004) Psychische Komorbidität bei Tinnitus mit und ohne Hyperakusis. HNO-Informationen 1/2004
14. Goebel G, Lamparter U (2004) Stressbedingte Aspekte des Hörsturzes. Psychoneuro 6:337–341
15. Harrop-Griffiths J, Katon W, Dobie R, Sakai C, Russo J (1987) Chronic tinnitus: association with psychiatric diagnosis. J Psychosom Res 31:613–621
16. Hesse G, Rienhoff NK, Nelting M, Brehmer D (1999) Medikamentenkosten bei Patienten mit chronisch kompl. Tinnitus. HNO 7:658–660
17. Hiller W, Goebel G, Svitak M, Schätz M, Janca A (1999) Association between tinnitus and the diagnostic concept of somatoform disorders. In: Hazell J (ed) Proceedings of the Sixth International Tinnitus Seminar, Cambridge, UK. The Tinnitus and Hyperacusis Center, London, pp 373–377
18. Hiller W, Goebel G (2001) Komorbidität psychischer Störungen beim chronischen Tinnitus. In: Goebel G (Hrsg)

Ohrgeräusche. Psychosomatische Aspekte des chronischen Tinnitus. Urban & Vogel, München, S 47–68

19. Juckel G, Monar M, Hergerl U, Csepe V, Karmos G (1997) Auditory evoked potentials as indicator of brain serotonergic activity – first evidence in behaving cats. Biol Psychiatry 12:1181–1197

20. Langs G (2004) Verhaltensmedizinische Aspekte des Schwindels. Psychoneuro 6:317–221

21. Leibetseder M, Unterrainer J, Greiml KV, Köller T (2001) Eine Kurzversion des Tinnitus-Fragebogens von Goebel und Hiller 1998. Zs Klin Psychol Psychother 2:118–122

22. Lewis JE, Stephens SDG, McKenna L (1994) Tinnitus and suicide. Clin Otolaryngol 19:50–54

23. Meikle M, Vernon J, Johnson RM (1984) The perceived severity of tinnitus. Otolaryngol Head Neck Surg 6: 689–696

24. Newman CW, Eharton JA, Jacobson GP (1997) Self-focused and somatic attention in patients with tinnitus. J Am Acad Audio 8:143–149

25. Olderog M, Langenbach M, Michel O, Brusis T, Köhle K (2004) Prädiktoren und Mechanismen der ausbleibenden Tinnitus-Toleranzentwicklung – eine Längsschnittuntersuchung. Laryngorhinootol 83:5–13

26. Prytulla I, Tönnies S, Graul J, Nutzinger DO (1999) Vergleich der Copingstrategien bei kompensiertem und dekompensiertem Tinnitus. Verhaltenstherapie (Suppl 1) 1:1–84

27. Reich J, Russell W (1988) Anxiety symptoms distinguishing social phobia from panic and generalized anxiety disorders. J Nerv Ment Dis 176:510–513

28. Rizzardo R, Savastone M, Maron MB, Magialaio M, Salvadori L (1998) Psychological Distress in Patients with tinnitus. J Otolaryngol 1:21–25

29. Rutter DS, Stein MJ (1999) Psychological aspects of tinnitus: a comparison with hearing loss and ear, nose and throat disorders. Psychology Health 14:711–718

30. Sanchez L, Stephens D (1997) A tinnitus problem questionnaire in a clinic population. Ear Hear 18:210–217

31. Schätz M (1997) Chronischer Tinnitus und Somatoforme Störungen. Diplomarbeit, Naturwissenschaftliche Universität Salzburg (W. Hiller)

32. Schimpf R (1994) Differentialdiagnostischer Vergleich von ambulant und stationär behandelten chronischen Tinni-

tusbetroffenen. Diplomarbeit Psych. Institut, Univ. Hamburg

33. Schönweiler R, Neuschulte C, Paar GH (1989) Klagsamkeit und Depression bei Ohrgeräuschpatienten. Laryngorhinootol 68:267–270

34. Scott B, Lindberg P (2000) Psychological profile and somatic complaints between help-seeking and not-help-seeking tinnitus subjekts. Psychosomatics 41:347–352

35. Simpson RB, Nedzelski JM, Barber HO, Thomas MR (1988) Psychiatric diagnoses in patients with psychogenic dizziness or sever tinnitus. J Otolaryngol 17:325–330

36. Stephens D, Erlandsson S, Sanchez L, Hows D (1992) Some psychological aspects of tinnitus. In: Aran JM, Dauman R (eds) Proceedings of the Fourth International Tinnitus Seminar, Bordeaux. Kugler, Amsterdam New York, pp 433–440

37. Stobik C, Weber RK, Münte TF, Frommer J (2003) Psychosomatische Belastungsfaktoren bei kompensiertem und dekompensiertem Tinnitus. Psychother Psych Med 53: 344–352

38. Sullivan M, Katon W, Dobie R, Sakai C, Russo J, Harrop-Griffiths MB (1988) Disabling tinnitus; association with affectice disorders. Gen Hosp Psychiatry 10:285–291

39. Sullivan M, Katon W, Russo J, Dobie R, Sakai C (1993) A randomized trial of nortriptyline for severe chronich tinnitus. Arch Intern Med 153:1–9

40. Svitak M (1998) Psychosoziale Aspekte des chronisch dekompensierten Tinnitus. Psychische Komorbidität, Somatisierung, dysfunktionale Gedanken und psychosoziale Beeinträchtigung. Dissertation Psychol. Institut, Univ. Salzburg (W. Rief)

41. Tyler RS, Baker LJ (1983) Difficulties experienced by tinnitus sufferers. J Speech Hear Dis 48:150–154

42. Wilson PR, Henry J, Bowen M, Haralambous G (1991) Tinnitus reaction questionnaire: psychometric properties of a measure of distress associated with tinnitus. J Speech Hear Res 34:197–201

43. Zöger S, Svedlund J, Holgers K-M (2001) Psychiatric disorders in tinnitus patients without severe hearing impairment: 24 month follow-up of patients at an audiologcal clinic. Audiology 133–140

Vorgehen und Behandlungsmaßnahmen bei psychiatrischer Komorbidität

B. Seling

Einleitung. Der vornehmliche Grund für die rasante Zunahme des Leidens am Tinnitus dürfte die rasch fortschreitende industrielle und technische Entwicklung der letzten 50 Jahre mit ihren Geräuschentwicklungen sein. Aber auch viele psychische Erkrankungen scheinen mit einem »Leiden am Tinnitus« einherzugehen. Hierbei kann ein – oft schon vorher vorhandener, aber bis dahin nicht als quälend empfundener – Tinnitus deutlicher in die Wahrnehmung rücken und sogar in den Vordergrund des Beschwerdebildes treten – auch bei weitestgehend normalhörigen Tinnitusbetroffenen [13, 20]. Bei stationär psychosomatisch behandelten Tinnituspatienten werden regelmäßig ausgeprägte, zusätzlich zum Tinnitusleiden bestehende, psychopathologische Diagnosen beschrieben [8, 9, 12, 14]. Im Vordergrund stehen dabei affektive Störungen sowie Angststörungen. Deutlich wird, dass diese Diagnosen etwa zur Hälfte bereits vorher bestanden haben, zur anderen Hälfte als Folge des Tinnitusleidens betrachtet werden können [8, 11].

Aber auch organisch-bedingte Veränderungen der Sinneswahrnehmung wie z. B. drogen- oder hirnorganisch lokal bedingte Störungen oder posttraumatische Belastungs- und Zwangsstörungen können das Leiden am Tinnitus erheblich negativ beeinflussen.

Psychiatrische Hilfe kann notwendig werden bei Menschen, deren »Gebrechen« sich in Veränderungen des Denkens, des Fühlens und des Antriebs äußert. Psychosen stellen dabei Krankheitsbilder dar, »bei denen die Beeinträchtigung der psychischen Funktionen ein so großes Ausmaß erreicht hat, dass dadurch die Einsicht und die Fähigkeit einigen der üblichen Lebensanforderungen zu entsprechen, oder der Realitätsbezug erheblich gestört sind« [4]. Sie gehen oft einher mit einer generellen »Dünnhäutigkeit« (Vulnerabilität) gegenüber Belastungen und entsprechender Heftigkeit in ihren Reaktionen.

Dabei sind psychische Erkrankungen, die von einer fachgerechten psychiatrischen Behandlung profitieren würden, viel häufiger als im Allgemeinen angenommen. Repräsentative Bevölkerungsstudien lassen vermuten, dass immerhin rund ein Viertel der erwachsenen Menschen im Laufe ihres Lebens von einer psychischen Störung mit Krankheitswert betroffen werden. Etwa 6% – und das scheint weltweit zu gelten- bedürften einer psychiatrischen Hilfe, um fachgerecht behandelt zu werden [6].

11.1 Wie kann ein HNO-Arzt erkennen, ob eine behandlungsbedürftige psychiatrische Komorbidiät vorliegt?

Das Leiden am Tinnitus entspricht – wie in diesem Buch schon ausführlich dargestellt – der Ausprägung der psychischen Zusatzsymptome. Diese lassen sich durch die spezifische Testdiagnostik, wie etwa dem Tinnitusfragebogen nach Goebel [7], ermitteln, drücken sich aber natürlich auch klinisch aus.

> **Psychische Zusatzsymptome**
>
> Bei Vorliegen mehrerer der folgenden Symptome kann an eine relevante psychische, oft depressive Erkrankung gedacht werden:
> - Einschlafstörungen
> - Erschöpfungsgefühle
> - Kopfschmerzen
> - Psychovegetative Symptome wie Herzklopfen, Schweißausbrüche, Zittern
> - Freude-, Interessen- und Libidoverlust
> - Konzentrations- und Gedächtnisstörungen
> - »Früherwachen in den Morgenstunden«
> - Depressive Stimmung, vor allem morgens
> - Appetit- und Gewichtsverlust
> - Oder im Gegenteil »atypisch«: ein vermehrtes Schlafbedürfnis und eine Appetitsteigerung

Dies gilt auch, wenn ihre Ursachen überwiegend, wie Olderog et al. 2004 [11] herausgearbeitet haben, vom Patienten auf den Tinnitus attribuiert werden. In diesem Fall kann – zusätzlich zum Tinnitus-Retraining und möglichst mit stützenden und brückenbauenden Worten und Maßnahmen – die Hinzuziehung psychiatrischer Hilfe notwendig und vor allem hilfreich sein.

So ist es sinnvoll, die Vorstellung zu vermitteln, dass man eine Bewältigung des Tinnitus bei einer schweren Depressions- oder Angsterkrankung allein mit übenden und psychotherapeutischen Verfahren nicht immer erreichen kann.

Günstig können dem Patienten vermittelte Bilder sein, dass Psychopharmaka eine unterstützende Hilfe wie eine »Krücke nach Beinbruch« sein dürfen, die zwar zunächst die Bewegung einschränken, langfristig aber wieder das Laufen ermöglichen sollen.

Oder: Antidepressiva machen bildlich etwas »dickhäutiger« gegenüber seelischen Verletzlichkeiten und geben mehr Stütze nach außen, indem sie die nötige Antriebsenergie und Regenerationsfähigkeit zur Bewältigung von Problemen wiederherstellen.

11.2   Wie kann ein HNO-Arzt in eine antidepressive Therapie einsteigen, wann sollte er den Fachkollegen zu Rate ziehen?

Ob man in einem solchen Fall die inzwischen immer differenzierter werdende Psychopharmakatherapie an den dafür ausgebildeten Psychiater oder Psychotherapeuten übergibt oder initial selbst wagt, hängt sicher von den lokalen Möglichkeiten, aber auch vom Arzt-Patienten-Verhältnis ab.

Die Möglichkeit, psychische Probleme auch mit Medikamenten, mit Psychopharmaka, beeinflussen zu können, ist oft segensreich und gleichzeitig »verführerisch«. Als Arzt kann man der nach eigenem Verständnis oft scheinbar unaushaltbaren Situation, so gar nichts »handfestes« tun zu können, entfliehen. Zugleich entspricht man dabei meistens den Erwartungen vieler Patienten, die davon ausgehen, dass der Arzt für alles eine Pille haben muss.

Für die eigene Auswahl von Antidepressiva ist Fachkompetenz unbedingt erforderlich [1, 3, 4]. Psychopharmaka sind »richtige Medikamente« mit Wirkungen und teilweise ernsten Nebenwirkungen. Dazu zählen nicht nur die Suchtgefahr bei Barbituraten und Diazepamabkömmlingen, sondern auch eventuelle Blutbildveränderungen, u. a. bei Antidepressiva, sowie dysphorische Stimmungsänderung oder Antriebssteigerung, teilweise noch vor der erwünschten Stimmungsaufhellung, die dann eine mögliche Suizidgefahr erhöht.

Es ist sinnvoll, sich bei Angst- und Depressionsstörungen auf wenige Psychopharmaka zu beschränken, deren Wirkungsspektrum gut bekannt ist (◘ Tabelle 11.1). Ebenso sollte man sich nicht scheuen, bei Problemen mit mangelnder Wirksamkeit, Unverträglichkeit oder bei Erkrankungen aus dem schizophrenen Formenkreis sowie bei bipolaren Störungen (manisch-depressiv) einen Facharzt für Psychiatrie hinzuziehen. Dieser kann bei der Auswahl der Antidepressiva neben der antidepressiven Wirkung verschiedene zusätzliche Wirkungsaspekte, z. B. schmerzreduzierende, angstlösende, schlafanstoßende oder antriebssteigernde Effekte nutzen. Zusätzlich sollte darauf geachtet werden, je nach Risikospektrum des Patienten, Nebenwirkungen möglichst zu vermindern.

11.2.1   Trizyklische Antidepressiva: klassisch – sedierend – schlafanstoßend

In der Tinnitus-Klinik Bad Arolsen nutzen wir hauptsächlich die altbewährten und kostengünstigen trizyklischen Antidepressiva wie *Doxepin* und *Trimipramin* [10]. Diese haben einen schlafanstoßenden und eher sedierenen Effekt und sind vor allem dann von Vorteil, wenn zusätzlich zum Tinnitus Schlafstörungen beklagt werden.

Problematisch werden in manchen Fällen die anticholinergen Komponenten wie:

- Mundtrockenheit,
- Obstipation,
- Harnverhalt bei Prostataerkrankung,
- orthostatische Dysregulation,
- Gewichtszunahme,
- möglichen erektile Funktionsstörung,
- Erhöhung des Augeninnendrucks.

Diese werden als besonders unangenehm erlebt, sind aber meistens vorübergehender Natur und werden um so eher toleriert, je besser die Patienten darüber aufgeklärt sind.

□ Tabelle 11.1. Ausgewählte Medikamente zur Psychopharmakotherapie und ihre Wirkung. (Mod. nach [3])

Gruppe	Medikament (Handelsname) Dosierung	Wirkung und Zielsymptomatik	Nebenwirkungen (wichtige)	Besonderheit
Sedierende Antidepressiva	Doxepin (trizklisch; Aponal) Dosierung: (50 mg) 25–150 mg	Depressive Zustände mit den Leitsymptomen Schlafstörungen, Angst, innere Unruhe, chron. Schmerzzustände	Mundtrockenheit, Obstipation, orthostatische Dysregulation, Müdigkeit, Benommenheit, orthostatischer Schwindel, Akkomodationsstörungen, Arrythmien, Tremor, Unruhe, Harnverhalt, Verwirrtheits-zustände	»Klassisch«, preisgünstig Vorsicht bei kardial vorge-schädigten oder Patienten mit kognitiven Abbauprozessen
	Mirtazapin (Remergil) Dosierung: (15 mg) 30–45 mg	Vorwiegend bei ängstlich-agitierter depressiver Symptomatik, Schlafstörungen	Sedierung, Schläfrigkeit 50–60%, Mundtrockenheit 25%, Appetit-steigerung 17%, Gewichts-zunahme 12%, Schwindel 7%	Schnellster Wirkungseintritt aller Antidepressive Gutes Medikament zur Lang-zeitbehandlung
Aktivierendes Antidepressivum	Citalopram (Cipramil) Dosierung: (10 mg) 20–60 mg Dosierung: (15 mg) 30–45 mg	Depressive Erkrankung und Panik-störungen mit und ohne Agora-phobie – insbesondere bei Antriebsminderung Zwangsstörungen, posttraumati-schen Belastungsstörungen, Begleitmedikation zu Schmerz-syndromen	Unruhe 10%, Angst 4%, Tremor 8%, Übel-keit 10–20%, Erbrechen 4%, Diarrhö 8%, Obsti-pation 13%, Mundtrockenheit 17–20%, Hyperhidrose 11–18% Sexuelle Funktions-störungen z. B. als Ejakulations-verzögerung (6% Männer)	Niedrigstes Wechselwirkungs-potenzial Niedrigstes Potenzial für Unruhe und Angst Gutes Medikament zur Langzeitbehandlung
Benzodiazepin als Anxiolytikum/ Sedativum	Lorazepam (Tavor) Dosierung: 0,5–5 mg	Behandlung akuter Angst-, Span-nungs- und Erregungszustände und ggf. dadurch bedingter Schlafstörungen	Sedierung (etwa 16% dosis-abhängig), Schwindel 7%, ver-längerte Reaktionszeit, Ataxie, Verwirrtheit, Abhängigkeit nach längerer Einnahme, dannauch Entzugssyndrom	Eines der stärksten angst-lösenden Medikamente Langzeitbehandlung (über 4 Wochen) nur in Ausnahme fällen sinnvoll

◻ Tabelle 11.1 (Fortsetzung)

Gruppe	Medikament (Handelsname) Dosierung	Wirkung und Zielsymptomatik	Nebenwirkungen (wichtige)	Besonderheit
Benzodiazepinant-agonist als Anxiolytikum/Sedativum	Zopiclon (Ximovan) Dosierung: 7,5 mg zur Nacht	Kurzzeitbehandlung von Schlafstörungen	Geschmacksstörungen 15–30%, (zunächst) anhaltende Müdigkeit mitpsychomotorischer Hemmung, Mundtrockenheit, Verwirrtheit	Erste Wahl bei der Kurzzeitbehandlung von Schlafstörungen (langfristig: Doxepin) Nicht länger als 4 Wochen!
Niederpotente Neuroleptika	Promethazin (Atosil) Dosierung: 12,5–50 mg (max. 200 mg Tagesdosis)	Unruhe- und Erregungszustände im Rahmen psychiatrischer Grunderkrankungen	Sedierung, Mundtrockenheit, Blutbildstörungen, Funktionsstörung desMagen-Darm-Systems, Akkomodationsstörungen, orthostatische Dystegulation, Herzrasen, Hautreaktionen, Photosensibilisierung, Provokation epileptischer Anfälle, Gewichtszunahme, Störung der Schweißdrüsenfunktion und der Temperaturregulierung, sexuelle Funktionsstörung, Galaktorrhö, extrapyramidale Symptomatik (Parkinson)	Gutes Akutmedikament Langzeitbehandlungen sind möglich; es sollte aber geprüft werden, ob Antidepressiva besser geeignet sind Vorsicht bei kardial vorgeschädigten Patienten z. B. in der Geriatrie! Bei Langzeitbehandlung ist eine sorgfältige Überwachung der Herzleistung und des Blutbildes notwendig

---

Relative Kontraindikationen für trizyklische Antidepressiva

- Arteriovenöse Überleitungsstörungen 2. und 3. Grades
- Prostathyperthrophie
- Erhöhter Augeninnendruck
- Epilepsien (z. B.)

Wichtig ist, regelmäßige Kontrollen im Hinblick auf EKG- und Blutbildveränderungen sowie ggf. gesteigerte Krampfneigungen durchzuführen.

> **Wichtig**
>
> Angesprochen werden muss die Potenzierungsgefahr bei Alkohol. Bei einer Neueinstellung mit sedierenden Antidepressiva sollte in den ersten 2 bis 3 Wochen das Autofahren möglichst vermieden werden.

Die Medikamentierung kann man mit einer schlafanstoßenden Dosierung von 10–25 mg abends beginnen. Die mittlere antidepressive Dosierung beträgt 150 mg, z. B. 3-mal 50 mg über den Tag verteilt. Wichtig ist, auch eine tatsächliche Wirkdosis zu erreichen.

Vermittelt werden muss, dass Antidepressiva in der Regel ihre Hauptwirkung mit einer Zeitverzögerung von 2–3 Wochen entfalten. Das unterscheidet sie von den Benzodiazepinen und ist der Preis dafür, dass Antidepressiva eben nicht abhängig machen.

11.2.2 SSRIs: »modern« – antriebssteigernd – nicht müde machend

Kommen – etwa aus oben genannten Gründen – trizyklische Antidepressiva nicht in Frage, geben wir als »selective serotonin reuptake inhibitor« (SSRI) hauptsächlich *Citalopram*, wenn keine Schlafstörungen vorliegen und eher ein verbesserter Antrieb morgens erreicht werden soll.

Citalopram kann auch bei multimorbiden Patienten, die verschiedene internistische Pharmaka benötigen, wegen der geringen Wechselwirkungen mit anderen Arzneimitteln gegeben werden. Es verursacht am wenigsten Unruhe und Schlafstörungen.

Als Nebenwirkungen können bei den SSRI Hyperhidrose, Übelkeit, Schwindel, Unruhe, Schlafstörungen Erbrechen, Tremor sowie Ejakulationsverzögerungen auftreten.

Die mittlere Dosierung beträgt zwischen 10 (einsteigend) bis 40 mg morgens.

11.2.3 Mirtazapin: antidepressiv und schlafanstoßend

Wenn das Medikament aber schlafanstoßend wirken soll und die klassischen Antidepressiva nicht in Frage kommen, kann als neueres Antidepressivum *Mirtazapin* eingesetzt werden. Es hat sowohl anxiolytische als auch sedierende Effekte wie einen relativ schnellen Wirkungseintritt. Neben sedierenden und anticholinergen Nebenwirkungen ist auch eine Appetit- und Gewichtszunahme sowie Übelkeit, Schwindel und ein »Restless-legs-Syndrom« möglich.

Die mittlere Dosierung beträgt zwischen 7,5 mg (einsteigend) über 15 und 30 bis zu 60 mg (abends).

11.2.4 Schnelle Hilfe ist manchmal gefährliche Hilfe

Nur wenn es hinsichtlich der Angst, der Unruhe und des Schlafes »ganz schnell gehen muss« sollten direkte »Beruhigungs- und Schlafmittel« erwogen werden. Dann ist bei Schlafstörungen ein Medikament wie *Zopiclon* (Ximovan) aus der Gruppe der Benzodiazepinrezeptoragonisten wegen seiner geringeren Suchtgefährdung eher geeignet als ein Benzodiazepin oder Barbiturat.

Bei »frei flottierender« Angst weist *Lorazepam* (Tavor) expidet als Anxiolytikum vom Benzodiazepintyp einen guten Soforteffekt auf. Problematisch ist dabei, dass das Benzodiazepin ein hohes Suchtpotenzial besitzt und ein Vermeidungsverhalten unterstützt. Der Patient erlebt sofort, dass die Angst nach Einnahme des Medikaments zurückgeht, genauso als würde er eine angstauslösende Situation vermeiden.

»Sicherer« im Sinne der Vermeidung der Abhängigkeit ist es, Unruhe- und Erregungszustände, aber auch leichte Schlafstörungen mit *Atosil* oder *Dipiperon*, zwei relativ gut verträglichen niederpotenten Neuroleptika, zu vermindern.

Noch sicherer ist es, einen Fachkollegen hinzuziehen und mit diesem zusammen den Patienten zur (zusätzlichen) Psychotherapie zu motivieren, was beim komplexen Tinnitus auch in der Zusammenarbeit schwierig genug sein kann [13, 16].

11.2.5 Achtung: Manchmal kommt der Umschwung in die Manie...

> **Wichtig**
>
> Depressionen können – manchmal gerade bei antidepressiver Medikation – in einen hypomanischen bzw. manischen Zustand übergehen.

Dies zeigt sich in:
- vermehrter Unruhe,
- assoziativer Lockerung der Gedankengänge,
- Antriebssteigerung, aber noch depressivem Affekt, der sich immer mehr wandelt zu grenzüberschreitenden, manischen Verhaltensweisen,
- kaum zu stoppendem Redefluss, insbesondere auch über sexuelle Themen,
- Selbstüberschätzung,
- Verlust von Taktgefühl,
- unberechtigte Euphorie.

In diesen Fällen müssen die Antidepressiva abgesetzt und Fachhilfe hinzugezogen werden. Dies kann sich bei Manien wegen der meist fehlenden Krankheitseinsicht als sehr schwierig erweisen.

11.3 Ein Beispiel: Mit dem Tinnitus brach die Welt zusammen

Auf einmal stand sie da, die 78-jährige Patientin, klein und zierlich. In ihrem unscheinbar braunen Mantel wirkte sie irgendwie unbeholfen und hilflos, wie ein junges Mädchen. Sie machte sich große Vorwürfe, die Symptome anfangs nicht ernst genug genommen zu haben und gestand mit Tränen in den Augen, an Selbstmord gedacht zu haben, und das, obwohl sie dies ihrem Mann, ihren Kindern und Enkelkindern nicht antun wolle. Das Ohrgeräusch habe sie so durcheinander gebracht, dass sie nicht mehr schlafen könne. Auch die Medikamente, die ihr der niedergelassene Arzt verschrieben habe, hätten alles nur noch schlimmer gemacht. Seitdem sei ihr auch noch schwindelig, sie vernehme nun ein heftiges Quietschen und fühle zudem ein Brennen am ganzen Körper.

Wir haben die Patientin notfallmäßig stationär aufgenommen. Sie traute sich kaum, allein in ihrem Zimmer zu bleiben; wir nahmen den Ehemann zunächst bis zum Wochenende mit auf. Sobald die Aufnahme des Ehepaares zugesagt worden war, kam es zu einer deutlichen Entspannung. Dennoch war spürbar, unter welchem verzweifelten Druck die Patientin nach wie vor stand. Auffallend war, dass sie dabei weniger ihren Tinnitus sofort weghaben wollte, sondern das Bedürfnis ausdrückte, »irgendwie« Unterstützung in der Bewältigung ihrer derzeitigen Not zu bekommen.

Die Patientin erhielt zunächst eine niedrige Tavor-Dosierung von 2-mal 0,5 mg, die nach Erreichen der antidepressiven Wirkung von Cipramil nach 14 Tagen ausgeschlichen wurde.

In der fachärztlichen Untersuchung stellte sich heraus, dass sich der Tinnitus hochfrequent bei 8 kHz bestimmen ließ. Der Hörbefund zeigte beidseitig eine deutliche Schwerhörigkeit. Diese hatte die Patientin bisher selbst kaum bemerkt. Eines der therapeutischen Ziele bestand darin, durch ein Hörgerät wieder mehr »Außen- als Inneninformationen« zu ermöglichen.

Weiterhin war wichtig, die Patientin in ihrer derzeitigen Not anzunehmen und ein Stück davon über die Lebensgeschichte auch begreifbar werden zu lassen.

Die Lebensgeschichte einer Generation

Die Patientin, geboren 1923, lebte in einer großen ländlichen Familie in Schlesien und arbeitete auf dem elterlichen Hof mit. Sie wuchs als einziges Mädchen mit ihrer Mutter, zwei Stiefbrüdern und noch zwei älteren leiblichen Brüdern auf. Im Zweiten Weltkrieg kamen ein Bruder und ein Stiefbruder ums Leben. 1945 wurde Schlesien von den Russen besetzt. In dieser Zeit erlebte sie große Ängste. Sie war damals Mutter einer fünf Monate alten Tochter. Der Ehemann war im Zweiten Weltkrieg gefallen.

Mit ihrem Kind und mit nur einem Beutel Zwieback als Nahrung floh sie acht Tage lang mit einem Viehtransport in Richtung Westen. Dort angekommen und im Glauben, das Schlimmste überstanden zu haben, stieß sie auf Ablehnung und Misstrauen durch die Bevölkerung. Hier hatte sie manchmal schon aufgeben wollen, musste aber für ihre Tochter ums Überleben kämpfen. Zunächst ging sie betteln und fand erst nach längerer Zeit Arbeit auf einem Bauernhof. Als ihre Tochter vier Jahre alt war, fing sie an, täglich auch noch putzen zu gehen; eine Tätigkeit, die sie bis zu ihrem 60. Lebensjahr ausführte. 1952 heiratete sie zum zweiten Mal, einen Kraftfahrer, den sie noch aus der Schule kannte und der 1948 aus russischer Gefangenschaft zurückgekommen war. Mit ihm bekam sie noch einen Sohn.

Vor vier Jahren erlitt ihre Tochter im Alter von 57 Jahren einen Schlaganfall und war – halbseitig gelähmt – auf einen Rollstuhl angewiesen. Dies belastete die Patientin besonders stark. Der Sohn der Patientin (verheiratet, zwei Kinder) litt direkt nach dem Schlaganfall der Halbschwester an akutem Tinnitus.

Vor diesen zwei letzten Ereignissen war es ihr gut gegangen. Sie wohnte »im eigenen Haus« auf dem großen Grundstück ihres Sohnes und hatte zu ihren Kindern und Enkeln ein gutes Verhältnis. Insbesondere im Sommer stellte der Garten eine für sie schöne Beschäftigung dar, während sie im Winter genäht und sich vermehrt ausgeruht hatte. Seit dem Tinnitus sei aber alles sinnlos geworden und sie habe die Lust an allem verloren.

Diagnose: dekompensierter Tinnitus bei schwerer depressiver Episode

Unter der oben erwähnten Medikation kam es nach etwa einer Woche zu einem für sie befriedigenden Schlafverhalten. Der Ehemann konnte nun auch bis zum anderen Wochenende nach Hause fahren, »um nach dem Rechten zu gucken«. Während des ganzen Aufenthaltes zeigte sich die Patientin vom ersten Moment an ebenso dankbar wie zufrieden. Wir konnten ihre Fortschritte, aber auch ihre kleinen Einbrüche wie bei einem »emotional Heranwachsenden« gut unterstützen und begleiten. Die Patientin befreite sich zunehmend von ihrer depressiven Verstimmung. Dafür war wesentlich, dass sie langsam unter einem für sie vertrauensvollen, psychotherapeutischen Kontakt teilweise zum ersten Mal von ihrer Situation erzählen konnte.

Im weiteren Verlauf zeigte sich subjektiv eine Verminderung der von der Patientin empfundenen Tinnituslautheit. Dabei blieb der von außen objektiv bestimmbare Tinnituseindruck immer gleich bei 9 dB über der Hörschwelle.

Die durch den Tinnitus angestoßenen Gefühle der Ohnmacht und der Hilflosigkeit empfand sie sehr ähnlich wie damals ihre Situation als junge Erwachsene. Diese Zeit war durch viele Verluste, das Versteckenmüssen vor den gefürchteten russischen Soldaten, die mit Todesängsten begleiteten Flüchtlingstrecks mit Hunger, Kälte und naher Selbstaufgabe und die dann verzweifelte Situation im Westen, wo niemand die Flüchtlinge aus dem Osten haben wollte, geprägt.

Stolz war sie dennoch, dass sie es geschafft hatte, auch mit Betteln und Putzen für die Familie zu sorgen. Glücklich war sie bei dem Gedanken, dass es ihr – mit Kind! – in dieser schwierigen männerarmen Zeit gelungen war, einen Ehemann zu finden.

Aus der Psychodynamik heraus gesehen kann man vermuten, dass der Tinnitus alte, posttraumatisch entstandene Gefühle der Hilflosigkeit und Ohnmacht angestoßen hat, welche bis dahin sehr verschüttet und mit sehr viel Kraft »unter dem Teppich« gehalten wurden. Diese konnten nun vielleicht auch deswegen zum Ausbruch kommen, weil die Erkrankung der Tochter sie sehr mitgenommen hatte.

Anderseits, und das könnte das Glück im Unglück sein, war es der Patientin über den Tinnitus zum ersten Mal möglich, das für sie Schreckliche überhaupt »mit-teilen« zu können.

Oft geht es gerade in dieser Generation um Erlebnisse, die scheinbar »ewig lange« her sind, aber doch schon genauso lange seelisch wirksam sind, im Guten wie im Problematischen. So haben viele die Ärmel hoch gekrempelt und »weggeschafft« und dabei neu aufgebaut. Sie haben ihre seelischen Bedürfnisse dabei oft zurückstellen müssen – »für die nächste Generation«, die lange davon profitiert und nun ihre eigenen Schwierigkeiten zu bewältigen hat. Nun zeigt sich im Alter, dass der Preis des Zurücksteckens nicht unendlich lange bezahlt werden kann. Die manchmal erst spät zu Tage kommende Not muss – und darf – in ihrem Ausmaß begriffen und bearbeitet werden. Genau dies macht das Verständnis der Lebensgeschichte und das Umgehen mit emotionalen Faktoren notwendig. Dadurch wird nicht nur ein Verstehen und ein Anerkennen möglich, sondern auch ein Kennenlernen der Kräfte und Ressourcen, die auch dieser Patientin zur Verfügung stehen, um das derzeitige Problem dann auch tatsächlich meistern zu können.

In diesem Fall war vor allen Dingen die verständnisvolle tragende Beziehung durch ein ganzes Team therapeutischer Mitarbeiter wirk- und heilsam: von der Ärztin, über die Psychologin und die Hörtherapeutin bis hin zu den Bewegungstherapeuten. Dabei hat es uns diese Patientin wegen des guten Gefühls, das sie jedem für jede Aktivität zurückgab, einfach gemacht. Wenn eine oft verständliche Verbitterung oder Vorwürfe an die helfende Hand hinzukommen, wird es für alle Seiten schwieriger.

Bei dieser Patientin wurde es auch möglich, die sicherlich schon lange notwendige Hörgeräteversorgung nun wirklich durchzuführen. Dies konnte ihr nicht nur helfen, den Tinnitus besser zu kompensieren, sondern auch andere Menschen wieder besser zu verstehen.

Wesentlich war aber sicherlich das mit der Patientin gefundene gemeinsame Verständnis sowohl des medizinischen (organischen) als auch des seelischen Aspektes des Tinnitus, die in der Lautheit zum Ausdruck kamen. Erst diese Erkenntnis ermöglichte ihr, wieder auf eigene Beine zu kommen und den für sie bis dahin vollkommen »unfassbaren« Tinnitus so zu begreifen.

So konnten wir nach sechs Wochen eine Patientin verabschieden, die deutlich Abstand nehmen konnte von ihrer Lebensverzweiflung und nun mit ganz anderer Kraft ihre goldene Hochzeit feiern konnte.

11.4 Traumata heute

Ein nicht unerheblicher Teil der »mit Tinnitus« dekompensierten Patienten leidet an den Folgen trau-matischer Ereignisse. Auch wenn nicht alle das Vollbild einer posttraumatischen Belastungsstörung oder Persönlichkeitsänderung zeigen, finden sich zumindest Teilsymptome einer solchen mit insbesondere vegetativer Übererregbarkeit, übermäßiger Schreckhaftigkeit und Schlaflosigkeit, der Vermeidung von Situationen, die Erinnerung an das Trauma wachrufen können, sowie ängstlichen und depressiven Symptomen [5].

11.5 Deckthema Tinnitus bei Erkrankungen aus dem schizophrenen Formenkreis

Der Tinnitus hat als »Deckthema« Einzug bei Menschen gefunden, die von Erkrankungen des schizophrenen Formenkreises mit u. a. wahnhafter paranoid-halluzinatorischer Symptomatik und dabei vorkommenden akustischen Halluzinationen betroffen sind.

Akustische Halluzinationen gehören dabei nach der Einteilung Eugen Bleulers (1930) zu den so genannten akzessorischen (Sekundär)symptomen [2]. Nach Kurt Schneider (1967) zählen Gedankenlautwerden (Hören der eigenen Gedanken), interpretierende Stimmen, Stimmen in Form von Rede und Gegenrede (dialogische Stimmen) und imperative Stimmen zu den Symptomen 1. Ranges [18].

So erreichte uns nach einer Veröffentlichung zur Retraining-Therapie in einer Publikumszeitschrift ein Brief, der uns dringend darauf aufmerksam machen wollte,

»… dass den Bürgern hinterlistig Funk in den Ohren angelegt wird und diese dadurch hinterlistig beeinflusst, nahezu hypnotisiert werden. Die Bürger werden auch über Ohren beobachtet und ebenso ausgefragt. Wispernde Funk-Gespräche sind deutlich zu vernehmen. … Zugleich handelt es sich bei diesem Piepsen, Pfeifen und Rauschen um Funkgeräte. Auf diese(r) Weise ist es zu erklären, dass nach dem Weglegen des Maskiergerätes, der angebliche Tinnitus, eben die Funkverbindung, unverändert vorhanden ist. Es handelt sich dabei um unaufhörliche Funk-Belästigungen. Durch die Dauer-Funk-Gespräche wird auch der Schlaf geraubt, der Kreislauf wird in Mitleidenschaft gezogen. Bitte suchen Sie in den Ohren nach Funk-Anlagen und kontrollieren sie in ihrem eigenen Interesse auch ihre Ohren; wegen gefährlichen Funkterroristen und Versicherungsschwindlern ...« [12].

Dieser Patient bedarf sicherlich der fachpsychiatrischen Behandlung. Es kann davon ausgegangen werden, dass er bereits manche HNO-Ärzte und viele andere Spezialisten aufgesucht hat, die ihm verständlicherweise nicht in seiner Not helfen konnten.

Die Patienten profitieren sicher von einer adäquaten Behandlung durch psychiatrisch versierte Ärzte, zumal auch schizophrene Erkrankungen keinen »naturgemäß« schlechten, sondern zu einem Drittel einen aufhaltbaren und zu einem weiteren Drittel einen günstigen Verlauf haben können, wenn sie adäquat behandelt werden [4, 5, 17, 19].

Aber Patienten mit einer schizophrenen Erkrankungen können unabhängig davon, jedoch anders als oben beschrieben, auch unter Tinnitus leiden. Bei diesen zeigt sich, im Unterschied zu den akustischen Halluzinationen, ein in seiner Frequenz und Lautheit über der Hörschwelle bestimmbarer, reproduzierbarer Tinnitus. Nach Abklingen der Akutphase ist hier eine Tinnitusbehandlung möglich [12].

11.6   Hirnorganisch verursachte Pseudohalluzinationen

Im Unterschied zu einer schizophrenen Erkrankung können akustische Halluzinationen auch isoliert auftreten – und behandelt werden.

So nahmen wir eine sehr intelligente pensionierte Lehrerin auf, die kurz zuvor eine transitorische ischämische Attacke erlitten hatte und im Anschluss daran einen Tinnitus entwickelte. Dabei sprach sie erst nur über »Ohrgeräusche«, da sie Angst hatte, schizophren zu sein. Erst mit zunehmendem Vertrauen zum Therapeuten offenbarte sie, dass sie nicht nur Tinnitus hörte, sondern Melodien, teilweise auch Gespräche, aber mehr rhythmisch in Form von Gedichten, vor allen Dingen aus früherer Zeit. Diese Stimmen hatten – im Gegensatz

zur Schizophrenie – keinen imperativen Charakter. Sie konnte – ebenfalls anders als schizophren Erkrankte – genau beschreiben, wie sie darauf geachtet hatte, ob irgendwo ein Radio mit einer alten Sendung zu hören sei. Als sie alles abgeprüft und verifiziert hatte, war ihr klar, dass diese Melodien aus ihrem Kopf kommen mussten, was sie zunehmend mehr beängstigte.

Hier war die Aufklärung über die Möglichkeit und das Wesen einer hirnlokal verursachten organischen Pseudohalluzination – in diesem Fall nach einer transitorischen ischämischen Attacke – wichtig. Durch die Gabe eines niedrig dosierten atypischen Neuroleptikums konnte die Symptomatik unterdrückt werden.

Differenzialdiagnostisch ist an fokale epileptische Anfälle zu denken, die auch Melodienhören hervorrufen können. In diesem Fall werden eher Antiepileptika verabreicht.

Einer weiteren Patientin genügte schon das Verständnis über den Charakter ihrer Melodien. Nachdem sie ihre Angst verloren hatte, wollte sie damit leben – ohne spezifische Medikation. Sie übte im Rahmen der wahrnehmungsumlenkenden Verfahren und der Tinnitusbewältigung, ihm keine Beachtung mehr zu schenken.

»Nachhallphänomene« und Körpermissempfindungen finden sich relativ häufig bei Konsum exzitatorisch wirksamer Drogen und auch bei Cannabis. Eine Hyperakusis wird oft nach »Horrortrips« oder Gebrauch von Ecstasy beklagt, meist ohne dem Therapeuten Auskunft hierüber zu geben [15]. Wir klären dann »ganz theoretisch« über diese Phänomene auf, um die Patienten die Angst zu nehmen und darüber hinaus den Anstoß zu geben, den Substanzmissbrauch zumindest einzuschränken.

> **Fazit**
>
> Beim Tinnitus kann psychiatrische Hilfe in Fällen von komplexem Tinnitusleiden mit depressiver Dekompensation, Angstentwicklung, affektiven Störungen und originär psychiatrischen Erkrankungen wie Schizophrenien notwendig werden.
>
>

Eine psychiatrische Behandlung besteht dabei nicht nur in der Verschreibung von Psychopharmaka. Aber gerade antidepressive Medikamente haben einen wichtigen Stellenwert, wenn sich bei oder durch den Tinnitus eine schwere, Leidensdruck erzeugende Depression einstellt. Die Befürchtung, dass durch Antidepressiva der Tinnitus lauter werden könnte, ist meistens unbegründet. Daher wird empfohlen, Psychopharmaka mit entsprechendem Fachwissen *und* möglichst bei begleitender Psychotherapie einzusetzen.

Literatur

1. Benkert O, Hippius H (2003) Kompendium der Psychiatrischen Pharmakotherapie, 4. Aufl. Springer, Berlin Heidelberg New York Tokyo
2. Bleuler E (1930) Primäre und sekundäre Symptome der Schizophrenie. Z Ges Neurolo Psychiatr 124:607
3. Calatzis A, Loew T (2003) Weniger ist mehr: Auswahlkriterien für Psychopharmaka. Zs Psychodynam Psychother 2:33–42
4. Ebert D (1995) Psychiatrie Systematisch. Uni-med, Lorch
5. Ehlers A (1999) Posttraumatische Belastungsstörung. Hogrefe, Göttingen
6. Ernst K (1998) Psychiatrische Versorgung heute. Konzepte, Konflikte, Konsequenzen. Kohlhammer, Stuttgart Berlin Köln
7. Goebel G, Hiller W (1998) Tinnitus – Fragebogen. Ein Instrument zur Erfassung von Belastung und Schweregrad bei Tinnitus (Manual). Hofgrefe, Göttingen
8. Goebel G (2003) Tinnitus und Hyperakusis. Fortschritte der Psychotherapie. Hogrefe, Göttingen (Manual für die Praxis, Bd 20)
9. Hesse G, Rienhoff NK, Nelting M, Laubert A (2001) Ergebnisse stationärer Therapie bei Patienten mit chronisch komplexem Tinnitus. Laryngorhinootologie 80:503–508
10. Märtner M (2002) Psychopharmaka bei Tinnitus. In: Hesse G (Hrsg) Medikamentöse Behandlung von Tinnitus und Schwerhörigkeit. Möglichkeiten und Grenzen. Profil, München Wien, S 39–48 (Arolser Schriften VI)
11. Olderog M, Langenbach M, Michel O, Brusis T, Köhle K (2004) Prädiktoren und Mechanismen der ausbleibenden Tinnitus-Toleranzentwicklung – eine Längsschnittstudie. Laryngorhinootologie 83:5–13
12. Schaaf H, Doelberg D, Seling B, Märtner M (2003) Komorbidität von Tinnituserkrankungen und psychiatrischen Störungen. Nervenarzt 74:72–75
13. Schaaf H, Holtmann H (2002) Psychotherapie bei Tinnitus. Schattauer, Stuttgart
14. Schaaf H, Klofat B, Doelberg D, Hesse G (2005) Tinnitustherapie, wann stationär, wann psychosomatisch, wann psychiatrisch? Forum HNO (im Druck)
15. Schaaf H, Klofat B, Hesse G (2003) Hyperakusis, Phonophobie und Recruitment als mit Geräuschempfindlichkeit assoziierte sonstige abnorme Hörabweichungen. HNO 51:1005–1011
16. Schaaf H, Seling B (2002) Not verschafft sich Gehör. Kasuistik. HNO-Nachrichten 8:16–19
17. Schaaf H, Seling B (1999) Schwindel bei psychiatrischen Erkrankungen. In: Schaaf H, Nelting M Hesse G (1999) Schwindel – psychosomatisch gesehen. Profil, München Wien, S 62–69
18. Schneider K (1967) Klinische Psychopathologie, 8. Aufl. Thieme, Stuttgart
19. Tölle R (2000) Psychiatrie, 13. Auf. Springer, Berlin Heidelberg New York Tokyo
20. Zenner HP (1998) Eine Systematik für Entstehungsmechanismen von Tinnitus. HNO 46:699–711

Alles nur Einbildung? Über die Wirkung von »Placebos«

K. V. Greimel

The Powerful Placebo lautet der Titel einer der bahnbrechendsten und vielzitiertesten Publikationen zum Placeboeffekt. Im Jahre 1955 veröffentlichte Henry K. Beecher diese Arbeit im *JAMA*, und seit dieser Zeit gilt der Placeboeffekt in der Medizin als wissenschaftliche Tatsache. Beecher analysierte 15 Therapiestudien und kam dabei zum Schluss, dass der Therapieerfolg bei etwa 35% der Patient(inn)en auf einen Placeboeffekt zurückgeführt werden kann. In nachfolgenden Arbeiten wurde die Placebowirksamkeit noch wesentlich höher (bis zu 70%) eingeschätzt [20, 27]. Abgesehen von der klinischen Relevanz hat diese Publikation auch die wissenschaftliche Forschung inspiriert.

> **Wichtig**
>
> Habermann [13] meint, dass der Placeboeffekt mittlerweile »die häufigste und am besten – auch quantitativ – untersuchte Arzneimittelwirkung« sei.

Das zunehmende Interesse an dieser Thematik lässt sich auch an der Zunahme von Zitaten in wissenschaftlichen Publikationen belegen (❏ Abb. 12.1).

Auf der anderen Seite gibt es jedoch auch kritische Stimmen. Sie reichen von ethischen Bedenken [vorsätzliche Täuschung von Patient(inn)en] bis zum völligen Infragestellen des Phänomens.

> **Wichtig**
>
> Kienle u. Kiene [16, 17] konnten in einer methodenkritischen Analyse von 800 Studien keine überzeugende Demonstration des Placeboeffekts finden. Die Autoren kamen vielmehr zum Schluss, dass eine Reihe von Faktoren wie z. B. Spontanverlauf der Erkrankung und Spontanschwankungen der Symptomatik, zusätzliche Therapiemaßnahmen, Gefälligkeitsauskünfte von Patient(inn)en sowie gravierende methodische Mängel der Studien Placeboeffekte in vielen Fällen vortäuschen würden.

Auch in der Reanalyse der klassischen Beecher-Studie konnten die Autoren kaum Hinweise auf Placeboeffekte finden.

Hróbjartsson u. Götzsche [15] kamen zu ähnlichen Ergebnissen. Sie konnten in einer Metaanalyse von 114 randomisierten Studien mit Placebogruppen und unbehandelten Gruppen keine Überlegenheit der Placebobehandlung gegenüber der Nullbehandlung finden. Die verbreiteten Literaturangaben zu Größe und Häufigkeit des Placeboeffekts seien unbegründet und in hohem Maße über-

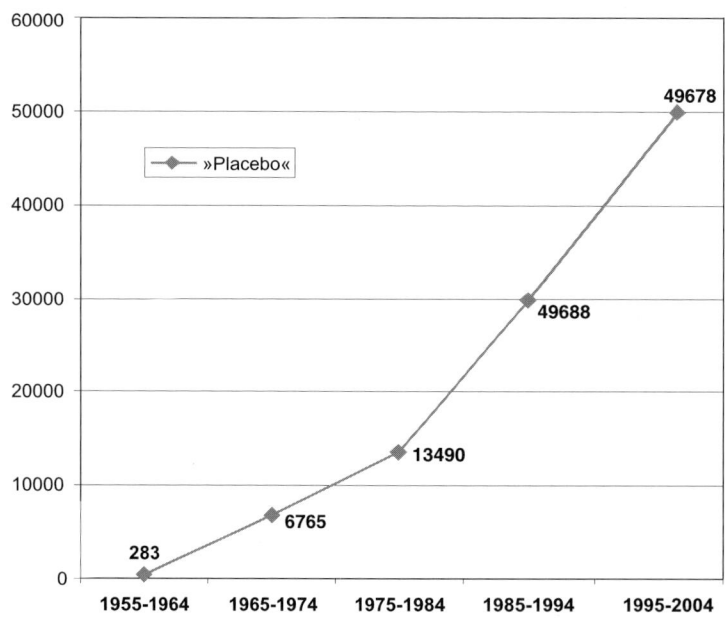

❏ **Abb. 12.1.** Häufigkeit der Zitate »Placebo« von 1955 bis 2004 (Medline-Recherche, Suchbegriff »Placebo«)

trieben, wenn nicht völlig falsch, so die Kritiker. »The so-called placebo effect is a myth born of misperception, misunderstanding, mystery and hope«, »It is time to call a myth a myth« [19, 21].

Obwohl ein Placebo im engerem Sinne kein Medikament ist, d. h. keine spezifische Wirkung hat, wird es in der Medizin als Medikament zur Behandlung von Krankheiten eingesetzt – teilweise mit überraschend guten Erfolgen.

Aber nicht nur Tabletten können Placeboeffekte hervorrufen, sondern auch diagnostische Untersuchungen oder nichtpharmakologische Behandlungsmaßnahmen. Sollte man angesichts dieser positiven Effekte nicht versuchen, den Placeboeffekt zu würdigen, anstatt ihn zu verdammen? Über diese Frage besteht bis heute keine Einigkeit. Unverkennbar ist jedoch, dass ein besseres Verständnis Ärzt(inn)en und Patient(inn)en nützt und eine Voraussetzung für einen verantwortungsbewussten Umgang mit Placebos ist.

12.1   Was ist ein Placebo?

»Is the placebo much ado about nothing? The answer is both NO because it has powerful therapeutic effects and YES because there are such faddish exaggerations about the extent of placebo power« [24].

Das Wort »Placebo« kommt aus dem Lateinischen (»placere«) und bedeutet »ich werde gefallen«. Im Gegensatz dazu steht der Begriff »Nocebo«, der auf die negative Effekte der »Einbildungskraft« hinweisen soll. »Noceboeffecte« sind in der Medizin nichts Ungewöhnliches, sie werden in der Literatur aber kaum thematisiert – zumindest nicht unter diesen Begriff. Ein typisches Beispiel dafür sind Übelkeitsreaktionen nach Chemotherapien. Diese treten oft schon dann auf, wenn der Patient oder die Patientin an die Chemotherapie denkt oder in irgendeiner Form an sie erinnert wird – oft auch noch Jahre nach einer abgeschlossenen Behandlung.

Mit »placebo domino« (»ich werde dem Herrn gefallen«) begannen im Mittelalter die Totenmessen. Im 14. Jahrhundert kam eine außerkirchliche Bedeutung hinzu im Sinne von Schmeichler, Krie-

cher, Heuchler. Diese negative Konnotation ist vermutlich auf die zwiespältige Haltung gegenüber professionellen Trauernden zurück zu führen, die dafür bezahlt wurden an der Totenbahre von Verstorbenen »Placebos« zu singen.

Im Jahr 1785 wurde der Begriff erstmalig in ein medizinisches Wörterbuch aufgenommen und als »a commonplace method or medicine« und etwas später als »make-believe medicine, allegedly inert and harmles« definiert [9]. Heute wissen wir allerdings, dass Placebos nicht nur harmlos sind, sondern auch negative Auswirkungen haben können.

Vor dem Zweiten Weltkrieg war die Verwendung von »Scheinmedikamenten« in der Medizin allgemein üblich – die Anwendung beruhte jedoch auf reiner Intuition. Eine wissenschaftlich Überprüfung der Effekte begann in den 1930er Jahren mit der Einführung placebokontrollierter klinischer Studien.

> **Wichtig**
>
> Heute gilt das doppelt-blinde, placebokontrollierte randomisierte Studiendesign als »golden standard« in der Arzneimittelforschung.

Erstmalig verwendet wurde der Begriff »blind test« von Sollmann im Jahre 1917.

Innerhalb der Medizin steht man dem Begriff nach wie vor ambivalent gegenüber, und viele Fragen zur Konzeption und Wirksamkeit sind noch weitgehend ungeklärt. In der *pharmkologischen Forschung* wird der Placeboeffekt als Störvariable gesehen, die es zu kontrollieren bzw. herauszufiltern gilt, um die »wahre Wirkung« eines Medikaments überprüfen zu können. In der *klinischen Praxis* wird ein Placebo als »wirkungslose Substanz« betrachtet, deren Effekt zwar anerkennt, aber weitgehend auf »bloße Einbildung« zurückführt wird. Diese Haltung kommt auch in der im *Dorland's Medical Dictionary* (1988) angeführten Definition zum Ausdruck: Ein Placebo ist

»... any dummy medical treatment; originally, a medical preparation having no specific pharmacological activity against the patient's illness«.

Aufgrund der negativen Konnotation wird von manchen Autoren vorgeschlagen, auf den Begriff »Placebo« völlig zu verzichten [28] oder ihn durch andere Ausdrücke wie »remembering wellness« [4] oder »response to healing situation« [5] zu ersetzen.

12.2 Wie wirken Placebos?

Injektionen wirken besser als Tabletten, größere Pillen sind erfolgreicher als kleine, farbige sind besser als weiße und insgesamt wirken Placebos besser, wenn sie von einem Arzt und nicht von einer Krankenschwester verabreicht werden [6]. Aber nicht nur Medikamente können Placeboeffekte auslösen.

> **Wichtig**
>
> Das Betreten der Zahnarztpraxis kann heftigen Zahnschmerz zum Stillstand bringen, der Anblick des weißen Arztkittels kann Beschwerden lindern, und es ist seit langem bekannt, dass gut aufgeklärte und ermutigte Patient(inn)en bei Operationen weniger Narkosemittel benötigen, postoperativ weniger Schmerzen verspüren und schneller aus dem Krankenhaus entlassen werden können [11, 18].

Der reine Glaube an eine Behandlung (vor allem wenn beide, Arzt und Patient, daran glauben) kann die Wirksamkeit von Placebos um ein Vielfaches erhöhen. Und allein die Tatsache, auf einer Warteliste zu stehen, oder die Entscheidung, sich in eine medizinische Behandlung zu begeben, kann eine Symptomatik bereits lindern.

Diese und ähnlich Phänomene findet man jedoch nicht nur im Bereich der Medizin. Ende der 1920er und Anfang der 1930er Jahre versuchte man beispielsweise in den Hawthorne-Werken der Western Electric Company in der Nähe von Chicago, die Produktivität der Mitarbeiter(inn)en zu steigern und setzte sie ein Jahr lang unterschiedlichen Arbeitsbedingungen aus. So veränderte man die Intensität der Beleuchtung, die Pausenzeiten, die Bezahlung usw.

> **Wichtig**
>
> Das überraschende Ergebnis: Fast jede Veränderung, ob positiv oder negativ, führte zu einer Steigerung der Produktivität. Allein die Tatsache, an einer Studie teilzunehmen, in ein System eingebunden zu sein und stärker beachtet zu werden, kann einen positiven Effekt bewirken.

Dieser Effekt ist als so genannter »Hawthorne-Effekt« (Beobachtungseffekt) in die Literatur eingegangen.

> **Die drei Hauptgründe, weshalb Ärzte/Ärztinnen ihren Patient(inn)en Placebos verschreiben (nach [26])**
>
> 1. Als *Geschenk*, um Beschwerden behandeln zu können, für die es keine objektiven Erklärung gibt
> 2. Als *Herausforderung*, um zu überprüfen, ob die von Patient(inn)en vorgebrachten Beschwerden »echt« (oder nur eingebildet) sind
> 3. Als *Erlösung*, um »schwierige«, fordende Patient(inn)en loszuwerden

12.3 Wie können Placeboeffekte erklärt werden?

Bis heute gibt es keine Theorie, die alle einzelnen Placeboeffekte in ihrer Gesamtheit erklären kann. Zu vielschichtig ist das Phänomen, zu vage das Konzept, zu unterschiedlich die empirischen Befunde.

Placeboreaktionen werden sowohl vom Krankheitsbild als auch von Persönlichkeitsfaktoren (von Patient *und* Arzt), der Arzt-Patient-Beziehung und der Behandlungssituation beeinflusst [4, 8].

> **Wichtig**
>
> Versuche, den Placeboeffekt allein mit der Persönlichkeit der Patient(inn)en zu erklären, sind fehlgeschlagen.

Die heute gängigsten psychologischen Erklärungsmodelle des Placeboeffektes sind die *klassischen Konditionierung* und die *Erwartungstheorie*. In beiden Theorien spielen Erwartungen eine zentrale Rolle: Erwartungen an die Wirksamkeit einer Behandlung, Erwartungen an die eigene Kompetenz sowie die Kompetenz der Behandler(innen), die Krankheit in den Griff zu bekommen.

12.3.1 Die klassische Konditionierung

Entsprechend der Theorie der klassischen Konditionierung handelt es sich beim Placeboeffekt um ein erlerntes Verhalten. Wiederholte Erfahrungen von Symptomerleichterung durch diagnostische und therapeutische Maßnahmen führen zu einer konditionierten Reaktion auf diverse medizinische Maßnahmen. Diese kann in der Folge schon alleine dann auftreten, wenn jemand an eine Behandlung denkt oder an sie bzw. die positiven Erfahrungen erinnert wird. Negative Reaktionen (so genannte Noceboreaktionen) können genauso gut gelernt werden wie positive. Bestimmte Vorerfahrungen mit Behandler(innen), mit Medikamenten, der Behandlungssituation usw. können dadurch auf das aktuelle Behandlungsergebnis einen stärkeren Einfluss haben als die Behandlung selbst.

Auch im Tierreich konnten Placeboeffekte beobachtet werden. Ader u. Cohen berichteten 1975 von einer Studie [1], in der sie Ratten Saccharin-gesüßtes Wasser gemeinsam mit Cyclophosphamid-Injektionen (einem immunsupressiven und übelkeitserregenden Mittel) verabreicht hatten. Die Sterblichkeitsrate der so trainierten Tiere stieg auch dann weiter an, wenn man ihnen keine Injektionen sondern das Saccharin-Wasser alleine verabreichte.

> **Wichtig**
>
> Die Autoren erklärten das Phänomen damit, dass das Saccharin-Wasser nach entsprechender Konditionierung allein in der Lage war, das Immunsystem zu unterdrücken und so zu einer erhöhten Sterblichkeit beizutragen.

Mit klassischer Konditionierung lässt sich auch erklären, warum Placeboeffekte auch ohne die Verabreichung von Pillen oder ohne eine spezielle Behandlung auftreten können. Allein das Betreten einer Arztpraxis kann die Symptomatik verbessern. Bestimmte Eindrücke – Geräusche, Gerüche, Symbole, Worte, der Arzt oder die Ärztin – können die Funktion konditionierter Stimuli erwerben und konditionierte Reaktionen auslösen (der Arzt als »walking placebo«). Nicht die pharmakologische Substanz eines Medikaments führt dann zur Symptomerleichterung, sondern die Farbe oder Größe einer Pille und die damit verbundene Vorstellung einer positiven Wirkung – analog dem Pawlovschen Hund, der nach wiederholter, gemeinsamer Darbietung von Futter (unkonditionierter Stimulus/UCS) und einem Ton (konditionierter Stimulus/CS) allein schon auf den Ton mit Speichelfluss reagiert. Der ursprünglich neutrale Reiz »Ton« wurde zu einem konditionierten Stimulus, zum Hinweisreiz für Futter, und ist damit in der Lage, Speichelfluss auszulösen (◘ Abb. 12.2).

Das klassische Konditionierungsmodell kann allerdings Placeboeffekte, die ohne entsprechende Vorerfahrungen auftreten, nicht erklären. In diesem Fall bieten Erwartungstheorien eine mögliche Erklärung.

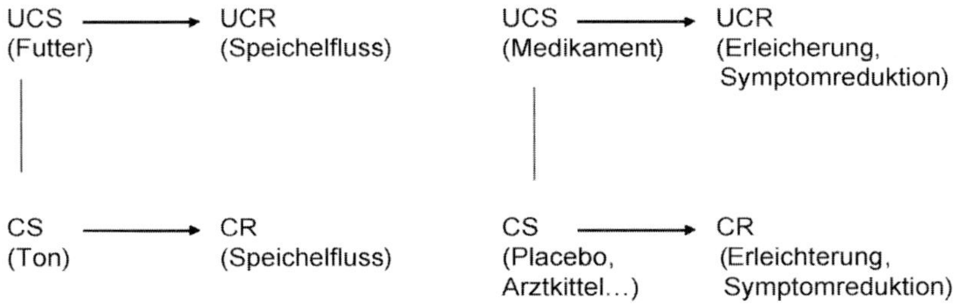

UCS ⟶ UCR
(Futter)   (Speichelfluss)

UCS ⟶ UCR
(Medikament)   (Erleicherung, Symptomreduktion)

CS ⟶ CR
(Ton)   (Speichelfluss)

CS ⟶ CR
(Placebo,   (Erleicherung,
Arztkittel…)   Symptomreduktion)

◘ **Abb. 12.2.** Klassische Konditionierung und Placeboeffekt

12.3.2   Das Erwartungsmodell

Erwartungen sind die gedankliche Vorwegnahme zukünftiger Ereignisse.

Bandura (1997) unterscheidet zwei Arten von Erwartungen:

- *Ergebniserwartungen* (Erwartungen, dass eine bestimmte Handlung zu einem bestimmten Ergebnis führen wird, z. B. spezifische Erwartungen in Hinblick auf die Wirksamkeit einer Behandlung),
- *Selbsteffizienz-* oder *Kompetenzerwartungen* (Erwartungen, dass durch eigenes Tun ein bestimmtes Ziel oder Ergebnis erreicht werden kann, z. B. dass man eine Krankheit/Symptomatik aus eigener Kraft bewältigen kann).

Erwartungen spielen während des gesamten Behandlungsprozesses eine wichtige Rolle. Es ist kaum vorstellbar, dass sich ein Patient oder eine Patientin ohne Erwartungen in eine medizinische Behandlung begibt.

> Die Erwartungen von Patient(inn)en werden beeinflusst von Vorerfahrungen (eigene und von Freund(inn)en/Angehörigen) und von spezifischem Wissen über die Krankheit und über Behandlungsmethoden.

Des Weiteren spielen Persönlichkeitsmerkmale, das Alter, das Geschlecht und auch der soziale Status eine Rolle.

Crow et al. [8] untersuchten die Rolle von Erwartungen auf Placeboeffekte und deren Bedeutung im Gesundheitswesen. Sie analysierten 93 Therapiestudien und kamen zum Ergebnis, dass Erwartungen für das Behandlungsergebnis von großer Bedeutung sind. Patient(inn)en zeigten bessere Erfolge wenn:

- vor einer Behandlung eine realistische Erwartungshaltung geschaffen wurde,
- den Patient(inn)en »Selbstmanagement-skills« vermittelt wurden, um mit der Krankheit und der Behandlungssituation besser umgehen zu können,
- der Glaube und das Vertrauen in eine Behandlung gefördert wurde.

Die Autor(inn)en empfehlen, dass die Berücksichtigung von Erwartungen ein integraler Bestandteil jeder Behandlung sein sollte und dass das Behandlungsteam in der Vermittlung dieser Strategien ausgebildet werden sollte.

> **Wichtig**
>
> *Biologisch orientierte Placebotheorien* versuchen, Strukturen und Verbindungen im Gehirn ausfindig zu machen, die für die Placeboeffekte verantwortlich sein könnten. Untersuchungsgegenstand sind psychische Prozesse (z. B. die Wahrnehmung und Bedeutungsgebungen von medizinischen Behandlungen) und ihre Auswirkungen auf der organischen Eben (z. B. Freisetzung endogener Opiate, neuroendokrine und psychoneuroimmunologische Mechanismen).

Zusammenhänge zwischen körperlichen und psychischen Prozessen sind hinlänglich bekannt. Traumatisierende Lebensereignisse, aber auch chronische Belastungen können gravierende körperliche Auswirkungen haben.

Epidemiologische Untersuchungen haben beispielsweise gezeigt, dass die Mortalitätsrate nach dem Verlust des Partners oder der Partnerin im ersten Jahr nach dem Tod erheblich ansteigt. Ein anderes Beispiel ist die Beobachtung, dass sich Schüler(inn)en und Student(inn)en während Prüfungszeiten leichter erkälten bzw. gesundheitlich insgesamt anfälliger sind. Erklärt werden diese Phänomene mit stressbedingter Schwächung des Immunsystems.

> Die Wechselwirkungen zwischen psychischen Prozessen und dem neurologischen, immunologischen und endokrinen System sind jedoch sehr komplex und noch lange nicht vollständig aufgeklärt.

Medizinische Anthroplogen wie Hahn u. Kleinman [12] meinen jedoch, dass all diese Theorien zu kurz greifen und Placeboeffekte nur in einem soziokulturellen Rahmen sinnvoll erklärt werden könnten.

12.4 · Ethische Gesichtspunkte: Ist eine »heilende Lüge« ethisch zu rechtfertigen?

169   **12**

12.4 Ethische Gesichtspunkte: Ist eine »heilende Lüge« ethisch zu rechtfertigen?

Die bewusste Irreführung von Patient(inn)en wird allgemein als unethische erachtet. Aber: Ist eine Lüge, wenn sie dem Wohle von Patientinnen und Patienten dient, nicht gerechtfertig? Laut Hippokratischem Eid sind Ärzt(inn)en dazu verpflichtet, alles für das Wohl der Patient(inn)en zu tun.

Im Forschungsbereich geben Kritiker von placebokontrollierten Studien zu Bedenken, dass Patient(inn)en der Placebogruppe unter Umständen eine wirkungsvollere Therapie vorenthalten werde. Dies sei unethisch, auch wenn sich Patient(inn)en mit diesem Vorgehen einverstanden erklären würden [22]. Unterstützung für diese Position finden Kritiker in den Ethikrichtlinien. In den Deklarationen von Helsinki wird die Verwendung von Placebos für Studienzwecke sehr restriktiv behandelt – das Wohl des Patienten hat immer oberste Priorität.

»In any medical study, every patient – including those of a control group, if any – should be assured of the best proven diagnostic and therapeutic method.« [29, 30]

Viele Expert(inn)en glauben, dass die Verschreibung von Scheinmedikamenten ein unlösbares Dilemma darstellt: Klärt man Patient(inn)en darüber auf, zerstört man die Wirksamkeit, klärt man sie nicht auf, gerät man in das ethische Dilemma der Täuschung und Irreführung (◘ Abb. 12.3). Des Weiteren stellt sich die Frage, inwieweit eine gezielte

Täuschung von Patient(inn)en nicht im Gegensatz zu deren Entscheidungsautonomie und deren Selbst- bzw. Mitbestimmungsrecht stehe.

Kritiker sind überzeugt, dass Placebos auf verschiedenen Ebenen mehr schaden als nützen. Die Täuschung von Patient(inn)en und das Schaffen eines falschen Erklärungsmusters für Erkrankungen fixiere sie auf Medikamente und gefährde zudem die Arzt-Patient-Beziehung.

> **Wichtig**
>
> Auf ärztlicher Seite könnte der Irrglaube entstehen, dass bei Ansprechen auf ein Placebo die Krankheit »nicht echt« sondern nur eingebildet sei. Diese Sichtweise könnte in der Folge dazu führen, dass Beschwerden von »Placeborespondern« weniger ernst genommen werden würden.

Die Befürworter sehen das allerdings ganz anders. Placebos können potente Therapien sein, und sie Patient(inn)en vorzuenthalten sei ethische bedenklich. Außerdem seien Placebos kostengünstig, ein Argument, das in Zeiten knapper werdender Ressourcen nicht unbedeutend ist.

> **Wichtig**
>
> Verantwortungsvolles medizinisches Handeln sollte daher danach trachten, den Placeboeffekt – wo und wie auch immer möglich – zu erhöhen [4, 7].

Für den Einsatz von Placebos müssten jedoch ähnlich strenge Richtlinien gelten wie für die Verwendung jedes anderen Medikaments. Vor der Verordnung müssten Nutzen und Risiken sorgfältig abgewogen werden. Das Problem besteht jedoch darin, dass es bis heute keine klaren Entscheidungskriterien gibt, wann und unter welchen Umständen eine Placeboverordnung gerechtfertigt ist und wie Erfolge bzw. Misserfolge gemessen werden sollen. Außerdem gibt es keine Standards im Umgang mit negativen Auswirkungen, z. B. was es für Patient (inn)en bedeutet, wenn sie erfahren, dass sie mit Scheinmedikamenten behandelt worden sind.

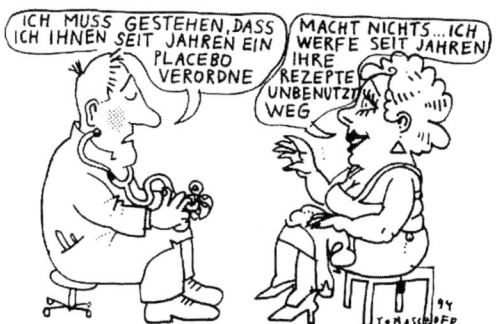

◘ **Abb. 12.3.** »Aufklärungsgespräch«

Fazit

Placeboeffekte sind ein integraler Bestandteil jeder Behandlung. Sie lassen sich jedoch auf einer rein organischen Ebene nicht erklären und bedürfen der Integration geistiger, psychischer und sozialer Faktoren in das Krankheitsverständnis. Psychische Prozesse werden in der Medizin jedoch unterbewertet, manchmal sogar belächelt. Die Tatsache, dass geistige und psychische Prozesse körperliche Funktionen beeinflussen können, wird häufig in Frage gestellt, und das, obwohl sie zu den Alltagserfahrungen jedes Menschen gehören. So kann z. B. die bloße Vorstellung einer Zitrone Speichelfluss hervorrufen, Sorgen können Magenkrämpfe verursachen, freudige Erwartungen den Herzschlag erhöhen, Angst Schweißperlen auf die Stirn treiben.

Die künstliche Trennung zwischen Seele, Geist und Körper (im englischen Sprachraum zwischen »disease« – das, was Ärzte als Krankheit definieren und behandeln– und »illness« – das, was Patient(inn)en als Krankheit empfinden) schafft viele Probleme und wird dem Erleben der Patient(inn)en oft nicht gerecht.

Eine wissenschaftlich fundierte Aufklärung aller an einer Krankheit bzw. Behandlung beteiligten psychischen, physischen und sozialen Faktoren und deren Zusammenwirken würde nicht nur zu einem umfassenderen Verständnis von Krankheit führen, sondern könnte auch zu einer Demystifizierung des Placebobegriffes beitragen. Inwiefern nach Klärung dieser Faktoren Begriffe wie »Placebos« oder »Placeboeffekte« allerdings noch eine Bedeutung haben, ist fraglich.

Literatur

1. Ader RA, Cohen N (1975) Behaviorally conditioned immunsupression. Psychosom Med 37:333–340
2. Bandura A (1997) Self-efficacy: the exercise of control. Freeman, New York
3. Beecher HK (1955) The powerful placebo. JAMA 159:1602–1606
4. Benson H (1996) Harnessing the power of the placebo effect and renaming it »Remembered Wellness«. Annu Rev Med 47:193–199
5. Brown WA (1998) Harnessing the placebo effect. Hosp Pract 33:107–116
6. Buckalew LW, Coffield KE (1982) An investigation of drug expectancy as a function of capsule colour, size and preparation form. J Clin Psychopharmacol 2:245–248
7. Chaput de Saintone D, Herxheimer A (1994) Harnessing placebo effects in health care. Lancet 344:995–998
8. Crow R, Gage H, Hampson S, Hart J, Kimber A, Thomas H (1998) The role of expectancies in the placebo effect and their use in the delivery of health care: a critical review. Health Technol Assessment 3
9. De Craen AJM, Kaptchuk TJ, Tijsson JG, Kleijnen J (1999) Pacebos and placebo effects in medicine: historical overview. J R Soc Med 92:511–515
10. Dorland's Medical Dictionary (1988) 27th edn. WB Saunders, Philadelphia
11. Egbert LD, Battit GE, Welch CE, Bartlett MK (1964) Reduction of postoperative pain by encouragement and instruction of patients: a study of physician-patient rapport. N Engl J Med 270:825–827
12. Hahn RA, Kleinman A (1983) Belief as pathogen, belief as medicine: »Voodoo Death« and the »Placebo Phenomenon« in anthropological perspective. Med Anthropol Q 4:16–19
13. Habermann E (1995) Pharmacology and society. Pharm Unserer Zeit 24:273–280
14. Harrington A (ed) (2000) The placebo effect. Harvard University Press, Cambridge/MA
15. Hróbjartsson A, Gøtzsche P (2001) Is the placebo powerless? An analysis of clinical trials comparing placebo with no treatment. New Engl J Med 344:1594–1602
16. Kienle GS, Kiene H (1996) Placeboeffekt und Placebokonzept. Eine kritische methodologische und konzeptionelle Analyse von Angaben zum Ausmaß des Placeboeffekts. Forschende Komplementärmed 3:121–138
17. Kienle GS, Kiene H (1997) The powerful placebo effect. Fact or Fiction? J Clin Epidemiol 50:1311–1318
18. Levine JD, Gordon NC, Fields HL (1978) The mechanism of placebo analgesia. Lancet 2:654–657
19. McDonald CJ (2001) Is the placebo powerless? New Engl J Med 345:1276–1279
20. Roberts AH, Kewman DG, Mercier L, Hovell M (1993) The power of nonspecific effects in healing: implications for psychosocial and biological treatments. Clin Psychol Rev 13:375–391
21. Roberts AH (1995) The powerful placebo revisited: the magnitude of nonspecific effects. Mind/Body Medicine 1:35–43
22. Rothman KJ, Michels KB (1994) The continuing unethical use of placebo controls. N Engl J Med 331:394–398
23. Shapiro AK, Shapiro E (1997) The powerful placebo. From ancient priest to modern physician. John Hopkins University Press, Baltimore London
24. Shapiro AK, Shapiro E (2000) The placebo: is it much ado about nothing? In: Harrington A (ed) The placebo effect. Harvard University Press, Cambridge/MA, pp 12–36

12

25. Sollmann T (1917) The crucial test of therapeutic evidence. JAMA 69:198–199
26. Spiro H (2000) Clinical reflections on the placebo phenomen. In: Harrington A (ed) The placebo effect. Harvard University Press, Cambridge/MA, pp 56–76
27. Turner JA, Deyo RA, Loeser JD, Korff M v, Fordyce WE (1994) The importance of placebo effects in pain treatment and research. JAMA 271:1609–1614
28. Treasure W (1996) Placebos should be abandoned. BMJ 313:427–428
29. World Medical Association (1997) Declaration of Helsinki: recommendations guiding – physicians in biomedical research involving human subjects. JAMA 277:925–926
30. World Medical Association (2000) Declaration of Helsinki: ethical principles for medical research involving human subjects. JAMA 284:3043–3045

Die Deutsche Tinnitus-Liga e.V. (DTL)

Die Adresse für Ihre Ohren! Unser Slogan: Wir verstehen, wir helfen!

E. Knör

13.1 Die aktuelle Bedeutung und Rolle der Deutschen Tinnitus-Liga

Im Zuge der Gesundheitsreform kommt den Selbsthilfeverbänden als eine wichtige Säule im Gesundheitswesen und so auch der Deutschen Tinnitus-Liga – in Zusammenarbeit mit Ärzten und anderen Therapeuten – eine immer größere Bedeutung zu. Wir möchten als größte Selbsthilfeorganisation weltweit für Tinnitus Ärzte und Behandler entlasten und auf der anderen Seite Patienten dazu führen, selbst Initiative zu ergreifen. Unsere Intension geht dahin, dass wir gemeinschaftlich mit Kliniken und Behandlern ein Netzwerk entwickeln, um Tinnituspatienten aufzufangen und sie zu begleiten.

13.2 Was sind Selbsthilfeorganisationen und welche Bedeutung haben Sie?

Selbsthilfeorganisationen im Gesundheitsbereich verstehen sich als Stütze des Gesundheitswesens und als Partner der Ärzte und Patienten. Sie sind somit Vermittler zwischen den Fachärzten und den Laien (Patienten). Die DTL setzt sich seit ihrer Gründung sowohl für die Belange der Betroffenen als auch für die Belange der Ärzte ein.

Wären nicht die vielen ehrenamtlichen Helfer in den vielen Selbsthilfeorganisationen, sähe es für unser Gesundheitswesen schlecht aus. Wer könnte Patienten besser beraten als die Betroffenen selbst, die durch ihren oft langen Krankheitsverlauf und manche Odyssee selbst zu Experten ihrer eigenen Erkrankung geworden sind. Dabei muss eines klar gestellt werden: Auch die Patienten und die Patientenorganisationen müssen sich in dem Rahmen bewegen, der durch finanzielle Mittel oder Gesetze und Verordnungen vorgegeben ist. Deshalb ist es gerade unser Bestreben, Patienten und Behandler näher und effektiver zusammen zu bringen. Wir möchten nicht über verlorene Pfründe jammern, sondern mit den Fachleuten neue bezahlbare Wege im Gesundheitssystem finden.

Zur Qualitätssicherung treffen sich auf Initiative der DTL jeweils im Januar eines jeden Jahres Vertreter der Klinken, die chronischen Tinnitus behandeln. Verliefen die ersten Treffen der Fachleute noch recht schleppend, so haben sich im Laufe der Jahre daraus Arbeitskreise und vor allem Qualitätsstandards für die Kliniken mit Tinnitusbehandlung entwickelt. Somit kann jeder Patient davon ausgehen, bestimmte Angebote in einer Klinik, die im Klinikwegweiser der DTL aufgeführt ist, vorzufinden. Wir bitten die Betroffenen, uns regelmäßig über ihre Klinikerfahrungen zu berichten. Aus diesen Aktivitäten ergibt sich ein guter Überblick über die Behandlungssituation in Deutschland, die wir auch immer mit unserem »fachlichen Beirat« besprechen.

Unserem fachlichen Beirat gehören führende Professoren und Ärzte in Deutschland an, die sich um die Tinnitustherapie verdient gemacht haben. Der Vorsitzende des »fachlichen Beirates« ist Herr Priv.-Doz. Dr. med. Gerhard Goebel, Prien, seine Stellvertreter sind Herr Priv.-Doz. Dr. med. Gerhard Hesse, Bad Arolsen, und Herr Dr. med. Eberhard Biesinger, Traunstein. Seit 2003 schreibt die DTL auch in jedem Jahr einen Förderpreis aus, der im Jahr 2004 anlässlich des HNO-Kongresses an Herrn Dr. phil. Schildt, Hamburg, und Herrn Dr. med. Plewnia, Tübingen, gegangen ist.

13.3 Wodurch unterscheiden sich Selbsthilfeverbände von einer Selbsthilfegruppe?

Selbsthilfegruppen sind Zusammenschlüsse von Patienten, die sich am Ort um die eigenen Belange kümmern. Das kann ein eingetragener örtlicher Verein sein. Das kann, wie bei der DTL, aber auch ohne Vereinsstruktur erfolgen. Selbsthilfegruppen sind eher auf sich bezogen, ohne Auswirkungen auf Prävention oder Gesundheitswesen. Daneben ist bedenken, dass es Gruppen unterschiedlicher Fachkompetenz gibt.

Die DTL war eine der ersten Selbsthilfeorganisationen, die regelmäßig auch an der Qualität ihrer Gesprächskreise gearbeitet hat und seit 1990 regelmäßige Fortbildungen für Gruppen und Telefonpartner anbietet, seit 1997 zwingend. Dabei stehen medizinische Zusammenhänge, aber auch die Ge-

- Ratschläge, Tipps,
- Nachdenkliches und Heiteres und vieles mehr…

13.9 Zitate aus Briefen von Mitgliedern

Die folgenden Zitate zeigen, wie verschiedenen Betroffenen die Mitgliedschaft in der DTL nachhaltig geholfen hat:

»Mitglied in der DTL sein heißt für mich, nicht mehr ganz alleine dazustehen mit dem quälenden Leiden, das mein Leben doch arg verändert hat und mich manchmal verzweifelt macht.« (H.K.)

»Aus all ihren Ausführungen und Berichten habe ich eine bessere Einstellung zu meinem Tinnitus gefunden. Wäre die Tinnitus-Liga 10 Jahre früher ins Leben gerufen worden, dann hätte mancher Betroffene, auch ich, nicht so viele Tabletten genommen, die Ärzte aus zu wenig Kenntnis über den Tinnitus verordnet haben.« (R.D.)

»Für Ihr Informationsheft möchte ich mich herzlich bedanken. Sie haben mir damit vermutlich viel Enttäuschung und Geld erspart.« (Hubert T.)

»Seit drei Monaten bin ich nun Mitglied bei Ihnen und habe diesen Schritt noch keine Sekunde bereut. Herzlichen Dank für die Zusendung ihres reichhaltigen Informationsmaterials.« (Jutta K.)

»Bitte setzt euch weiter für uns ein, weil unser Leiden außerordentlich belastend ist. Für die bisher geleistete Arbeit vielen Dank. Ich habe schon viele Informationen durch TF bekommen, so dass mein Leiden zwar immer noch schlimm, aber nicht mehr unbegreiflich ist. Außerdem weiß ich, dass ich nicht mehr verrückt oder pathologisch bin, sondern dass es auch andere Menschen gibt, die an diesen Symptomen leiden.« (Ingrid R.)

»Mein Dank geht an die DTL, die mir durch ihre Hilfsbereitschaft und Aufklärung auf meinem Weg entscheidend geholfen hat. Ein langer Leidensweg ist mir so erspart geblieben. Vielen Dank für ihre Arbeit. Vielen Dank, dass es Sie gibt.« (A.H.)

»Ich möchte mich einmal ganz herzlich für ihre hervorragende Arbeit bedanken. Nach meinem Hörsturz im Februar 1994 waren Sie so ziemlich meine einzige 'Trostquelle'.« (F. Krenzke)

»Dank Ihrer vielseitigen Informationen in TF und durch einschlägige Literatur ist es mir gelungen, meine Situation realistischer einzuordnen. Man kann seinen Gegner nur dann einschätzen, wenn man ihn kennt. Auch den behandelnden HNO-Ärzten konnte ich sehr oft manchen Hinweis geben. Ich wünsche der DTL, dass sie auf dem weiteren Weg noch viel für die Betroffenen erreicht und bedanke mich nochmals ausdrücklich für die vielen guten Informationen in TF, die nicht nur mir weitergeholfen haben.« (Hans-Peter R.)

13.10 Selbsthilfegruppen für Tinnitusbetroffene, Morbus Menière, Hyperakusis

Selbsthilfegruppen sind für viele Betroffene hilfreich. In Selbsthilfegruppen sind Betroffene Gleiche unter Gleichen. Sie können sich hier mit Mitbetroffenen über ihre Erfahrungen austauschen, um sich gegenseitig Mut zu machen, um gemeinsam medizinische Themen zu besprechen oder Entspannungsübungen durchzuführen. In einer Selbsthilfegruppe können Betroffene es selbst in die Hand nehmen, etwas zu ihrer eigenen Krankheitsbewältigung und Gesundheit beizutragen.

Wenn Sie als Arzt oder Therapeut an einer Selbsthilfegruppe interessiert sind und wissen möchten, ob und wo es in Ihrer Nähe eine Selbsthilfegruppe gibt, fragen Sie bei der DTL nach oder informieren Sie sich auf unserer Internetseite (s. unten). Natürlich würden wir uns freuen, wenn Fachleute eine Gruppe aktiv unterstützen.

13.11   Wie werden Betroffene Mitglied in der Deutschen Tinnitus-Liga?

Eine Beitrittserklärung liegt allen Broschüren für Betroffene bei. Der Jahresbeitrag beträgt für Patienten 45 EUR. Viele Mitglieder zahlen aber wesentlich mehr, andere auch weniger, wenn ihre Einkünfte für einen vollen Beitrag nicht ausreichen. Wenn die Einkünfte unter 900 EUR im Monat liegen oder die Antragsteller arbeitslos, Sozialhilfeempfänger, Studenten oder Schüler sind, kann der Beitrag auf 25 EUR reduziert werden. Der Beitrag ist stets für das laufende Kalenderjahr zu zahlen. Bei einem Eintritt nach dem 01.07. des Jahres ermäßigt sich der Beitrag im Eintrittsjahr um die Hälfte.

Die Kündigung ab dem folgenden Jahr muss gemäß der Satzung (§ 6, Abs. 2) bis zum 31. Oktober bei der DTL eingegangen sein.

13.12   Für Ärzte und Fachleute: Warum förderndes Mitglied der Deutschen Tinnitus-Liga werden?

Der DTL sind inzwischen über 1.100 Ärzte, Psychologen und weitere Fachleute als fördernde Mitglieder beigetreten. Darunter finden sich allein 7 % aller HNO-Ärzte. Das ist für uns als Patientenorganisation ein positives Votum. Es zeigt, dass wir mit den Ärzten zusammen das Wohl oder die Gesundheit der Betroffenen, aber auch der noch nicht vom Tinnitus betroffenen Bevölkerung im Auge haben. Dieses Verhältnis zu den Ärzten und besonders zu den HNO-Ärzten würden wir gerne noch intensivieren und vertiefen.

Im Zuge der vielfältigen Gesundheitsreformen sehen wir uns als Partner der Behandler. Es geht uns nicht nur darum, Patienten ihre Rechte und Ansprüche zu vermitteln, sondern auch darum, diejenigen Ärzte hervorzuheben, die sich seriös für ihre Patienten einsetzen und nicht wie einige Kollegen nur auf ihren Gewinn bedacht sind. Ärzte, die sich für ihre Patienten einsetzen, zum Glück noch immer in der großen Überzahl. Es kann zwar sein, dass die Betroffenen das nicht so merken, weil ihr Leiden chronisch und somit schlechter behandelbar ist. Und genau an dieser Stelle setzt unsere Aufklärung auch ein, um die Behandler vor den Unbillen der Tinnituspatienten durch unsere Aufklärung zu schützen.

Durch eine fördernde Mitgliedschaft zum Jahresbeitrag von 75 EUR erhalten Sie mehr fachliche weltweite Informationen, als Sie sonst an anderer Stelle nachlesen können. Das hohe Niveau und die Aktualität unserer fachlichen »news« werden immer wieder gelobt. Zusätzlich erhalten Sie auch Informationen in rechtlicher Hinsicht, auch zu Regressfragen, über Kliniken und sonstige Therapiemöglichkeiten sowie »Tipps«, die Sie an Ihre Patienten weitergeben können. Sie werden es Ihnen durch besondere Treue danken.

Schließlich erfahren Sie aus vielen Leserbriefen, wie es Ihren Patienten in verschiedenen Angelegenheiten geht, von denen sie in Ihrer Sprechstunde nichts erfahren. Und Sie erfahren auch, was dem einen oder anderen Patienten zusätzlich geholfen hat. Wenn Ihnen Ihre Tinnituspatienten wirklich am Herzen liegen, sollten Sie sich über die fördernde Mitgliedschaft die Möglichkeit eröffnen, an unseren Informationen und an der fachlichen Diskussion teilzuhaben.

Als »förderndes Mitglied« werden Sie persönlich zu unseren zahlreichen Veranstaltungen eingeladen, so z. B. zu unseren vielen Symposien und Arzt-Patienten-Seminaren, die sowohl für Fachleute als auch für Betroffene gestaltet werden.

Außerdem können Sie sehr gut von unseren Buchempfehlungen profitieren. Es lohnt sich als, die DTL als »förderndes Mitglied« zu unterstützen.

13.13   Unser Beratungsangebot für Mitglieder rund um das Ohr

Folgende Mitgliederdienste können in Anspruch genommen werden:

Berater
Unsere Berater
- vermitteln Informationen über Tinnitus, Hörsturz und Morbus Menière und Behandlungsmethoden,

- beantworten Fragen zu medizinischen Fachausdrücken, Diagnosen oder Therapieformen-beraten in krankheitsbedingten Krisensituationen,
- helfen bei der Suche nach einer geeigneten Klinik (für stationären Aufenthalt oder auch Rehabilitation),
- vermitteln Kontakte zur Selbsthilfe,
- informieren unsere Mitglieder – Sie – über ihre Rechte als Patient und
- unterstützen sie bei sozialrechtlichen Fragen.

Tel.: 030/20188-316, Fax: 030/20188-333
Sprechstunde jeden Mittwoch von 11–15 Uhr.
- Beratungsbüro der DTL, Leipzig
Georg-Schuhmann-Straße 156, 04159 Leipzig
Tel. 0341/9114726
Sprechzeiten jeden 1. und 2. Donnerstag im Monat von 10–12 Uhr, jeden 4. Donnerstag von 18–20 Uhr.

Wie erreichen Sie uns?

- Beratungstelefon für Betroffene:
0202/2465274
(Montag, Mittwoch, Donnerstag 10–12 Uhr, Dienstag 16–18 Uhr).
- Arztsprechstunde für medizinische Fragen
(Dienste nur für Mitglieder)
jeden Mittwoch von 18–21 Uhr.
- Anwaltssprechstunde
jeweils am 1. Dienstag im Monat in der Zeit von 15–18 Uhr (allgemeine Rechtsberatung).
- Psychologensprechstunde
jeweils am 1. Donnerstag im Monat von 18–21 Uhr.
In dieser Sprechstunde kann keine Einzelberatung durchgeführt werden. Man kann sich aber dahingehend beraten lassen, ob und ggf. welche Form der Psychotherapie angezeigt ist und was man von einer solchen erwarten darf.
- Bundeszentrale Deutsche Tinnitus-Liga e. V.
Am Lohsiepen 18, 42369 Wuppertal,
Tel.: Zentrale 0202/2465-20, Sekretariat 0202/2465-212
Fax: 0202/2465-220
Internet: http://www.tinnitus-liga.de
E-mail, Sekretariat: G.Dombrowski@tinnitus-liga.de<itemcont>Sprechstunde Montag bis Donnerstag 8–16 Uhr, Freitag 8–12 Uhr.
- Beratungsbüro der DTL, Berlin
Charlottenstraße 79/80, 10117 Berlin

▼

Weitere Angebote

Im Rahmen unseres Mitgliederservices halten wir weitere Broschüren mit Informationen zu folgenden Themen vor (interessierte Nichtmitglieder bitten wir um einen Betrag von je 3 EUR pro Broschüren zur Deckung unserer Kosten):
- Tinnitus (allgemeine Broschüre),
- Akuter Tinnitus und Hörsturz,
- Schwerhörigkeit,
- Hyperakusis- und Geräuschempfindlichkeit,
- Morbus Menière,
- Tinnitus-Retraining-Therapie,
- Tinnitus bei Kindern und Jugendlichen,
- Stressbewältigung,
- Lärm,
- Schwerbehinderung/Berufskrankheit/Erwerbsunfähigkeit,
- HWS und Tinnitus.

Besonders umfangreiche Informationen bieten
- der *DTL Klinik-Wegweiser für Stationäre Tinnitus-Behandlung* (für Mitglieder kostenlos bei Einsendung eines DIN A4 Briefumschlages mit 1,44 EUR frankiert, für Nichtmitglieder gegen Rechung 15 EUR),
- *Tinnitus von A – Z.* Das Buch kostet 7,50 EUR und beinhaltet Fragen und Antworten rund um den Tinnitus und das Hören. Seit dem Bestehen der Liga wurden uns von Betroffenen viele Fragen gestellt, die zum großen Teil von den mit uns befreundeten Fachleuten beantwortet wurden. In diesem Heft finden Sie eine Zusammenfassung, die es sonst nicht wieder gibt.

Ausschließlich für Mitglieder stehen *Adresslisten* zu folgenden Themen bereit:

- fachliche Förderer (Ärzte und sonstige Fachleute),
- Hörgeräteakustiker,
- Telefonpartner,
- TRT-Teams,
- Gutachterliste,
- HBO-Zentren,
- gnathologisch tätige Zahnärzte,
- Psychotherapeuten,
- Schlafambulanzen und Schlaflaboratorien,
- Schwindelambulanzen,
- Dorn-Therapeuten (Dorn-Therapie: sanfte Art der Chiropraktik speziell für Wirbelsäule, Bandscheiben, Gelenke),
- homöopathisch tätige Ärzte.

Weitere Auskünfte

- Unter http://www.tinnitus-liga.de finden Sie im *Internet* viele nützliche und aktuelle Informationen. Im geschlossenen Mitgliederbereich können Sie viele Infos und Listen abrufen.
- *Infofax*: Die Informationen können Mitglieder kostenfrei (per Telefon, E-Mail, Fax, Brief) anfordern.
- *Spezielle Anfragen*: Diese können telefonisch, per Brief, Fax oder E-Mail an die *Bundeszentrale* gerichtet werden. Wir versuchen, alle Anfragen innerhalb weniger Tage zu beantworten (Adresse s. oben).

13

Moderne instrumentelle, akustische Therapie des Tinnitus

T. Wesendahl, H.-D. Borowsky, M. Winter

Einleitung. Tinnitus ist ein multifaktorielles Symptom und erfordert eine differenzierte, ggf. ganzheitliche Therapie [1, 3–5, 10, 11, 19, 34]. Im Rahmen dieses Therapiekonzeptes kann die akustische Therapie – auch Soundtherapie genannt – einen unterstützenden Beitrag leisten. Wie medizinhistorische Untersuchungen belegen, entwickelten sich erste Ansätze dieser Behandlungsmethode aus der Beobachtung, dass externer Schall die Wahrnehmung des Tinnitus beeinflussen kann. Nach Feldmann [8] verfasste der französische Otologe Jean Marie Gaspard Itard 1821 die erste klare Beschreibung, dass äußere Schallquellen bewusst eingesetzt wurden, um Tinnitus zu maskieren. Grundlegende wissenschaftliche Untersuchungen über die Maskierung des Tinnitus führten Urbantschitsch 1883 [25] und E.P. Fowler 1940 [9] durch. Eine Möglichkeit der Maskierung des Tinnitus mittels verstärktem Umgebungsschall durch Hörgeräte wurde 1947 von Saltzman u. Ersner [21] beschrieben.

Diese in Vergessenheit geratenen Erkenntnisse beschrieben Feldmann [6, 7] und Vernon [28, 29, 30] in den 1960er und 1970er Jahren neu und legten unter Nutzung der fortschreitenden technischen Entwicklung das Fundament für die instrumentelle akustische Therapie des Tinnitus. Sie ist heute ein Eckpfeiler für die Bewältigung des Tinnitus im Rahmen eines individuell auf die Erfordernisse des Patienten zugeschnittenen Behandlungskonzeptes. Voraussetzung sind eine HNO-ärztliche Untersuchung, audiometrische Differenzialdiagnostik, psychoakustische Tinnitusdiagnostik sowie eine psychometrische Diagnostik [20]. Mit Hilfe dieser differenzierten Diagnostik lässt sich die Indikation für eine instrumentelle, akustische Therapie stellen.

14.1 Tinnitus-Maskierungs- und Tinnitus-Retraining-Therapie

Bei der instrumentellen akustischen Therapie gibt es zwei unterschiedliche Behandlungsansätze,
- die Tinnitus-Maskierungs-Therapie und
- die Tinnitus-Retraining-Therapie (TRT).

Beide Therapiestrategien haben das Ziel, die Präsenz des Tinnitus zu reduzieren und im Idealfall den Tinnitus aus der aktuellen Wahrnehmung zu eliminieren. Den prinzipiellen Unterschied zwischen Maskierungstherapie und Teilmaskierung im Sinne der TRT veranschaulicht ◘ Abb. 14.1a–c.

◘ Abbildung 14.1a zeigt das neuronale Signal eines tonalen Tinnitus von 4 kHz, das sich deutlich von dem in Amplitude und Frequenz stochastisch schwankenden Signal der umgebenden Geräuschkulisse abhebt. Durch Verstärken der Geräuschkulisse, wie in ◘ Abb. 14.1b dargestellt, wird der Kontrast zwischen dem Signal der akustischen Hintergrundaktivität und dem Tinnitussignal verkleinert, es tritt eine Teilmaskierung auf. Bei weiterem Verstärken der Geräuschkulisse wird der Tinnitus vollständig maskiert (◘ Abb. 14.1 c).

Die instrumentelle akustische Tinnitus-Maskierungs-Therapie wurde in den frühen 1970er Jahren von Jack Vernon initiiert. Sie basiert auf der Beobachtung, dass bei einem seiner Patienten der Tinnitus nicht mehr wahrgenommen wurde, als dieser neben einem Springbrunnen stand. Der Betroffene war der praktische Arzt und spätere Gründer der *American Tinnitus Association* Charles Unice. Aus dieser Beobachtung entstand die Idee, einen tragbaren Geräuschgenerator zu bauen, der Geräusche wie die eines Springbrunnens nachbilden konnte. Der kontinuierliche technische Fortschritt der letzten 30 Jahre ermöglicht es heute, Geräuschgeneratoren zu bauen, die in Intensität und Frequenzspektrum ein variables Schallsignal und somit unterschiedliche Geräusche verschiedenster Frequenzzusammensetzung und Lautheit erzeugen.

> **Voraussetzungen für die Durchführung einer Maskierungstherapie nach Vernon**
>
> 1. Tonschwellenaudiometrie
> 2. Tinnitusfrequenz- und Tinnituslautheitsbestimmung durch Vergleich mit äußeren Schallquellen
> 3. Bestimmung der minimalen Maskierungsschwelle in dB HL mittels eines breitbandigen Rauschens
> 4. Überprüfen des Auftretens einer residualen Inhibition

Zur Erzeugung einer residualen Inhibition nutzt Vernon ein Breitbandgeräusch im Frequenzbereich

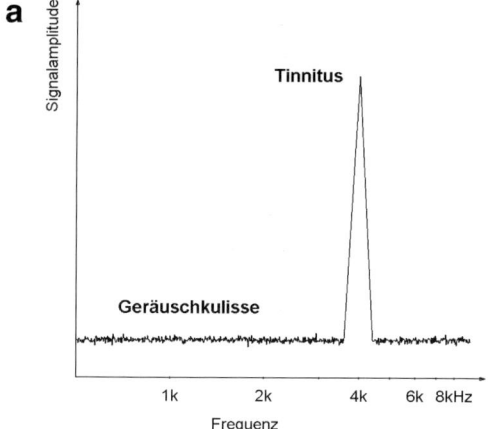

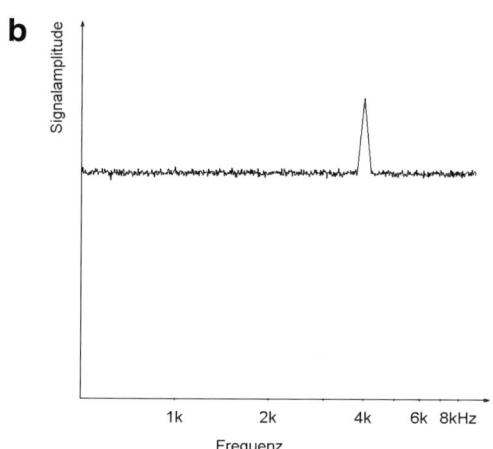

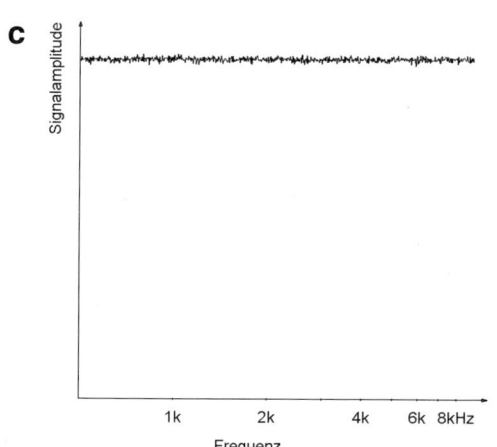

■ **Abb. 14.1 a–c.** Relation des Tinnitussignals zu den unterschiedlichen Geräuschkulissen (mod. aus [18]). **a** Tinnitus in ruhiger Geräuschkulisse – hohe Penetranz. **b** Tinnitus teilmaskiert bei angehobener Geräuschkulisse (TRT). **c** Tinnitus vollständig maskiert durch umgebende Geräuschkulisse (Maskierungstherapie)

von 3–12 kHz mit einer Lautstärke von 10 dB oberhalb der minimalen Maskierungslautstärke, das 60 Sekunden einwirkt. Bei der residualen Inhibition bleibt der Tinnitus auch nach Abschalten des maskierenden Signals für mehr oder weniger kurze Zeit nicht wahrnehmbar, um dann von neuem einzusetzen Der Nachweis der residualen Inhibition ist keine zwingende Bedingung und ermöglicht auch keine Prognose über den Therapieerfolg einer Maskierungstherapie, gibt aber dem Patienten im positiven Fall die Möglichkeit, seinen Tinnitus zumindest zeitweise zu unterdrücken.

Ziel der Maskierungstherapie ist es, den häufig tonalen hochfrequenten Tinnitus durch ein Geräusch zu maskieren. Dabei wird der Tinnitus durch das externe Geräusch vollständig maskiert in der Vorstellung, dass dieses leichter ertragen und verdrängt werden kann als der Tinnitus. Der Erfolg der Maskierungstherapie tritt sofort ein. Die Behandlungsdauer ist unbegrenzt und wird bestimmt vom Nutzen der Therapie.

Die TRT wurde von Jonathan W.P. Hazell und Pawel J. Jastreboff Ende der 1980er Jahre entwickelt und zur klinischen Anwendung gebracht. Sie basiert auf Jastreboff's neurophysiologischem Modell des Tinnitus als Phantomwahrnehmung [13–17, 23] und besteht aus den beiden Therapieelementen *Counseling* (Aufklärung und Beratung) und *Soundtherapie*. Mit der Soundtherapie im Sinne der TRT wird beabsichtigt, die Verstärkung der neuronalen Erregungsmuster im auditorischen System zu reduzieren, eine Interferenz zwischen der elektrischen Aktivität aufgrund des Tinnitus und der eines externen akustischen Signals im Zentralnervensystem herzustellen sowie den Kontrast zwischen dem internen Tinnitussignal und der neuronalen Hintergrundaktivität zu verkleinern. Das Ziel ist, durch ein möglichst breitbandiges, gering überschwelliges und stabiles Hintergrundgeräusch eine Habituation an den Tinnitus zu erreichen. Es muss beachtet werden, dass nach dem Therapiekonzept der TRT eine vollständige Maskierung des Tinnitus kontraproduktiv ist, da der Tinnitus dann nicht wahrgenommen wird und dadurch eine Habituation nicht eintritt [31].

Neben den allgemeinen Rahmenbedingungen wie Stille und gehörschädigenden Lärm meiden, werden bei der TRT in Art einer »akustischen Klimatisierung« unterschiedliche Schallsignale zur Anhebung der des Patienten umgebenden Geräuschkulisse genutzt, ohne dabei den Tinnitus vollständig zu maskieren. Diese Vorgehensweise wird im Angloamerikanischen als »sound enrichment« bezeichnet und entspricht der Teilmaskierung.

Ob eine Maskierungstherapie oder Retrainingtherapie durchgeführt wird, hängt davon ab, ob der Patient ausreichend motiviert und in der Lage ist, das jeweilige Therapiekonzept bei sich umzusetzen. Da die TRT bei Erfolg eine dauerhafte Habituation an den Tinnitus ermöglicht, wenden wir zuerst dieses Therapiekonzept an.

14.2 Möglichkeiten der instrumentellen akustischen Therapie

Bei der Maskierungstherapie und der Retrainingtherapie können Umgebungsgeräusche
- von natürlichen Schallquellen, z. B. Wasserfontänen, Brandung, Regen oder Brunnen,
- aus technischen Geräuschquellen, wie Radios, Klimaanlagen usw.,
- aus Hilfsgeräten, wie Tischgeräten, Kopfkissenlautsprecher und auch
- aus Hörhilfen

genutzt werden. Eine Reihe von Hilfsgeräten für die Beschallung von Arbeitszimmer, Schlafzimmer usw. ist im Anhang A gelistet. Im Anhang B sind Internetadressen angegeben, über die Geräusch-CDs erhältlich sind oder auch ein »download« von Geräuschen aus dem Internet möglich ist. Letztere können auf einem Audiogerät zum Abspielen von Internetfileformaten(z. B. MP3, WAV, WMA,OGG) wiedergegeben werden.

> **Wichtig**
>
> Hörhilfen haben für eine akustische Therapie den Vorteil, dass das von ihnen erzeugte Geräusch besser als bei den Hilfsgeräten genutzt werden kann. Da sie fest am Ohr getragen werden, ist die Lautstärke und das Frequenzspektrum unabhängig vom Abstand zum Ohr. Eine definierte, konstante Beschallung des Ohres ist somit möglich.

14.3 Hörhilfen für die instrumentelle akustische Therapie

Moderne Hörhilfen sind in der Einstellung der Verstärkung und der Frequenzzusammensetzung des Schallsignals sehr variabel, sodass sie sowohl für eine Maskierungstherapie als auch für die Retrainingtherapie genutzt werden können. Ein Großteil der heute verfügbaren Hörhilfen für die instrumentelle akustische Tinnitustherapie ist in der aktuellen Ausgabe des Hilfsmittelkatalogs des AOK-Verlages [12] aufgelistet. Die Hörhilfen soweit es sich nicht um konventionelle Hörgeräte handelt werden unter der Produktgruppe 13.20.08 in drei Produktarten unterteilt:
- Tinnitusgeräte,
- kombinierte Tinnitusgeräte/Hörgeräte, die auch als Tinnitusinstrumente bezeichnet werden, sowie
- aufsteckbare Tinnitusgeräte.

Die Produktart Tinnitusgeräte umfasst sowohl die Masker als auch andere Geräuschgeneratoren, z. B. Noiser, die keine gesonderte Produktart im Hilfsmittelkatalog der Krankenkassen darstellen.

Bei den *Tinnitusgeräten* handelt es sich in der äußeren Bauform um hörhilfenähnliche Geräte (Hinter-dem-Ohr-/HdO-, Im-Ohr-/IO-Geräte) wie in ▣ Abb. 14.2 a–d dargestellt, die ein definiertes Rauschen in den Gehörgang abgeben. Mit diesem Rauschen ist es möglich, den Tinnitus ganz oder teilweise zu maskieren oder durch ein breitbandiges, knapp überschwelliges Rauschen einen Habituationsprozess an den Tinnitus einzuleiten.

> **Wichtig**
>
> Die Tinnitusgeräte sollten mit der Möglichkeit der frequenzabhängigen Einstellung des Schallsignals ausgestattet sein.

Eine therapiegerechte Regelungsfähigkeit der Lautstärke des Rauschens wird ebenso gefordert wie ein Schutz des Gehörs durch Lautheitsbegrenzung.

Kombinierte Tinnitusgeräte/Hörgeräte (▣ Abb. 14.3a,b) bestehen aus einem schallverstärkenden Hörgerät und einem geräuscherzeugenden Tinni-

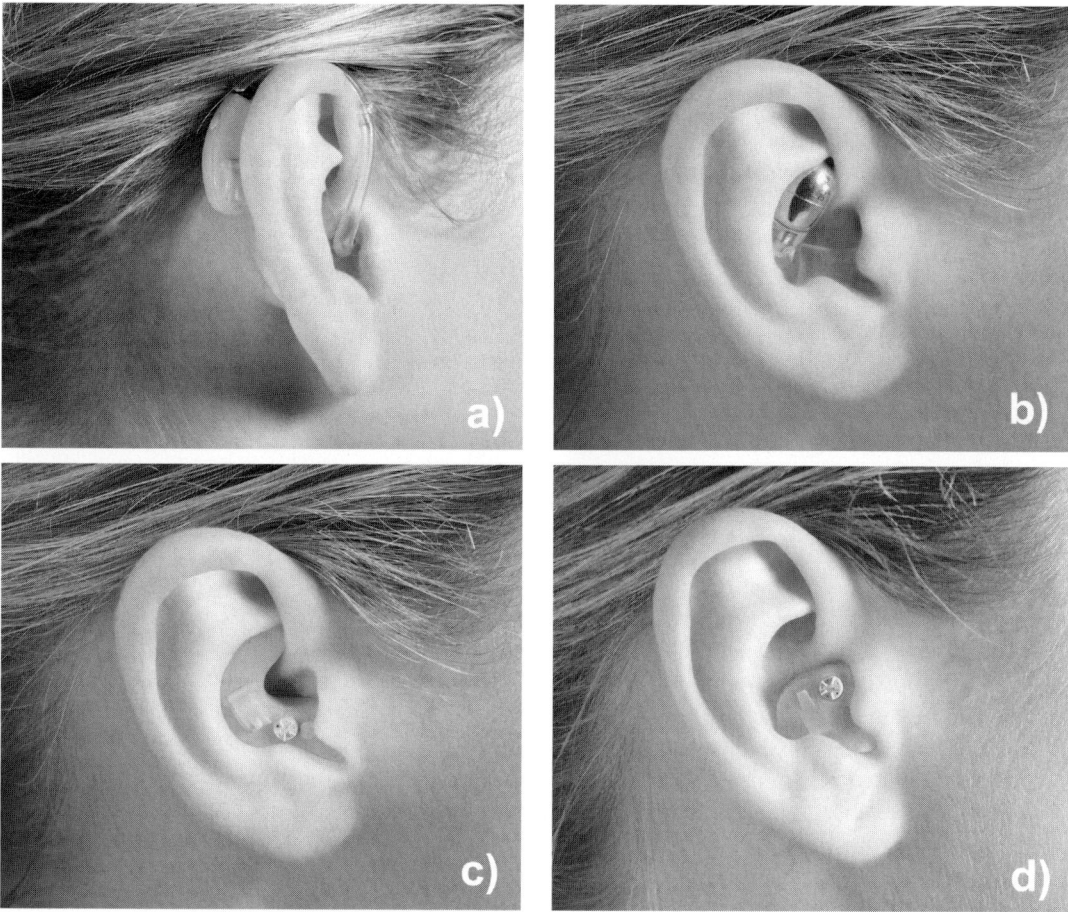

◘ **Abb. 14.2 a–d.** Tinnitusgeräte. **a** Hinter-dem-Ohr-(HdO-) Gerät mit »offener« Otoplastik (Schlauchhalterung). **b** Im-Ohr-(IO-)Gerät in der Cymba conchae (Cymba-Gerät).

c IO-Gerät im Cavum conchae (Concha-Gerät) – »teiloffener« Gehörgang. **d** IO-Gerät im Cavum conchae und Gehörgang – geschlossener Gehörgang

tusgerät. Hörgeräte dienen der individuellen, frequenzselektiven Kompensation einer Fehlhörigkeit. Neben der Nutzschallverstärkung und -verarbeitung durch das Hörgerät kann mit dem Rauschen des Tinnitusgerätes je nach Geräteeinstellung eine Retrainingtherapie oder Maskierungstherapie ermöglicht werden. Mittels eines Schalters (◘ Abb. 14.3a) kann von der Hörgerätefunktion auf die Tinnitusgerätefunktion umgeschaltet werden.

Bei *aufsteckbaren Tinnitusgeräten* handelt es sich um an Hörgeräte adaptierte Geräte, die als »Aufsteckschuh« über eine Schnittstelle mit dem Hörgerät verbunden werden. Ihre Arbeitsweise entspricht der kombinierter Tinnitusgeräte/Hörgeräte.

Im Anhang C findet sich eine Auflistung der im Hilfsmittelkatalog des AOK-Verlages angegebenen Hörhilfen. Sie unterscheiden sich u. a. in der Trageweise (HdO – IO), der unterschiedlichen Technik und Signalverarbeitung (analog; analog, digital programmierbar; digital). Die Geräte sind den einzelnen Herstellern zugeordnet. Besondere Merkmale werden hervorgehoben.

Bei dem Einsatz von weißem oder rosa Rauschen wie auch anderen Geräuschspektren, z. B. Schmalbandrauschen, für die Tinnitustherapie sind verschiedene Einflüsse bei einer Therapie mit Hörhilfen zu beachten.

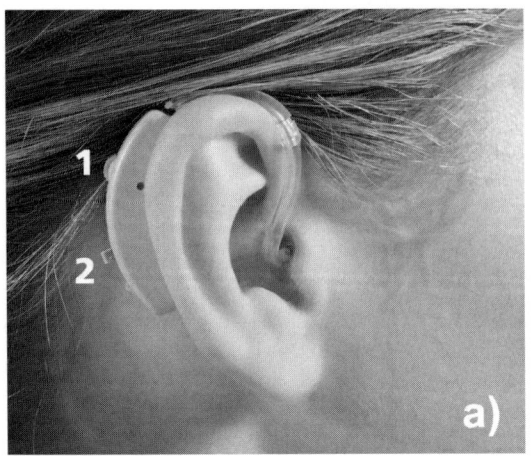
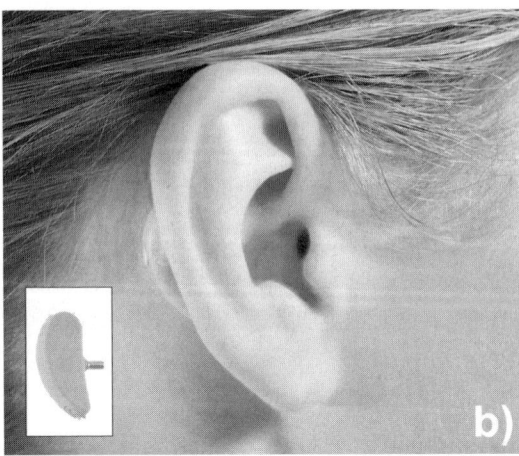

◘ Abb. 14.3 a,b. Kombiniertes Tinnitusgerät/Hörgerät. **a** Als Hinter-dem-Ohr-Gerät, 1 Lautstärkeregler, 2 Schalter zum Umschalten auf Hörgeräte- oder Tinntusgerätefunktion.

b Als teilimplantierbares Luftleitungsgerät RetroX mit ohroffenem Gehörgang

> So lassen sich aus physikalischen Gründen durch die elektromagnetischen Minilautsprecher nur bedingt Frequenzen oberhalb 4 kHz übertragen.

Werden HdO-Geräte eingesetzt, müssen neben dem Winkelstück auch die akustischen Veränderungen durch den Schallschlauch und die verwendete Otoplastik in Betracht gezogen werden. Bei IO-Geräten ist die notwendige Belüftungsbohrung durch den Durchmesser des Gehörgangs limitiert, was unweigerlich zu einer Veränderung der Resonanzen im Gehörgang führt.

Wichtig

Neben der auftretenden physischen Okklusion, die den Tragekomfort einschränkt (Irritation des R. auricularis des N. vagus) und die Zerumen- sowie Entzündungsproblematik verstärkt (z. B. flexibler Stöpsel eines HdO-Gerätes), tritt eine akustische Okklusion [24] auf und führt zu einer Veränderung des Rauschsignals, des Tinnitus sowie der Wahrnehmung der eigenen Stimme.

Darüber hinaus hat die Gehörgangsresonanz selbst, die zu einer Anhebung des Rauschsignals im Resonanzbereich (2–4 kHz) von bis zu 15 dB führt,

einen starken Einfluss auf die Wahrnehmung desselben [2]. Ferner ist die Hörschwelle frequenzabhängig und führt zusammen mit einer den tinnitusbegleitenden Schwerhörigkeit bei diesen Patienten zu einer zusätzlich veränderten Wahrnehmung des Rauschens [22].

Zur Veranschaulichung des akustischen Verschluss- und Gehörgangsresonanzeffektes ist in ◘ Abb. 14.4a,b das Geräuschspektrum eines Tinnitusgerätes bei gleicher apparativer Einstellung bei geschlossenem und bei ohroffenem Gehörgang dargestellt. Obwohl dasselbe Geräusch von dem Gerät erzeugt wird, gelangt ein durch zuvor beschriebene Einflüsse verändertes Geräusch an die Messsonde vor dem Trommelfell, je nachdem, ob das Ohr mit einer Otoplastik verschlossen (◘ Abb. 14.4a) oder ohroffen (◘ Abb. 14.4b) ist.

Für die instumentelle, akustische Tinnitustherapie kommt eine große Anzahl von konventionellen Hörgeräten zur Anwendung, die im Hilfsmittelkatalog der Krankenkassen unter der Produktgruppe 13, Untergruppe 13.20.01 bis 13.20.03, aufgelistet sind. Es tritt eine zeitlich schwankende Maskierung oder Teilmaskierung auf, je nach Einstellung des Hörgerätes, der Lautstärke der umgebenden Geräuschkulisse und des individuellen Hörverlustes. Die Auswahl und Einstellung wird entsprechend den Regeln konventioneller Hörgeräte vorgenommen [26, 27].

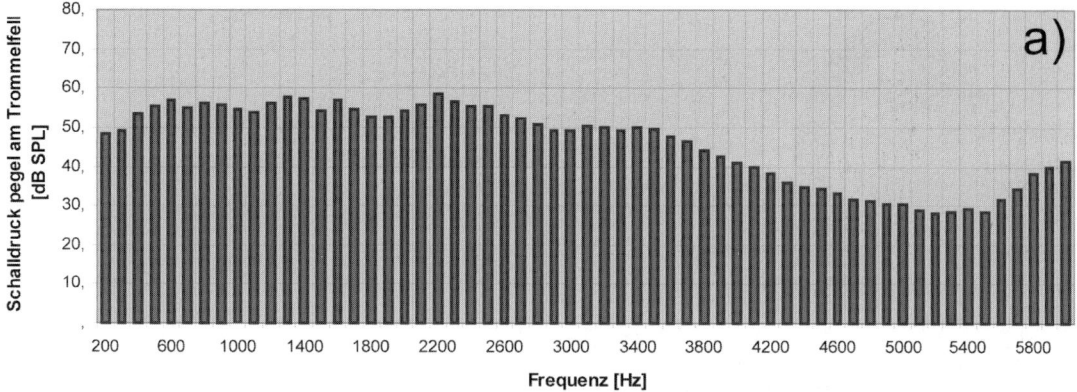

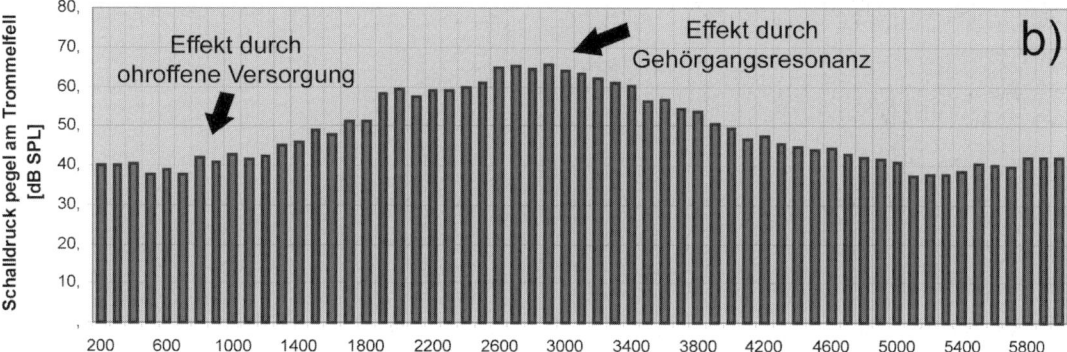

Abb. 14.4 a,b. Geräuschspektrum eines Tinnitusgerätes. **a** Bei geschlossenem Gehörgang und **b** bei ohroffenem Gehörgang und gleicher apparativer Einstellung

Es gibt Neuentwicklungen im Bereich der Hörhilfen, die noch nicht in den Hilfsmittelkatalog der Krankenkassen aufgenommen wurden. Bei den teilimplantierbaren Hörsystemen wurde für das RetroX-Hörsystem [32,33], einem teilimplantierbaren Luftleitungshörsystem mit maximal offenem Gehörgang, ein kombiniertes Tinnitusgerät/Hörgerät mit digitaler Technik (▸ vgl. Abb. 14.4b) entwickelt, das den Anforderungen einer offenen Hörhilfenversorgung besonders entspricht. Es erhält nicht nur alle Außenohreffekte, sondern vermeidet neben der akustischen auch die physische Okklusion und die stigmatisierende Wirkung eines HdO-Gerätes durch den Schallschlauch im sichtbaren Ohrbereich.

Von Biesinger stammt die Idee, ein am Ohr getragenes Gerät für die Tinnitustherapie zu entwickeln, das neben der Tinnitusgerätefunktion in der Lage ist, angenehme Umweltgeräusche aufzuzeichnen und diese dann in einer Wiederholfunktion abzuspielen. Eine erste Umsetzung dieser Idee erfolgte durch die Firma auric Hörsysteme (Rheine, Deutschland; ▪ Abb. 14.5). Das Gerät wird an der Ohrmuschel positioniert. Mit verschiedenen Tastern sind die Tinnitusgerätefunktion sowie die Aufnahme- und Wiedergabefunktion steuerbar. Die Lautstärke kann über einen Regler eingestellt werden.

14.4 Auswahl und Anwendung der Hörhilfen für die instrumentelle akustische Tinnitustherapie

Vernon setzt Tinnitusgeräte bei etwa 20% der mit Hörhilfen versorgten Patienten bei der Maskierungstherapie ein, Hörgeräte benutzt er in etwa

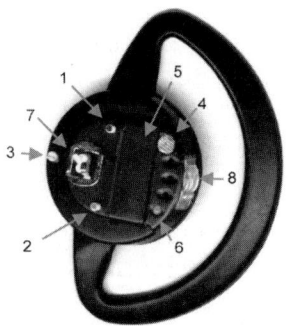

Zu 1: Taster zum Start der Wiedergabe
Zu 2: Taster zum Stoppen der Wiedergabe
Zu 3: Lautstärkeregler
Zu 4: Mikrofoneingang
Zu 5: Batteriefach (Hauptversorgung)
Zu 6: Statusanzeige
Zu 7: Taster zum Start der Aufnahme
Zu 8: Batteriefach (Mikrofonversorgung)

◨ **Abb. 14.5.** Prototyp des Biesinger-Tinnitustherapiegerätes

10% der Fälle, vor allem aber bei 70% kombinierte Tinnitusgeräte/Hörgeräte.

> **Wichtig**
>
> Ein einseitiger Tinnitus wird mit einem Tinnitusgerät einseitig maskiert. Bei einem beidseitigen Tinnitus oder wenn der Tinnitus im Kopf angegeben wird, sollte beiderseits die Anpassung eines Tinnitusgerätes erfolgen.

Die Auswahl der Geräte erfolgt empirisch durch Vergleich verschiedener Geräteeinstellungen und/ oder unterschiedlicher Geräte. Die letzte Entscheidung für die am besten geeignete Hörhilfe fällt der Patient selbst. Dabei spielen für den Patienten neben den akustischen Eigenschaften nicht selten finanzielle und kosmetische Gesichtspunkte eine Rolle.

Patienten mit einem klinisch relevanten Hörverlust neben dem Tinnitus können mit einem Hörgerät oder kombinierten Tinnitusgerät/Hörgerät versorgt werden. Bei der Anwendung eines kombinierten Tinnitusgerätes/Hörgerätes kommt erst die Hörgerätefunktion zum Einsatz und in einem zweiten Schritt die Tinnitusgerätefunktion. Wenn das Geräusch zur Maskierung des Tinnitus aufgrund des Hörverlustes so laut eingestellt werden muss, dass es die Kommunikation erschwert, sollte nur ein Hörgerät benutzt werden.

> **Wichtig**
>
> In seltenen Fällen kann der Tinnitus beim Tragen eines Hörgerätes zunehmen. Dann muss die akustische Okklusion gemindert und/oder die Einstellung des Hörgerätes überprüft werden.

Für die TRT wird mit Hilfe eines breitbandigen Rauschens eine stabile, randomisierte Erregung der Neuronen in der zentralen Hörbahn erzeugt. Die Hörhilfen müssen über viele Monate getragen werden, um den gewünschten Habituationsprozess an den Tinnitus zu erreichen.

> **Wichtig**
>
> Bei der TRT wird eine, soweit der Hörverlust es zulässt, ohroffene Hörhilfenversorgung gefordert.

Um eine möglichst symmetrische Beschallung der Ohren zu gewährleisten, ist in der Regel eine bilaterale Versorgung mit Hörhilfen angezeigt. Der Patient sollte das Geräusch des Tinnitusgerätes mittels eines Lautstärkeregler selber einstellen können.

Die Art der instrumentellen Versorgung bei der TRT ist abhängig vom Ergebnis der audiologischen Diagnostik, die bei der TRT aus

1. **Tonschwellenaudiometrie,**
2. **Bestimmung der Unbehaglichkeitsschwelle,**
3. **Ermittlung der Lautheit und des Frequenzspektrums des Tinnitus durch Vergleich mit äußeren Schallquellen**

besteht. Je nachdem, ob neben dem Tinnitus eine Schwerhörigkeit und/oder eine Hyperakusis vorliegt, hat Jastreboff sein Patientenkollektiv in fünf Kategorien eingeteilt:

Bei der *Kategorie 0* ist eine Versorgung mit einer Hörhilfe wegen eines Tinnitus nicht indiziert. Eine Hyperakusis liegt in dieser Kategorie nicht vor. Die Tinnituswahrnehmung und die Reaktion auf den Tinnitus sind bei diesen Patienten nicht

14

stark ausgeprägt oder der Tinnitus besteht erst seit kurzer Zeit (Tage, wenige Wochen) und hat nur eine geringe Auswirkung auf die Lebensqualität. Für die Patienten ist es ausreichend, dass eine begleitende schwerwiegende Erkrankung ausgeschlossen wird. In der Regel ist eine Aufklärung und Beratung ausreichend mit dem Hinweis, Stille zu meiden. Eine erneute Vorstellung sollte erfolgen, wenn die Beschwerden sich nicht innerhalb weniger Wochen bessern bzw. eher, wenn sie sich verschlimmern.

In die *Kategorie I* fällt die größte Zahl der mit Hörhilfen zu behandelnden Patienten. Bei ihnen liegt ein Tinnitus ohne Hyperakusis bei normaler Hörschwelle vor. Durch Lärmexposition verschlimmert sich bei diesen Patienten der Tinnitus nicht. Zur Behandlung neben dem Counseling wird ein Tinnitusgerät angepasst.

Besteht neben dem Tinnitus ein klinisch relevanter Hörverlust und tritt keine Verstärkung des Tinnitus durch Lärmbelastung auf (*Kategorie II*), kann mit einem Hörgerät oder einem kombinierten Tinnitusgerät/Hörgerät eine Versorgung erfolgen. Die Hörgerätefunktion dient zur Anhebung der

Umgebungsgeräuschkulisse (»sound enrichment«) und zur Verbesserung der Kommunikation. Neben dem Counseling sollte der Patient angeleitet werden, auf seine normalen Umweltgeräusche zu achten bzw. durch »neutralen« Umgebungsschall eine Geräuschkulisse aufzubauen.

Liegt eine Hyperakusis mit oder ohne Tinnitus vor (*Kategorie III*), erfolgt bei normaler Hörschwelle die Behandlung mit einem Tinnitusgerät und bei klinisch relevanter Schwerhörigkeit die Behandlung mit einem Hörgerät oder kombiniertem Tinnitusgerät/Hörgerät. Es muss beachtet werden, dass bei dem Hörgerät wegen der Hyperakusis eine optimale Anpassung an die Restdynamik durch Kompression erfolgt. Die Patienten aus dieser Gruppe neigen häufig dazu, Gehörschutz schon bei relativ geringen Lautstärken, die gewöhnlich keinen Gehörschaden verursachen, zu tragen. Dieses sollte vermieden werden.

> **Wichtig**
>
> Der Tinnitus- bzw. Hyperakusispatient sollte Stille meiden.

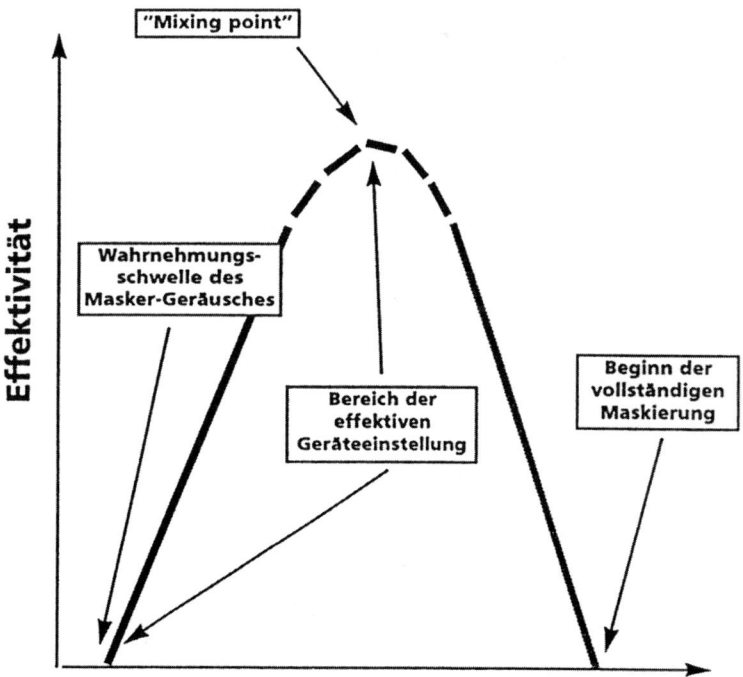

■ **Abb. 14.6.** Effektivität der Habituation in Abhängigkeit von der Intensität des Rauschens. (Mod. aus [15])

Die kleinste, aber am schwierigsten zu behandelnde Patientengruppe ist in der *Kategorie IV* erfasst. Tinnitus und/oder Hyperakusis können bei dieser Patientengruppe in ihrem Schweregrad stark variieren, und es tritt eine Verschlimmerung der Symptomatik bei Lärmeinwirkung auf. Die apparative Versorgung erfolgt bei normaler Hörschwelle mit einem Tinnitusgerät und bei klinisch relevanter Hörstörung mit einem Hörgerät bzw. kombiniertem Tinnitusgerät/Hörgerät.

> **Wichtig**
>
> Die Einstellung der Lautstärke des Tinnitusgerätes wird dem Patient über einen Lautstärkeregler ermöglicht und sollte bei der Retrainingtherapie zunächst dicht oberhalb der Wahrnehmungsschwelle liegen.

◻ Abbildung 14.6 veranschaulicht schematisch die Effektivität des Habituationsprozesses in Abhängigkeit von der Intensität des Rauschens. Das Tinnitusgerät sollte nicht so laut eingestellt werden, dass es zu einer subjektiven Änderung oder sogar vollständigen Verdeckung des Tinnitus kommt.

Die höchste Effektivität liegt bei der TRT vor, wenn die Intensität des therapeutischen Rauschens nahe dem »mixing point« liegt und damit gering unter der Intensität des Tinnitussignals.

> **Wichtig**
>
> Eine Habituation im Sinne der Retrainingtherapie tritt nicht ein, wenn der Tinnitus vollständig maskiert wird.

Das Tinnitusgerät sollte täglich so lange wie möglich getragen werden, insbesondere wenn wenig Umgebungsgeräusche vorliegen. Die Tragedauer kann auf mehrere Zeitintervalle am Tag verteilt werden. Die Lautstärke des Rauschens sollte in den ersten Tagen leise eingestellt und dann stufenweise erhöht werden bis nahe dem »mixing point«, also dem Bereich, in dem der Tinnitus gerade noch wahrgenommen wird.

> **Wichtig**
>
> Einige Patienten empfinden nach dem Herausnehmen der Hörhilfe den Tinnitus als zu penetrant. Das tritt auf, wenn das Rauschen zu laut war oder zu lang angewandt wurde.

Dann sollte das Rauschen leiser gestellt und die Tragedauer der Hörhilfe verkürzt werden. Die Soundtherapie bei der TRT kann beendet werden, wenn der Tinnitus für den Patienten seine Bedeutung verloren hat oder deutlich vermindert bzw. nicht mehr wahrgenommen wird. Tritt der Tinnitus erneut auf, kann die Behandlung wieder aufgenommen werden.

Die Kosten für Hörhilfen bei der instrumentellen akustischen Therapie werden im Rahmen der Festbeträge von den Krankenkassen übernommen. Seit Januar 2005 gibt es eine neue Festbetragsregelung für Hörhilfen. Hierbei zahlt die Krankenkasse bei Hörgeräten, unabhängig ob es sich um analoge, digital programmierbare oder digitale Geräte handelt 421,28 €, für Tinnitusgeräte 317,45 €, für kombinierte Tinnitusgeräte/Hörgeräte 515,42 € und für aufsteckbare Tinnitusgeräte 158,34 €. Zusätzlich wird ein Betrag von 35,29 € für eine Otoplastik bezahlt. Bei einer beidohrigen Versorgung erfolgt ein Abschlag von 20% auf den Preis der zweiten Hörhilfe.

Literatur

1. Andersson G, Baguley DM, McKenna L, McFerran DJ (2004) Tinnitus: a multidisciplinary approach. Whurr, London
2. Baguley DM, Beynon GJ, Thronton F (1997) A consideration of the effect of ear canal resonance and hearing loss upon white noise generators for tinnitus retraining therapy. J Laryngol Otol 3:810–813
3. Biesinger E, Heiden C (1999) Die Bedeutung der Retraining Therapie beim Tinnitus. Dtsch Ärztebl 96:A2817-A2825
4. Biesinger E, Heiden C, Greimel V, Lendle T, Höing R, Albegger K (1998) Strategien in der ambulanten Behandlung des Tinnitus. HNO 46:157–169
5. Delb W, D'Amelio R, Boisten CJ, Plinkert PK (2002) Evaluation of the tinnitus retraining therapy as combined with a cognitive behavioral group therapy. HNO 50:997–1004
6. Feldmann H (1969) Untersuchungen zur Verdeckung subjektiver Ohrgeräusche – ein Beitrag zur Pathophysiologie des Ohrensausens. Z Laryngol 48:528–545

7. Feldmann H (1971) Homolateral and contralateral masking of tinnitus by noisebands and by pure tones. Audiology 10:138–144
8. Feldmann H (1998) Medizinhistorisches und Kulturhistorisches zum Tinnitus. In: Feldmann H (Hrsg) Tinnitus – Grundlagen einer rationalen Diagnostik und Therapie. Thieme, Stuttgart, S 1–34
9. Fowler EP (1940) Head noises: significance, measurement and importance in diagnosis and treatment. Arch Otolaryngol 32:903–914
10. Goebel G (ed) (1998) Tinnitus. Psychosomatic aspects of complex chronic tinnitus. Quintessence, London
11. Greimel KV, Biesinger E (1999) Psychologische Prinzipien bei der Behandlung von Tinnituspatienten. HNO 47:130–134
12. Hilfsmittelkatalog (08/2004) AOK-Verlag, Remagen
13. Jastreboff PJ (1990) Phantom auditory perception (tinnitus): mechanisms of generation and perception. Neurosci Res 8:221–254
14. Jastreboff PJ, Hazell JWP (1993) A neurophysiological approach to tinnitus: clinical implications. Br J Audiol 27:7–17
15. Jastreboff PJ, Hazell JWP (2004) Tinnitus Retraining Therapy. Cambridge University Press, Cambridge/UK
16. Jastreboff PJ, Jastreboff MM (2003) Tinnitus retraining therapy for patients with tinnitus and decreased sound tolerance. Otolaryngol Clin North Am 36:321–336
17. Jastreboff PJ, Hazell JWP, Graham RL (1994) Neurophysiological model of tinnitus: dependance of the minimal masking level on treatment outcome. Hear Res 80:216–232
18. Jastreboff PJ, Gray WC, Gold SL (1996) Neurophysiological approach to tinnitus patients. Am J Otol 17:236–240
19. Kröner-Herwig B (1997) Die psychologische Therapie des chronischen Tinnitus. Psychologie Verlags Union, Weinheim
20. Lenarz T (1998) Diagnostik und Therapie des Tinnitus. Laryngorhinootologie 77:54–60
21. Saltzman M, Ersner MS (1947) A hearing aid for relief of tinnitus aurium. Laryngoscope 57:358–366
22. Sheldrake JB, Coles RRA, Foster JR (1995) Noise generators (»maskers«) for tinnitus therapy. In: Reich GE, Vernon JA (eds) Proceedings of the Fifth International Tinnitus Seminar. American Tinnitus Association, Portland/OR, pp 351–352
23. Sheldrake JB, Jastreboff PJ, Hazell JWP (1996) Perspectives for total elimination of tinnitus perception. Proceedings 5th International Tinnitus Seminar, Portland USA – July 1995. American Tinnitus Association, Portland, pp 531–536
24. Sweetow RW, Chester Z, Pirzanski B (2003) The occlusion effect and ampclusion effect. Semin Hear 24:333–343
25. Urbantschitsch V (1883) Über die Wechselwirkungen der innerhalb eines Sinnesgebietes gesetzten Erregungen. Pflügers Arch Ges Physiol 31:280–309
26. Valente M (1997) Hearing aids: standards, options, and limitations. Thieme, Stuttgart
27. Valente M (1998) Strategies for selecting and verifying hearing aid fittings. Thieme, Stuttgart
28. Vernon J (1975) Tinnitus. Hear Aid J 13:82–83
29. Vernon J (1977) Attempts to relieve tinnitus. J Am Audiol Soc 2:124–131
30. Vernon J, Meikle MB (2000) Tinnitus masking. In: Tayler RS (ed) Tinnitus handbook. Singular Thomson Learning, San Diego, pp 313–356
31. Wedel H v, Wedel MC v, Streppel M, Walger M (1997) Zur Effektivität partieller und kompletter apparativer Maskierung beim chronischen Tinnitus. Untersuchungen im Hinblick auf die Retrainingstherapie. HNO 45:690–694
32. Wesendahl T (2001) Teilimplantation: RetroX – Luftleitungshörsystem mit retroauriculärer Schallführung. In: Biesinger E, Iro H (Hrsg) HNO-Praxis heute 21. Springer, Berlin Heidelberg New York Tokyo, S 165–176
33. Wesendahl T (2002) RetroX – A hearing system for sound therapy and contribution to tinnitus management. In: Patuzzi R (ed) Proceedings of the VII the International Tinnitus-Seminar, Fremantale, Western Australia. Uni Print, Perth, p 17
34. Zenner HP (2003) Kognitive Tinnitusdesensitivierung – evidenzbasierte und leitliniengerechte Habituationstherapie bei chronischer Tinnitussensitivierung. HNO 51:687–689

Anhang

Anhang A – Hilfsgeräte und Zubehör

Tischgeräte

- Tranquil Moments Plus
- Travel Tranquil Moments
- Tranquil Moments Sound Card
  http://www.brookestone.com
- Travel Sound Soother 20
- Sound Soother 20
  http://www.shaperimage.com
- Marsona TSC-330
- Marsona 1288
  http://www.marpac.com

Kopfkissen mit zwei Lautsprechern

- Audio-Medical Devices Ltd.
  Enterprise House
  511–513 Upper Elmers End Road
  Beckenham
  Kent BR3 3DB
  Fax: 0044/2086630760
  Tel: 0044/2086630163

Kissenlautsprecher

- Pan 1100-pillow
  Shop der Deutschen Tinnitusliga (http://www.tinnitus-liga.de)

Anhang B – Internetdownload

Software mit verschiedenen Hintergrundgeräuschen aus der Natur:

- http://www.peterhirschberg.com/mysoftware.html
- http://www.tinnitus.de/soundenrichment

Geräusch CDs

- Tinnitus.de
- Tinnitus.org

- Tinnitus-liga.de
- http://www.ohsu.edu/ohrc/tinnitusclinic/
- http://www.tinnitushelp.com

Empfehlungen zum Sound enrichment

- http://www.Tinnitus.org/home/frame/THC1.htm

Anhang C – Überarbeiteter Auszug aus dem Hilfsmittelkatalog des AOK-Verlages

Bei den in den sonstigen Merkmalen angegebenen Frequenzbereichen handelt es sich um Angaben der Hersteller, für die es keine allgemein verbindliche Norm gibt.

Tinnitusgeräte

Firma	Typ	Sonstige Merkmale
1.1	**HdO, analog**	
Audio-Service	Retrainer Alpha 1 Tinnitusmasker	HdO-Tinnitusmasker (Breitband), mit Lautstärkeregler, mit Tonblenden, Frequenzbereich 5–25 kHz (2 CCM-Kuppler), Einstellmöglichkeit des Frequenzbereiches
auric Hörsysteme	Basic X C-10 Rauschgenerator	HdO-Rauschgenerator (Breitband) mit Lautstärkeregler, regelbare Frequenzveränderung, Frequenzbereich 450–8.700 Hz (gemessen nach DIN IEC 118–7 und 118–0)
auric Hörsysteme	auric C-A1 Tinnitusmasker	HdO-Tinnitusmasker (Breitband), einkanalig, Lautstärkeregler, GC, 2 aktive Klangblenden, Frequenzbereich 100–10.000 Hz
Bruckhoff	DEAMO TID Rauschgenerator	HdO-Rauschgenerator (Breitband) mit Lautstärkeregler, einstellbarer Frequenzbereich von 250–5.800 Hz (gemessen nach DIN EN 118–0)
Bruckhoff	DEAMO TID 3 Rauschgenerator	HdO-Rauschgenerator (Breitband) mit Lautstärkeregler, zusätzlich programmierbare Lautstärke, programmierbarer Frequenzgang von 128–8.800 Hz (gemessen nach DIN EN 118–0), Schaltung von 3 unterschiedlichen Rauschprogrammen möglich
GN Resound	Silent Star 1 Tinnitusmasker	HdO-Tinnitusmasker (Breitband) mit Lautstärkeregler, Tonblende, Rauschpegeleinstellung, Frequenzbereich, 1.000–1.600 Hz

Firma	Typ	Sonstige Merkmale
Hansaton	Twist 49 N Rauschgenerator	HdO-Rauschgenerator mit manueller Lautstärkeregelung, Frequenzbereich von 390–9.100 Hz (gemessen nach DIN EN 118–0)
Hörmann	Audifon T 500 Rauschgenerator	HdO-Rauschgenerator mit manueller Lautstärkeregelung, regelbare Frequenzblende, regelbare GC, Frequenzbereich 170–6.900 Hz
Hörmann	Audifon T 11 Tinnitusgerät	HdO-Tinnitusgerät, regelbare Lautstärke, regelbare Klangblende, Frequenzbereich 128–6.800 Hz, max. Ausgangsschall 80 dB (gemessen nach DIN IEC 118–7 und 118–0)
Hörmann	Audifon T 10 Tinnitusgerät	HdO-Tinnitusgerät, regelbare Lautstärke, regelbare Klangblende, Frequenzbereich 128–6.800 Hz, max. Ausgangsschall 80 dB (gemessen nach DIN IEC 118–7 und 118–0)
Hörmann	Linke T 11 Tinnitusgerät	HdO-Tinnitusgerät, regelbare Lautstärke, regelbare Klangblende, Frequenzbereich 128–6.800 Hz, max. Ausgangsschall 80 dB (gemessen nach DIN IEC 118–7 und 118–0)
Kind	Kind T 1 Tinnitusgerät (Art.-Nr. 16100027)	HdO-Tinnitusgerät, regelbare Lautstärke, regelbare Klangblende, Frequenzbereich 200–6.500 Hz, max. Ausgangsschall 76,2 dB (gemessen nach DIN IEC 118–7 und 118–0)
Linke	Linke T 300 Rauschgenerator	HdO-Rauschgenerator mit manueller Lautstärkeregelung, regelbare Frequenzblende, regelbare GC, Frequenzbereich 170–6.900 Hz
Linke	Linke T 10 Tinnitusgerät	HdO-Tinnitusgerät, regelbare Lautstärke, regelbare Klangblende, Frequenzbereich 128–6.800 Hz, max. Ausgangsschall 80 dB (gemessen nach DIN IEC 118–7 und 118–0)
Starkey	Tinnitusmasker TM-3	HdO-Tinnitusmasker (Breitband) mit Lautstärkeregler, Tonblende, Frequenzbereich 2–15 kHz (Ear-Simulator), Einstellmöglichkeit des Frequenzbereiches
Starkey	Tinnitusmasker TM-5	HdO-Tinnitusmasker (Hochton) mit Lautstärkeregler, Tonblende, Frequenzbereich 2–15 kHz (Ear-Simulator), Einstellmöglichkeit des Frequenzbereiches
Starkey	Silent Star Tinnitusmasker	HdO-Rauschgenerator (Breitband) mit Lautstärkeregler, Tonblende, Rauschpegeleinstellung, Frequenzbereich 1.000–16.000 Hz
Tinnitech	Champion Tinnitusmasker	HdO-Tinnitusmasker (Breitband) mit Lautstärkenregler, regelbaren Frequenzblenden, regelbarem Rauschgenerator, Frequenzbereich von 2,5–10 kHz

Firma	Typ	Sonstige Merkmale
Viennatone	Tinnitusmaker AM/TI	HdO-Tinnitusmasker (Breitband), Lautstärkeregler, Tonblende, Frequenzbereich 150–18.000 Hz, Einstellmöglichkeit des Frequenzbereiches (Zwislocki-Kuppler/KEMAR)
1.2	**HdO, digital programmierbar**	
auric Hörsysteme	auric digi C-A1 Tinnitusmasker	HdO-Tinnitusmasker (Breitband), einkanalig, Lautstärkeregeler, GC, 2 aktive Klangblenden, digital programmierbar, Frequenzbereich 200–8.000 Hz (Ear-Simulator)
auric Hörsysteme	auric digi C-A1/2 Tinnitusmasker	HdO-Tinnitusmasker (Breitband), zweikanalig, mit Lautstärkeregler, GC, 2 aktive Klangblenden, digital programmierbar, Frequenzbereich 200–8.000 Hz (Ear-Simulator)
auric Hörsysteme	auric titan X digi AT12/C-2	HdO-Rauschgenerator, digital programmierbar, programmierbare Lautstärkeregelung, programmierbare Frequenzveränderung in 2 Kanälen, Frequenzbereich von 128–6.500 Hz (gemessen nach DIN EN 118–0)
1.3	**HdO, digitaler Prozessor**	
Siemens	TCI Rauschgenerator	HdO-Rauschgenerator, digital programmierbar, digitaler Prozessor, 2 schaltbare Therapieprogramme, programmmierbares Rauschspektrum von 200–8.500 Hz, 8 Frequenzkanäle, manuelle Lautstärkeregelung
1.4	**IdO, analog**	
Audia Akustik	Silence SN 1 Tinnitusmasker	Custom-made-Tinnitusmasker mit Rauschgenerator (Breitband) mit Lautstärkeregler, Tonblende, Frequenzbereich 0,128–12,8 kHz (am KEMAR nach DIN IEC 118–8 gemessen)
Audia Akustik	Silence SN 2 Tinnitusmasker	Custom-made-Tinnitusmasker mit Rauschgenerator (Breitband) mit Lautstärkeregler, Tonblende, GC, Frequenzbereich 0,128–12,8 kHz (am KEMAR nach DIN IEC 118–8 gemessen)
Audio-Service	Tinnitusmasker Retrainer Beta 1	IO-Custom-made-Rauschgenerator (Breitband) mit Lautstärkeregelung, GC-Steller und regelbare Klangblende, Frequenzbereich von 310–9.800 Hz (gemessen nach DIN EN 118–0)
auric Hörsysteme	Rauschgenerator C-B1–0	Rauschgenerator mit Lautstärkeregelung, einstellbarer Frequenzbereich von 300–7.900 Hz (gemessen nach DIN EN 118.0), offene Versorgungsmöglichkeit

Firma	Typ	Sonstige Merkmale
Hansaton	Sanus Noiser MM4 Rauschgenerator	Rauschgenerator (Breitband) mit Lautstärkeregler, Klangblende, Frequenzbereich 0,125–7,5 kHz (am Kemar nach DIN IEC 118–8 gemessen)
Hansaton	Sanus Noiser MM5 CIC	IO-Tinnitusgerät mit Lautstärkeregelung, regelbare Klangblende, Frequenzbereich 130–8.000 Hz, max. Ausgangsschall 75,8 dB (gemessen nach DIN IEC 180–7 und 118–0)
Hör A.S. Hörsysteme	Tinnitus AS Rauschgenerator	IO-Custom-made-Rauschgenerator, Lautstärkeregler, Klangblenden zur Frequenzveränderung, Frequenzbereich 400–6.500 Hz (gemessen nach DIN 118–0), max. 78 dB Ausgangsschalldruck
Hörmann	Tinnex N Tinnitusmasker	IO-Custom-made-Tinnitusmasker (Breitband) mit Lautstärkeregler, regelbaren Frequenzbereichen im Hoch- oder Tieftonbereich, Frequenzbereich von 500–5.000 Hz (Ohrsimulator), GC
Hörmann	Tinnex NP Tinnitusmasker	IO-Custom-made-Tinnitusmasker (Breitband) mit Lautstärkeregler, regelbaren Frequenzbereichen im Hoch- oder Tieftonbereich, Frequenzbereich von 400–5.400 Hz (Ohrsimulator), GC
Hörmann	Tinnitusmasker HC 10 NP	IO-Custom-made-Tinnitusmasker (Breitband) mit Lautstärkeregler, regelbaren Frequenzbereichen im Hoch- oder Tieftonbereich, Frequenzbereich von 400–5.400 Hz (Ohrsimulator), GC
Hörmann	Tinnitusmasker HC 10 N	IO-Custom-made-Tinnitusmasker (Breitband) mit Lautstärkeregler, regelbaren Frequenzbereichen im Hoch- oder Tieftonbereich, Frequenzbereich von 500–5.000 Hz (Ohrsimulator), GC
IBA	Tinnitusmasker Basisline, Rauschgenerator	IO-Custom-made-Tinnitusmasker (Breitband) mit Lautstärkeregelung, 2 regelbaren Klangblenden, regelbarer Frequenzbereich von 128–7.400 Hz (gemessen nach DIN 118–0)
Kind	Kind T2 Tinnitusgerät (Art.-Nrn. 16100032 und 16100033)	IO-Tinnitusgerät, regelbare Lautstärke, regelbare Klangblende, Frequenzbereich 200–6.600 Hz, max. Ausgangsschall 74,5 dB (gemessen nach DIN IEC 118–7 und 118–0)
Koob	Tinnitusmasker Typ Sensor TSM	IO-Tinnitusmasker (Breitband) mit Lautstärkeregler, Klangblende zur Frequenzveränderung, Frequenzbereich von 320–7800 Hz
Linke	Linke C-M T80 Tinnitusgerät	IO-Custom-made-Tinnitusgerät (Breitband) mit Lautstärkeregler, regelbaren Frequenzbereichen im Hoch- und Tieftonbereich, Frequenzbereich von 400–5.400 Hz (Ohrsimulator), GC

Firma	Typ	Sonstige Merkmale
Linke	Linke C-M T70 Tinnitusgerät	IO-Custom-made-Tinnitusgerät (Breitband) mit Lautstärkeregler, regelbaren Frequenzbereichen im Hoch- und Tieftonbereich, Frequenzbereich von 500–5.000 Hz (Ohrsimulator), GC
Sanomed	INTOS-TC-1 Tinnitusgerät	IO-Tinnitusgerät mit Lautstärkeregelung, regelbaren Klangblenden, Frequenzbereich 100–20.000 Hz, max. Ausgangsschall 77 dB (gemessen nach IEC 711)
Viennatone	Tinnitusmasker 432-TI-M	IO-Tinnitusmasker, einkanalig, Lautstärkeregler, passive Klangblende, Tonblende, Frequenzbereich 300–8.000 kHz (Ear-Simulator), Einstellmöglichkeit des Frequenzbereiches
1.5	**IdO, digital programmierbar**	
auric Hörsysteme	auric digi C-B1 Tinnitusmasker/auch als decento	IO-Custom-made-Tinnitusmasker (Breitband) mit Lautstärkeregelung, 2 aktiven Klangblenden, regelbaren Frequenzblenden, regelbarem Frequenzbereich von 200–8.000 Hz (Ear-Simulator)
auric Hörsysteme	auric digi C-B1/2 Tinnitusmasker/auch als decento	IO-Custom-made-Tinnitusmasker (Breitband), zweikanalig, mit Lautstärkeregelung, 2 aktiven Klangblenden, GC, regelbarem Rauschgenerator, Frequenzbereich von 200–8.000 Hz (Ear-Simulator), digital programmierbar
auric Hörsysteme	auric digi C5 Tinnitusmasker	IO-Tinnitusmasker, digital programmierbar, 2 passive Klangblenden, Lautstärkeregelung, Frequenzbereich 200–8.000 Hz einstellbar
auric Hörsysteme	Tinnitusgerät digi C-B1/D2	IO-Custom-made-Tinnitusgerät (Breitband), vierkanalig, digital programmierbar, Lautstärkeregler, regelbarer Frequenzbereich von 100–10.300 Hz (Ohrsimulator)
S.D. Technik & Elekt	Tinnitusgerät T3'G	IO-Tinnitusgerät, zweikanalig, digital programmierbar, regelbare Lautstärke, 2 regelbare Klangblenden, Frequenzbereich 128–10.500 Hz, max. Ausgangsschall programmierbar 80 dB (gemessen nach DIN IEC 118-7 und 118-0)
S.D. Technik & Elekt	Tinnitusgerät T3'P	IO-Tinnitusgerät, zweikanalig, digital programmierbar, regelbare Lautstärke, 2 regelbare Klangblenden, Frequenzbereich 128–10.500 Hz, max. Ausgangsschall programmierbar 66,2 dB (gemessen nach DIN IEC 118-7 und 118-0)

14

Firma	Typ	Sonstige Merkmale
1.6 Siemens	**IdO, digitaler Prozessor** Siemens TCI IT Tinnitusgerät	IO-Tinnitus-Custom-made-Gerät, digital programmierbar, digitaler Prozessor, 4 programmierbare Frequenzkanäle, programmierbares Rauschspektrum von 100–12.300 Hz, manuelle Lautstärkeregelung, Ausgangsschall auf 80 dB programmierbar (alle Daten gemessen nach DIN EC 180–7 und 118–0)

Kombinierte Tinnitusgeräte/Hörgeräte

Firma	Typ	Sonstige Merkmale
2.1 HdO auric Hörsysteme	auric digi A1/C Hörgerät mit Tinnitusmasker	HdO-Gerät, einkanalig, Verstärkung 64 dB bei 1,6 kHz, max. 80 dB Leistung des eingebauten Tinnitusmaskers, 2 aktive Klangblenden, PC, GC, digital programmierbar, Tinnitusmasker mit Breitbandrauschen, regelbarer Frequenzbereich von 200–8.000 Hz
auric Hörsysteme	auric digi A1/2-C Hörgerät und Tinnitusmasker	HdO-Gerät, zweikanalig, Verstärkung 64 dB bei 1,6 kHz, digital programmierbar, AGC I, 2 aktive Klangblenden, PC, GC, PTB-Nr. des Gerätes digi A1 ist 1274, Tinnitusmasker, Teil mit Breitbandrauschen, das frequenzabhängig eingestellt werden kann, Frequenzbereich 200–8.000 Hz (Ear-Simulator), Frequenzblenden
Hansaton	Dixy/49 mit Noiser Hörgerät mit Rauschgenerato	HdO-Gerät, einkanalig, Verstärkung 60 dB bei 1,6 kHz, digital programmierbar, AGC-I-Regelsystem, 3 aktive Klangblenden, Ausgangsschalldruck-Begrenzung, GC, alle Parameter programmierbar, Rauschgenerator mit Breitbandrauschen, programmierbare Lautstärkeregelung, programmierbare Frequenzveränderung von 400–7.800 Hz, Bauartnummer 1190
Siemens	TCI Combi Hörgerät/Rauschgenerator	HdO-Gerät, vierkanalig, Verstärkung 55 db bei 2,5 kHz, digital programmierbar, digitale Signalverarbeitung, AGC-O-Regelsysteme je Frequenzbereich, regelbare PC, 4 regelbare aktive Klangblenden, manuelle Lautstärkeregelung, programmierbares Rauschspektrum von 125–7.200 Hz, Schaltung von 2 Hörprogrammen möglich, Bauartnummer 1471

Firma	Typ	Sonstige Merkmale
2.2 IdO		
Audio-Service	Retrainer Beta 2 Rauschgenerator	IO-Custom-made-Gerät, einkanalig, Verstärkung 35 dB bei 1,6 kHz, PC, Klangblenden, Rauschgenerator mit Breitbandrauschen, regelbarer Frequenzbereich von 200–8.100 Hz, Lautstärkeregler, PTB-Nr. 1432
auric Hörsysteme	auric digi B1-C Hörgerät mit Tinnitusmasker/ auch als decento	Kombiniertes Hörgerät mit Tinnitusmasker. Tinnitusmasker (Breitband), einkanalig, Lautstärkeregelung, 2 aktive Klangblenden, Frequenzbereich 200–8.000 Hz (Ear-Simulator), Hörgeräteanteil Verstärkung etwa 56 dB bei 1,6 kHz, AGC I, 2 aktive Klangblenden, PC, GC. Das Gerät ist insgesamt digital programmierbar
auric Hörsysteme	Digi B1/2-C und digi B2/2-C, Hörgeräte	Kombiniertes Hörgerät mit Tinnitusmasker. Tinnitusmasker (Breitband), einkanalig, Lautstärkeregelung, 2 aktive Klangblenden, Frequenzbereich 128–9.200 Hz, Hörgeräteteil mit Verstärkung von 55 dB bei 1,6 kHz, digital programmierbar, zweikanalig, AGC I je Verstärkungskanal, MPO-Begrenzungssystem, 2 aktive Klangblenden, manuelle Lautstärkeregelung, alle Parameter einstellbar, Bauartnummer 1636
IBA	Tinnitus Individuell, Premiumline, Hörgerät mit Rauschgenerator	IO-Custom-made-Gerät, einkanalig, Verstärkung etwa 51 dB bei 1,6 kHz, AGC-I-Regelung durch K-Amp-Verstärker, 2 passive Klangblenden, GC, umschaltbar als Rauschgenerator mit Breitbandrauschen, regelbarem Frequenzbereich von 440–5.400 Hz
Siemens	Siemens TCI-combi CT Tinnitusgerät	IO-Custom-made-Gerät, vierkanalig, Verstärkung 40 dB bei 2,5 kHz, digital programmierbar, digitale Signalverarbeitung, AGC-I- und AGC-O-Regelsystem je Verstärkungskanal, alle Parameter programmierbar, 4 aktive Klangblenden, manuelle Lautstärkeregelung, Schaltung von 2 Hörprogrammen möglich. Zuschaltbarer Rauschgenerator, programmierbar in 4 Frequenzkanälen, Frequenzbereich von 100–12.300 Hz, Ausgangsschall programmierbar (Rauschspektrum gemessen nach DIN EC 180–7 und 118–0), Bauartnummer 1638

Firma	Typ	Sonstige Merkmale
Siemens	Siemens TCI-combi IT Tinnitusgerät	IO-Custom-made-Gerät, vierkanalig, Verstärkung 46 dB bei 2,5 kHz, digital programmierbar, digitale Signalverarbeitung, AGC-I- und AGC-O-Regelsystem je Verstärkungskanal, alle Parameter programmierbar, 4 aktive Klangblenden, manuelle Lautstärkeregelung, Schaltung von 2 Hörprogrammen möglich. Zuschaltbarer Rauschgenerator, programmierbar in 4 Frequenz-kanälen, Frequenzbereich von 100–12.300 Hz, Ausgangsschall programmierbar (Rausch-spektrum gemessen nach DIN EC 180–7 und 118–0), Bauartnummer 1637

Aufsteckbare Tinnitusgeräte

Firma	Typ	Sonstige Merkmale
Viennatone	Ansteck-Tinnitus-Masker 116 TI (für HdO-Geräte 116, 117, 124)	Ansteck-Tinnitus-Masker mit Lautstärkeregler zum Anschluss über Audioeingang an HdO-Geräte 116, 117 und 124. Frequenzbereich und der Ton können vom Hörgerät verändert werden

Grenzen der ambulanten Tinnitustherapie und Einweisungsprozeduren

G. Hesse, H. Schaaf

Einleitung. Für Krankenversicherte gilt generell das im Sozialgesetzbuch vorgeschriebene Gebot: ambulant vor stationär. So soll bei jedem Krankheitsbild vorrangig versucht werden, ambulant und wohnortnah zu behandeln. Dies gilt auch für Menschen, die unter Tinnitus leiden. Berücksichtigt werden muss allerdings, ob suffiziente ambulante Behandlungsmöglichkeiten von Ärzten im Rahmen der gesetzlichen Kassen adäquat angeboten werden.

Dies ist jedoch nicht ausreichend der Fall: Statt dessen werden nach wie vor auch im chronischen Stadium immer neue Infusionsserien versucht, teilweise sogar stationär im Akutkrankenhaus, erhalten die Patienten eine wirkungslose aber teure Dauermedikation [12, 13] oder werden mit meist privat finanzierten »alternativen« Therapien wie Akupunktur, Neuraltherapie oder gar Behandlungen mit Ozon, Ohrkerzen, »Softlaser« oder »pulsierenden Signalen« mit und ohne Magnetfeld behandelt – mit bezweifelbarem Erfolg.

Wirksame integrative und häufig fachübergreifende ambulante Habituationstherapien (Retraining, kognitive Umstrukturierungen bzw. »Desensitivierungen«) werden häufig von den Kassen nicht übernommen.

Im Folgenden soll der Schwerpunkt darauf liegen, vorzustellen, wann ambulante Behandlungen real und selbst unter »optimalen« Bedingungen nicht mehr ausreichen oder initial keinen möglichen Behandlungseinstieg bieten. Schließlich sollen die Wege aufgezeigt werden, die eine stationäre Therapie ermöglichen und die beschritten werden müssen, um eine Kostenübernahme durch die gesetzliche Krankenversicherung zu erreichen.

15.1   Hauptaspekte ambulanter Tinnitustherapie

Der akute, also frisch aufgetretene Tinnitus wird, ebenso wie ein akuter Hörsturz, in der Bundesrepublik in aller Regel entsprechend den ADANO-(Arbeitsgemeinschaft Deutschsprachiger Audiologen und Neurootologen-)Leitlinien als *Eilfall* HNO-ärztlich behandelt [1]. In dieser Phase ist eine genaue diagnostische Abklärung wichtig, um medizinisch so weit wie möglich ursächlich eingreifen zu können und ggf. sogar eine Tinnitusbeseitigung zu erreichen.

Zeigen sich Anhaltspunkte für einen Hörsturz oder einen akuten Lärmschaden, so wird zu einer rheologischen Infusionsbehandlung geraten. Diese erfolgt in der Vorstellung, die Durchblutungssituation bzw. die Versorgung der Haarzellen mit Sauerstoff/Nährstoffen im akut geschädigten Innenohr zu verbessern. Die Infusionsbehandlung *kann* ambulant erfolgen – ein Vorgehen, in dessen Richtung viele Krankenkassen drängen. Dies ist dann meist zum Misserfolg verbannt, wenn der Patient Infusionstermine stressvermehrend in seinen Terminplan presst. Gleiches gilt, wenn die Infusionslösung (in der Regel 500 ml) in 20 Minuten verabreicht wird, z. B. aufgrund organisatorischer Praxisgegebenheiten [1].

HNO-ärztlich kann eine stationäre Aufnahme indiziert sein, wenn der Hörschaden des Patienten gravierend ist und/oder wenn der Patient psychosomatisch bedingt aus seinem familiären oder beruflichen Umfeld heraustreten muss. Kontraproduktiv kann dabei allerdings eine Akuttherapie im Vierbettzimmer etwa mit frisch operierten Tumorpatienten sein.

Hat sich innerhalb von 2–3 Wochen der Hörschaden oder der Tinnitus nicht befriedigend zurückgebildet, so kann – auch im Sinne der neuesten ADANO-Leitlinie Hörsturz (März 2003) – überlegt werden, ob eine hyperbare Sauerstofftherapie (HBO) einzuleiten ist. Letztere kann jedoch nicht zum Erfolg führen, wenn andere Mechanismen als ein reversibel erachtetes Sauerstoffdefizit maßgeblich für das Tinnitusgeschehen oder den Hörverlust sind.

Im chronischen Stadium hingegen sind auf kochleäre Verbesserung zielende Behandlungsmaßnahmen wie im Anfangsstadium nicht mehr indiziert. Jedes weitere Bemühen, den Tinnitus doch zu »beseitigen«, steigert das Leiden an den Ohrgeräuschen eher, als dass es dies lindert [4, 5, 10, 23]. Jetzt wird ein Wechsel der Behandlungsstrategie, die vor allem auf die zentrale und psychische Verarbeitung des Ohrgeräusches zielt, notwendig [2, 7–11, 14, 26].

15.2 Was kann ambulant – auch im Rahmen einer Kassenpraxis – geleistet werden?

Für den HNO-Bereich haben die Arbeiten von Jastreboff u. Hazell [14] wesentlich zum Verständnis und die Behandlung des »organisch bedingten Tinnitus und des körperlich empfundenen Leidenss am Tinnitus« beigetragen. Sie entwickelten ein neurophysiologisches Modell, das Tinnitus – unabhängig vom Generator – als Folge einer Fehlschaltung im neuronalen Netzwerk erklärt.

Dies kann aber nur dann zum Leiden am Tinnitus führen, wenn es ängstlich oder depressiv verarbeitet wird oder aber – wie die neuesten Arbeiten von Olderog et al. [17] gezeigt haben – eine psychische Beeinträchtigung bereits vorgelegen hat.

In diesem Sinne hat sich in den letzten Jahren die so genannte Tinnitus-Retraining-Therapie (TRT) entwickelt. Diese wird von der ADANO als Konzept definiert, das auf der Basis »umfassender Diagnostik durch HNO-Ärzte *und* Psychotherapeuten« auf Grundlage der Modellvorstellungen von Jastreboff und Hazell eine interdisziplinäre Therapie einleitet, welche den Patienten unter Zuhilfenahme akustisch-apparativer Behandlungsmaßnahmen (»Rauscher«, Hörgeräte) in enger Anbindung weiter betreut.

In diesem Sinne greifen sowohl die so genannten Tinnitus-Desensitivierungs-Therapien (TDT) als auch verhaltenstherapeutisch orientierte kognitive Umstrukturierungsbehandlungen. Unterschiede zwischen diesen Therapieansätzen scheinen überwiegend in ihrer Definition zu bestehen.

Hauptaspekt der Behandlung ist immer eine Veränderung der akustischen Wahrnehmung, d. h. der zentralen Hörverarbeitung unter Berücksichtigung der oft für die Betroffenen subjektiv nicht erkennbaren und meist nicht steuerbaren emotionalen Faktoren.

Indikationen zur Retraining- oder allgemein zu einer Habituationstherapie

- Wenn der Tinnitus zu einer Beeinträchtigung des Erlebens und/oder des Verhaltens des Patienten führt
▼

- Wenn andere kausale Behandlungsmaßnahmen ausgeschlossen oder nicht indiziert sind
- Wenn eine durch einen Psychotherapeuten nach Exploration festgestellte Bestätigung der Behandlungsbedürftigkeit vorliegt
- Wenn ein leichter bis maximal mittelschwerer Grad des Tinnitusleidens erreicht wird – erhoben z. B. mit dem Tinnitusfragebogen nach Goebel und Hiller, der sich zur Beurteilung des Schweregrades etabliert hat.

Wichtig

Die TRT setzt – im Idealfall – einen aktiven, zugewandten, reflektions- und introspektionsfähigen Patienten voraus und benötigt ein Behandlungsteam [2, 11, 21] aus einem aufklärenden, kundigen und verständnisvollen HNO-Arzt und einem auch in der Tinnitusproblematik kundigen Psychotherapeuten.

Hilfreich (wenn auch oft nicht zu realisieren) sind ein kooperierender Akustiker sowie ein im Team arbeitender Hörtherapeut [9].

In einem derartigen »Arbeitsbündnis« kann auch im Rahmen einer HNO-Praxis effektiv gearbeitet werden, u. a. wenn wichtige Momente (neurootologische und psychosomatische Diagnostik und darauf aufbauende Aufklärung, z. B. in der Gruppe) im Behandlungskonzept integriert sind und aus dem engen Praxisablauf ausgelagert werden können.

Wichtig ist in jedem Fall, die an den Tinnitus gekoppelten Klagen des Patienten ernst zu nehmen – auch und gerade wenn man scheinbar »nichts machen kann«. Das Zuhören des Arztes, mit der Aussicht regelmäßig (z. B. einmal im Quartal) wiederkommen zu dürfen, hilft – erst recht, wenn die Symptomatik des Patienten »psychisch überlagert« erscheint. Die Gesprächskompetenz des HNO-Arzt kann dabei umso höher sein, je klarer er über den emotionalen Gehalt der Arzt-Patienten-Interaktion im Bilde ist.

2–3 Minuten eines solchen »wirklichen« Zuhörens können schon die Grundlage für eine tragende Arzt-Patienten-Beziehung und therapeutisch wirksam sein.

Manchmal hilft darauf basierend bereits die Arbeit mit einfach gehaltenen Ratgebern (z. B. [22]). Nützlich ist darüber hinaus meist der Verweis auf Selbsthilfegruppen, zu denen über die Deutsche Tinnitus-Liga Kontakt aufgenommen werden kann.

Wenn die Arzt-Patienten-Beziehung tragfähig erscheint, besteht eine Möglichkeit des Ansprechens und des Verstehens darin, die vom Patienten vorgetragenen subjektiven Kausalzusammenhänge einmal in ihrer umgekehrten Wirkung aussprechen zu lassen:

Aus einem »Weil mein Tinnitus laut ist, bin ich zuhause ständig genervt« könnte dann »Ich bin zuhause ständig genervt, so dass mir mein Tinnitus besonders laut vorkommt« werden. Ähnlich umkehrbar sind auch typische Aussagen wie »Seitdem ich Tinnitus habe, schaffe ich meine Arbeit nicht mehr« oder »Ich kann nicht schlafen, weil ich dauernd auf meinen Tinnitus hören muss«.

Mittels solcher minimaler Interventionen können ggf. festgefahrene Überzeugungen des Patienten über sein scheinbar hilf- und sinnloses dem Tinnitus-ausgeliefert-Sein in Frage gestellt werden [20].

Bisweilen hilft auch Zeit, Beharrlichkeit, Vermittlung von Zuversicht und die Perspektive, sich in drei Monaten dazu erneut »sehen und hören« zu können. Wenn psychotherapeutische Fachkompetenz hinzukommt, lassen sich in dem Indikationsgebiet deutliche Erfolge erzielen.

Eine Unterstützung für den behandelnden Arzt können dabei so genannte Balintgruppen sein, in denen Ärzte fallzentriert auch die eigene emotionale Komponente der Begegnung mit Patienten spiegeln können. Über ein darin geübtes psychosomatisches Verständnis wird es dann auch möglich, sich selbst nicht »zugedröhnt« zu fühlen, wenn Patienten den – für Außenstehende – offensichtlichen Sachverhalt noch nicht verstehen oder gar umsetzen können.

Apparative Hilfen (Hörgeräte) werden insbesondere dann notwendig, wenn eine relevante Schwerhörigkeit vorliegt. Dann kann das Ohrgeräusch oft schon allein durch die verbesserte Hörwahrnehmung nahezu komplett in den Hintergrund gedrängt werden.

»Rauschgeräte« sind als unterstützende apparative akustische Maßnahme sinnvoll, sofern insbesondere keine versorgungspflichtigen Formen von Schwerhörigkeit oder sonstige Kontraindikationen vorliegen.

15.3 Wann versagt ambulante Behandlung?

Kritisch muss man anmerken, dass sich die TRT als ambulante Kassenleistung praktisch nicht durchgesetzt hat. Gründe dafür liegen sowohl in der Schwierigkeit der interdisziplinären Zusammenarbeit [21], in der mangelnden Durchsetzbarkeit einer suffizienten Finanzierung für ein »neues Konzept« als auch an der Problematik, dass der hohe Somatisierungsanteil beim Tinnitusleiden Ärzte und Psychotherapeuten an die Grenzen ambulanter Möglichkeiten kommen lassen kann.

Aber selbst bei einem eingespielten TRT-Team können ambulante HNO-ärztliche Bemühungen ihre *Grenzen* finden:

Grenzen ambulanter Behandlung

- Bei wenig(er) aktiven bis passiven, nicht zugewandten, sowie (noch) nicht introspektionsfähigen Patienten
- Bei bedeutender psychischer Komorbidität
- Bei Vorliegen einer Psychodynamik, bei welcher der Tinnitus überwiegend als somatischer Kristallisationspunkt einer psychopathologischen Entwicklung zu verstehen ist, eine hohe Funktionalität besitzt oder einfach die Lebensumstände des Patienten pathogen bzw. sehr verfahren sind

Prototypisch hierfür sind Patienten mit einer so genannten Somatisierungsstörung oder einer (larvierten) Depression mit somatischer Überlagerung.

Eine ambulante Rehabilitation bei psychischen und psychosomatischen Erkrankungen ist nach den Richtlinien der Bundesarbeitsgemeinschaft für Rehabilitation (BAR) vom 22.01.2004, Ziffer 5, über die allgemeinen Kontraindikationen, hinaus *nicht* angezeigt, wenn

- eine stark ausgeprägte psychische und/oder somatische Komorbidität intensiver klinischer Mitbehandlung bedarf, die im Rahmen der ambulanten Rehabilitation nicht abgedeckt werden kann,
- wegen verminderter psychophysischer Belastbarkeit durchgängige Stützung und Strukturierung durch das stationäre Setting notwendig sind,
- eine die Rehabilitationsziele gefährdende Fortführung beruflicher Aktivitäten zu erwarten ist,
- die Verbesserung sozialer Kompetenz und Beziehungsfähigkeit nur durch Integration in ein vollstationäres Setting (therapeutische Gemeinschaft als Lern- und Übungsfeld) erreicht werden kann,
- durch die therapeutischen Maßnahmen eine emotionale Labilisierung zu erwarten ist, welche die eigenen Bewältigungsmöglichkeiten überfordert,
- eine ausreichende Compliance bei der Einnahme von Medikamenten und eine konstruktive Mitarbeit nur durch stationäre Anleitung und Beaufsichtigung sichergestellt werden können,
- die Symptomatik oder Verhaltensstörung so ausgeprägt sind, dass eine engmaschige Betreuung, Behandlung und die kontinuierliche Verfügbarkeit von Kriseninterventionsmöglichkeiten unverzichtbar sind (z. B. bei hochfrequenten Panikattacken, Selbstverletzungen, dissoziativen Zuständen),
- die Fremdkontrolle von schädlichen Verhaltensweisen (z. B. Substanzmissbrauch, Spieloder Kaufsucht) notwendig ist und Defizite im Bereich der Impulskontrolle einen durchgängig Halt gewährenden und steuernden Rahmen erforderlich machen.

15.4 Indikationen zur stationären Behandlung

Sind ambulante Therapieansätze ausgeschöpft und verschlechtert sich das Krankheitsgeschehen zunehmend, kann bei einem chronisch dekompensierten Tinnitusleiden eine Therapie mit den Möglichkeiten eines psychosomatischen Krankenhauses notwendig werden. Oft werden solche Kliniken in ihrer Kompetenz akzeptiert, gerade wenn bzw. weil man hier nichts direkt »Psychotherapeutisches« vermutet.

Die Indikation für eine stationäre Versorgung besteht nach der Leitlinie »Tinnitus« der Deutschen Gesellschaft für HNO-Heilkunde, Kopf- und Halschirurgie (DG-HNO 1997 [1]), wenn der Tinnitus massive Auswirkung auf alle Lebensbereiche hat und zur Entwicklung einer Sekundärsymptomatik mit hohem Leidensdruck führt.

Indikationen zur stationären (psychosomatischen) Behandlung

- Wenn bei *Grad III* der Tinnitus zu einer dauernden Beeinträchtigung im privaten und beruflichen Bereich (mit emotionalen, kognitiven und körperlichen Auswirkungen) führt
- Oder wenn gar bei *Grad IV* der Tinnitus zur völligen Dekompensation im privaten Bereich und zur Berufsunfähigkeit führt

Da sich das Leiden am Tinnitus aber in der Regel psychisch äußert, stellt sich – auch versicherungsrechtlich – die *Indikation für eine stationäre psychosomatische Behandlung* meist psychotherapeutisch [3, 15, 18, 25]. Dies kann der Fall sein

- Wenn sich nach mehrmonatiger ambulanter Psychotherapie keine symptombezogene Besserung erkennen lässt
- Zur Herauslösung aus einem pathogenen Milieu, um die Voraussetzungen für eine potenziell erfolgversprechende Behandlung zu schaffen
- Wenn ein fachübergreifendes, aber integriertes therapeutisches Vorgehen erfor-

▼

derlich ist (z. B. eine eng abgestimmte medizinische und psychotherapeutische Behandlung, ein verbales und ein körperorientiertes Verfahren)

- Bei Vorliegen einer erheblichen psychischen Komorbidität (z. B. Persönlichkeitsstörung) oder einer die somatoforme Störung (bzw. den Tinnitus) komplizierenden körperlichen Erkrankung
- Bei Erkrankungen primär somatischer Genese (z. B. Morbus Menière, Endolymphschwankungen, Vestibularisausfall), bei denen eine bis dahin kompensierte Konfliktsituation oder eine relativ stabil kompensierte Persönlichkeitsstörung dekompensiert und zu psychischer bzw. psychosomatischer Destabilisierung und/oder zur Verstärkung der primär körperlichen Symptomatik führt
- Bei Patienten mit schweren neurotischen oder Persönlichkeitsstörungen, die nicht in der Lage sind, im ambulanten Rahmen eine therapeutische Beziehung aufzunehmen und aufrechtzuerhalten
- Oder bei Patienten, die zu schwereren Formen des Agierens neigen und eines stabilen therapeutischen Rahmens bedürfen, der ambulant nicht aufrechtzuerhalten ist
- Bei Patienten, deren neurotische oder Persönlichkeitsstörung mit schwerwiegenden sozialen Folgeerscheinungen einhergeht, die des Rahmens einer psychosomatischen/psychotherapeutischen Klinik bedürfen, um unterbrochen werden zu können
- Bei einer akuten Dekompensation neurotischer oder Persönlichkeitsstörungen, wobei die stationäre Behandlung im Sinne einer Krisenintervention die Fortführung einer bereits begonnenen ambulanten Behandlung oder den ersten Schritt dahin gewährleisten soll
- Wenn durch eine stationäre Krankenhausbehandlung eine hinreichende Motivation für eine indizierte ambulante Psychotherapie erzielt werden kann

15.5 Aspekte stationärer Tinnitustherapie

Eine stationäre Therapie beim Leiden am Tinnitus sollte im Wesentlichen folgende Behandlungselemente zusammenführen:

1. Eine umfassende neurootologische und psychologische Diagnostik,
2. eine intensive Aufklärung des Patienten (Counseling), bei der es insbesondere darum geht, ein individuell stimmiges Störungsmodell zu vermitteln und die Schnittstellen zwischen Tinnitus als organischem Geschehen und dem Leiden am Tinnitus als psychisch zu verstehende Anpassungsstörung bzw. psychosomatische Reaktion zu erarbeiten,
3. sowie zentral eine darauf aufbauende einzel- und gruppenpsychotherapeutische Bearbeitung der psychosomatisch verstandenen Symptomatik und deren Hintergründe,
4. eine intensive Hörtherapie (als Habituationstraining und zur Förderung der Aufmerksamkeitsumlenkung) mit ggf. apparativer Versorgung durch Hörgerät oder Rauscher als Lernen in vivo und in situ,
5. Körperarbeit und Entspannungsverfahren, welche Sinneseindrücke, aber auch den Tinnitus und Wahrnehmungen von Körperempfinden verändernd zusammenführen.

Rehabilitationsziele

- Aufbau einer Behandlungsmotivation
- Herstellung einer tragfähigen therapeutischen Beziehung
- Vermittlung eines bio-psycho-sozialen Modells von Krankheit und Gesundheit
- Wahrnehmung des Tinnitus aktiv modifizieren
- Behebung von Defiziten im Bereich der Regulation von Gefühlen (Alexithymie) und Bewältigungsverhalten (Coping)
- Analyse und ggf. Veränderung von Beziehungsgestaltung und Konfliktbewältigung
- Bearbeitung unbewusster Konflikte/sekundärer Krankheitsgewinn bzw. Erarbeitung

▼

auslösender Faktoren und aufrechterhaltender Bedingungen
- Verbesserung der Körperwahrnehmung und des Körpergefühls
- Identifikation dysfunktionaler Gedanken und Schemata
- Verbesserung der Entspannungsfähigkeit und des Schlafes
- Steigerung der sozialen Kompetenz zur Wahrnehmung und Durchsetzung eigener Wünsche und Bedürfnisse
- Rückfallprophylaxe

> **Wichtig**
>
> Zumeist ist hierfür – je nach Störungskonstellation, Schweregrad, Motivation bzw. Motivierbarkeit eine Behandlungsdauer von 4 bis 6 Wochen notwendig.

Realistisch muss aber erwähnt werden, dass hier die Grenzen durch die gesetzlichen Krankenkassen oft mehr als eng und oft auch unzureichend gesetzt werden, so dass manchmal nur momentane Linderungen und »Einstiege« in die Bewältigung der oft dominierenden psychischen Komponente möglich werden.

Dabei werten wir schon die Motivation zu einer weiteren ambulanten Psychotherapie als Erfolg. Dieser wird aber oft dadurch erschwert, dass zum einen lange Wartezeiten für gesetzlich Versicherte in Kauf zu nehmen sind und zum anderen somatisierende Patienten nicht zu Unrecht als schwierig und prognostisch ungünstig gelten und daher auch weniger Aufnahme finden. So bleiben sie oft weiter ohne adäquate Versorgung bis zum – oft notgedrungen – nächsten Klinikaufenthalt oder der nächsten »Wunderkerze«.

Dennoch lassen sich die Therapieerfolge solcher stationärer Behandlungsmaßnahmen durchaus als gelungene Bewältigung und Akzeptanz bzw. Toleranz des Tinnitus sehen [6, 8, 16].

Ausschlusskriterien für psychosomatische Kliniken

> **Wichtig**
>
> Auch der breite Rahmen einer psychosomatischen Klinik kann in manchen Fällen an seine Grenzen kommen und keine ausreichende Versorgung (oder Weiterversorgung) mehr bieten.

Dies gilt für Patienten, die
- akut psychotisch erkrankt sind [19],
- als akut (!) suizidal bzw. selbstgefährdend einzustufen sind (nicht jedoch Patienten mit chronischer Suizidalität, ein bei schwereren Persönlichkeitsstörungen häufiges Phänomen),
- eine akute Fremdgefährdung darstellen,
- nicht kontrollierbares Suchtverhalten aufweisen sowie
- dringend somatisch behandelt werden müssen.

15.6 Einweisungsprozeduren

An den einweisenden Arzt werden oft hohe Anforderungen gestellt, die fast schon den Charakter eines Psychotherapieantrages annehmen und das Verfahren für den Nicht-Geschulten zu einer echten »Prozedur« machen können. Aus der Praxis einer Klinik heraus werden im Folgenden die wichtigsten Aspekte dargestellt.

Rein sachgerecht muss ein Antrag an den Kostenträger folgende, in der Regel durch HNO-Arzt und Psychotherapeut/Psychiater gemeinsam festgestellte Elemente enthalten:

Diagnosen
- Dekompensiertes Tinnitusleiden H.93.1
  oder Hyperakusis H.93.2
  oder Morbus Menière H.81 mit reaktivem Schwindel und depressiver, phobischer Einengung F32

Bei
- z. B. Somatisierungsstörung F.45 oder
- längerer depressiver Reaktion F.43.21
- bis zu depressiver Episode F.32

Minimaltext

Der Antrag sollte mindestens folgende Informationen enthalten:

- *Herr / Frau … geb.: … leidet **akut** unter einem Tinnitus (Schwindel/Geräuschempfindlichkeit).*
- ***Fakultativ:*** *Diesen Tinnitus können wir bestimmen bei einer Frequenz von … , audiometrisch zeigt sich … Ein retrokochleäres Geschehen konnte ausgeschlossen werden …*
- ***Zwingend:*** *Alle bisher ambulant durchführbaren Maßnahmen vom… bis … führten zu keiner Verbesserung des Leidens am Tinnitus (Schwindel/Geräuschempfindlichkeit).*
- ***Fakultativ:*** *Im Gegenteil zeigt es sich, dass das Leiden zunehmend (quälend) die Wahrnehmung des Patienten bestimmt und zu Konzentrationsstörungen, Schlaflosigkeit, Nervosität und einer insgesamt depressiven Entwicklung führt.*
- ***Zwingend:*** *Dabei droht – ambulant nicht mehr abwendbar – eine zunehmende weitere Dekompensation.*
- *Unter Hinzuziehung des psychotherapeutischen Aspektes (Konsilarius/Facharztes) zeigen sich … mindestens 2 der oben genannten Indikationen für eine stationäre Psychotherapie.*
- *So ist es indiziert, den Patienten in der neurootologischen fundierten und psychotherapeutisch darauf aufbauend arbeitenden Klinik zu behandeln.*

Kommentar

In Anbetracht zunehmender ökonomischer Zwänge versuchen auch die Krankenkassen, Kosten zu minimieren und reagieren dabei – leider aber erwartungsgemäß und in ihrem Sinne verständlich, überwiegend formal, was die oft indizierten Behandlungen erschwert oder unmöglich macht.

> **Wichtig**
>
> In diesem Sinne ist es wichtig, bei einer tatsächlich gegeben Indikation *nicht* den Eindruck zuzulassen, hier handle es sich um eine chronische Erkrankung, sondern man muss auf die derzeitige, akute Situation hinweisen, obwohl der Auslöser oder »somatische Kristallisationspunkt der Erkrankung«, der Tinnitus selbst, chronisch ist.

Herausgestellt werden muss – in der Regel psychologisch fundiert – das den Patienten quälende Leiden sowie die Folgeproblematik, die er auf den Tinnitus attribuiert oder attribuieren muss.

> **Wichtig**
>
> Ebenso wichtig ist, das psychische Leiden als körperlich empfundenes darzustellen, da sonst fast schon reflektorisch der Antrag mit Hinweis auf eine »ausreichende« ambulante Psychotherapie abgewiesen wird, für die der Patient in der Regel eben entweder noch nicht motivierbar sein kann oder die nicht ausreicht.

So ist der Weg in die stationäre Behandlung leider oft ebenso schwierig wie die Behandlung der Krankheit. Dabei haben die meisten Privatversicherten im Gegensatz zu den gesetzlich Krankenversicherten die größeren Chancen, nach akkurater Sachdarstellung eine Kostenzusage ihrer Kasse zu erwirken.

Problematisch wird es bei diesen, wenn der Eindruck entsteht, eine reine Rehabilitationsmaßnahme würde zur Behandlung ausreichen. Die PKV schlägt in solchen Fällen eine Sanatoriumsbehandlung vor, was oft nicht adäquat ist und in diesem Fall auch wenig Sinn macht.

Zur Orientierung: Die Wiederherstellung der Dienst- und Arbeitsfähigkeit ist eine Rehabilitationsleistung (§ 111 bzw. § 40 SGB V), die Wiederherstellung der Gesundheit ist eine stationäre Krankenhausleistung, bei entsprechender Schwere der Erkrankung (s. oben).

Für die meisten gesetzlich Versicherten führt der Weg nach dem SGB V, § 111, meist über Reha-Anträge in eine psychosomatisch kompetente Tinnitusklinik. Dafür benötigen die Patienten für die Kran-

Stationäre Behandlung von Patienten mit dekompensiertem Tinnitus in einer »Tinnitusklinik«

G. Goebel

Einleitung. Das Gebiet der HNO-Heilkunde und der Phoniatrie beschäftigt sich in besonderem Maße mit den Organen, die für die Kommunikation und Außenwahrnehmung von hoher Bedeutung sind. Bereits primäre Störungen wie Tinnitus, Hyperakusis, Schwerhörigkeit und Schwindel können zu folgenreichen Problemen im psychosozialen Bereich führen. Andererseits sind Verhalten, Emotion und Kognitionen in komplexer Weise mit dem Hörsystem und Gleichgewichtssinn vernetzt, was bei entsprechenden Konstellationen eine Fülle von extremen Beeinträchtigungen bis hin zu vielfältigen psychischen Störungen erwarten lässt.

Störungs- und Behandlungsmodelle bei Tinnitus galten lange Zeit als »Stiefkind« sowohl der HNO-Heilkunde als auch der Psychosomatik [5]. Erst seit Mitte der 1980er Jahre ist durch eine zunehmende Zahl von methodisch guten und somit aussagekräftigen Studien deutlich geworden, dass ein erheblicher Anteil der Tinnitusbetroffenen in HNO-Praxen an psychosozialen Beeinträchtigungen leidet. Diese Erkenntnis hat zu einer interdisziplinären Zusammenarbeit von Ärzten, Psychologen, Audiologen und Grundlagenforschern geführt und die Einbeziehung psychologischer Maßnahmen zur Behandlung von Tinnituspatienten impliziert [3].

> **Wichtig**
>
> Ausgeprägte psychiatrische und somatische Komorbidität, diagnostisch unklare und potenziell bedrohliche Symptome, die Notwendigkeit einer Distanzierung des Betroffenen vom häuslichen (z. B. körperliche und emotionale Traumatisierungen in der Familie) oder beruflichen Konfliktfeld (z. B. massives Mobbing), unzureichende Therapiemotivation, fehlende Krankheitseinsicht sowie gelegentlich organisatorische Gründe (absolut mangelhafte ambulante Therapiemöglichkeiten am Wohnort) begründen eine stationäre Psychotherapie in Form einer akuten Krankenhausbehandlung (§ 39 SGB V zu Lasten der gesetzlichen Krankenkassen/GKK bzw. der privaten Krankenversicherungen/PKV) oder nachrangig in Form einer stationären Rehabilitation (§ 15 SGB VI auf Kosten des gesetzlichen Rentenversicherungsträgers bzw. § 40 SGB V auf Kosten der GKK).

In der psychotherapeutischen Medizin/Psychosomatik sind die Grenzen zwischen stationärer Krankenhausbehandlung und Rehabilitationsmaßnahmen schwerer zu ziehen als in den somatischen Fachgebiete. Um hier den Patienten gut beraten und helfen zu können, ist für den Einweiser oder Initiator der stationären Behandlung ingerspitzengefühl und Kompetenz in der Erkennung psychischer Komorbidität und der psychosomatischen Grundversorgung von Vorteil (► s. Kap. 10).

Die medizinische Versorgung der Bevölkerung fordert aber auch, dass ambulante und stationäre Behandlung sich gegenseitig ergänzen und in ihrer Wirksamkeit gegenseitig verstärken. Die jeweiligen Aufgaben der beiden Bereiche sollen nicht konkurrierend, sondern kooperativ mit einer klaren Aufgabenzuweisung definiert werden.

16.1   Begriffliche Anmerkungen zu Psychosomatik

Der Begriff »psychosomatische Erkrankungen« ist im wissenschaftlichen Sinn umstritten und hat mit der Erweiterung des Psychosomatikbegriffs auch auf Störungen, bei denen das psychosomatische Geschehen keine oder noch keine körperlichen Läsionen hervorgerufen hat, die »klassischen« psychosomatischen Erkrankungen wie Asthma bronchiale, Morbus Crohn, Colitis ulcerosa usw. in den Hintergrund gedrängt.

Die Palette solcher Symptomkomplexe reicht

- von »*psychogenen*« *Körpererkrankungen* (wie Zähneknirschen, Klosgefühl, Zungenbrennen, Mundtrockenheit, Räusperzwang, psychogene Juckreiz usw.)
- über *psychisch* »*mitverursachende*« *Erkrankungen* (wie Hörsturz, Morbus Menière, Ohrschmerzen, kompensierter Tinnitus usw.)
- über *ausgeprägte psychische Krankheiten durch körperliche Erkrankungen* (z. B. Depression bei Hirnerkrankungen, Schlafapnoe, dekompensierter Tinnitus, drogeninduzierte Angststörungen usw.)
- bis hin zu *psychischen Störungen infolge schwerwiegender Krankheiten* (z. B. Depression oder Panikstörung nach Kehlkopfentfernung, Krebs-

erkrankungen, beidseits Morbus Menière, plötzliche Ertaubung usw.).

Die ursächlichen Differenzierungen sind – unabhängig von weiterbestehendem wissenschaftlichen Interesse – für die Ableitung spezifischer stationärer Behandlungsstrategien nicht immer brauchbar bis schädlich:

> **Wichtig**
>
> Häufig treffen wir auf Patienten, denen leichtfertig die Hypothese einer »Tinnituspersönlichkeit« nahegebracht wurde und die nach einer entsprechend auf Selbstwertgefühl und Durchsetzungsvermögen ausgerichteten Psychotherapie das Lauterwerden des Tinnitus als »psychisches« Versagen erleben und entsprechend resignativ verarbeiten.

Hierzu gehört auch die obsolete Angewohnheit, dass in Unkenntnis einer organischen Ursache eines Symptoms die Psychogenese im Sinne einer Restkategorie herhalten muss (»Wir finden nichts, also ist es psychosomatisch«).

> **Wichtig**
>
> Der Begriff »Psychosomatik« sollte daher pragmatisch im Sinne einer »Mehrfacherkrankung« verstanden werden: Er bezieht sich auf Erkrankungen, bei denen psychische Faktoren für Entstehung, Entwicklung und Aufrechterhaltung der Erkrankung von relevanter Bedeutung sind und/oder bei denen neben der somatischen Störung eine psychische Störung vorliegt und Zusammenhänge von Seiten der Betroffenen oder der Experten zunächst nur vermutet werden (psychiatrische Komorbidität).

16.2 Stellenwert der stationären Psychosomatik in Deutschland

Weniger als 1% der Gesamtbettenzahl der Bundesrepublik Deutschland entfallen auf psychosomatisch-psychotherapeutische Bereiche. Gutachterliche Stellungnahmen gehen von einer geschätzten Bettenmessziffer von 0,1 pro 1.000 Einwohner bei einer Verweildauer von 40 Tagen [13] bis 0,18 bei einer Verweildauer von 50 Tagen aus [12]. Dies entspricht z. B. in Bayern nach einem Gutachten des Sozialministeriums etwa 2.500 Betten. Sie verteilen sich auf Akut-Krankenhäuser öffentlicher und privater Träger und Rehabilitationseinrichtungen der Rentenversicherungsträger und privater Träger. Nur 10% der stationären Versorgung erfolgt in universitären Einrichtungen und Allgemeinkrankenhäusern. Für die Versorgung dieser Patienten werden weniger als 0,5% der Gelder aufgewendet, die für die gesamte stationäre Krankenhausbehandlung ausgegeben werden. Die Tagessätze psychosomatisch/psychotherapeutischer Einrichtungen, die wie psychiatrische Kliniken noch von dem pauschalierenden Vergütungssystem der »diagnosis related groups« (DRG) ausgenommen sind, liegen mit 30–40% deutlich unter denen kommunaler Häuser oder universitärer Einrichtungen.

Die in den letzten 20 Jahren zunehmend eingesetzte Psychotherapieforschung bei Patienten mit dekompensiertem Tinnitus und die damit einhergehende Entwicklung psychotherapeutischer Standards hat zu eindrucksvollen Belegen der Wirksamkeit stationärer psychotherapeutischer Interventionen geführt [6, 10]. Für die früher nur wenig beeinflussbare Störung stehen damit äußerst effiziente Therapien zur Verfügung.

Vergleichende Arbeiten zeigen, dass die Behandlungsergebnisse der Kliniken im Hinblick auf Effizienz wie auch auf die Weite des Spektrums vor allem Patienten mit einer schweren und sehr schweren psychischen Belastung vorbehalten sein sollen (Tinnitusschweregrad III und IV nach Goebel u. Hiller [7], ▶ s. Kap. 3). Dagegen profitieren Patienten mit niedrigerer psychischer Belastung von einer ambulante Therapie in vergleichbarer Weise [2, 14].

> **Wichtig**
>
> Für eine Vielzahl von gesundheitlichen Störungen mit beachtlicher Gesamtprävalenz ist die stationäre psychotherapeutische Versorgung ohne gleichwertige Alternative.

Die Notwendigkeit einer stationären Behandlung dürfte nach einer Prävalenzstudie der Deutschen Tinnitus-Liga (DTL 1999) für 17% der chronisch Tinnitusbetroffenen hilfreich sein: In diesen Fällen besteht wegen einem durch fast nichts überdeckbaren Tinnitus nicht nur eine unerträgliche Einschränkung der Lebensqualität und Leistungsfähigkeit der Betroffenen, sondern auch eine erhöhte Morbidität in Form einer Dekompensierung vielfältiger psychischer Störungen (schwere Angststörungen, Depressionen schwerer Ausprägung, ausgeprägte Somatisierungsstörungen, Hypochondrie, Zwangsstörungen, instabile Persönlichkeitsstörungen usw.) mit allen daraus ableitbaren Folgen bis hin zu Suizidalität (psychiatrische Komorbidität; ▶ s. Kap. 10). Nach Kenntnissen der DTL wurden im Jahr 2003 etwa 5.000 Patienten wegen einem komplexen/dekompensierten Tinnitus stationär behandelt. Hinzu kommt eine Anzahl von Patienten, die in nicht mit der DTL kooperierenden Kliniken sowie in universitären und psychiatrischen Krankenhäusern behandelt wurden, über die der DTL keine Daten vorliegen.

16.3   Fallbeispiel

Der bisher gesunde, dem Leben zugewandte und körperlich gut trainierte 32-jährige selbstständige Kunstschmied kommt zur stationären Aufnahme. Er berichtet von einem schweren Badeunfall, vor etwa acht Monaten habe er sich an der Steilküste Korsikas beim freien Tauchen in etwa 4 m Tiefe im Unrat einer Bachmündung mit seinem Fuß an einer Drahtschlinge total verfangen. Nach einem »Filmriss« wurde er halb ohnmächtig von Begleitern am Ufer liegend aufgefunden. Er bemerkte über Tage eine beidseitige Hörminderung sowie ein beidseitiges Rauschen und einen bleibenden hohen Pfeifton im Kopf. Eine ärztliche Erstbehandlung unterblieb.

Der Tinnitus wurde allerdings zunehmend quälender und ging einher mit einer erheblichen Geräuschempfindlichkeit und zunehmenden Ein- und Durchschlafstörungen. Spätere HNO-Untersuchungen zu Hause ergaben eine beidseits grenzwertige pankochleäre kombinierte Schwerhörigkeit mit chronischen dekompensierten Tinnitus im Hochfrequenzbereich. Es besteht ein Tinnitus-

schweregrad IV (TF-Gesamscore 65 Punkte nach Goebel u. Hiller [7], ▶ s. Kap. 3), der Tinnitus ist nicht überdeckbar (»Minimal-masking-Level« nicht auswertbar). Die Infusionsbehandlung mit HAES und Kortison blieb erfolglos.

Der Patient meidet zwischenzeitlich die Arbeit in der Werkstatt, da er anschließend noch über Stunden eine bedrohliche und anhaltende Intensitätssteigerung des Tinnitus registriert. Auch die Partnerschaft leidet unter dem massiven und subaggressiven Rückzugsverhalten des Patienten. Die finanzielle Situation ist fatal: Seine erst vor Jahren eingerichtete moderne Werkstatt ist noch hoch verschuldet. Aufgrund seines Arbeitsausfalls und einer schweren depressiven Entwicklung kommt es zu einer rückläufigen Auftragslage. Trotz genügender Krankentagegeldversicherung ist die weitere Absicherung seiner Zukunft bedroht: Die Berufsunfähigkeitsversicherung verweigert die Zahlung, die private Unfallversicherung prüft, inwieweit die Unfallschäden psychisch bedingt und damit nicht versichert sind.

Bei Beginn der stationären Krankenhausbehandlung wird psychopathologisch und testpsychologisch (Symptom-Check-List/SCL-90; Beck-Depressions-Inventar/BDI) eine schwere Depression mit latenter Suizidalität, massiven Konzentrationsstörungen und sozialem Rückzug diagnostiziert. Darüber hinaus lässt sich eine jetzt dekompensierte soziale Phobie sowie eine narzisstische Persönlichkeit feststellen. Der Patient nimmt in knapp sechs Wochen engagiert an den in ◘ Tabelle 16.1 aufgelisteten Therapien teil (individueller Therapieplan).

In der ersten Biofeedback-Sitzung wird seine Schwierigkeit offenbar, sich zu entspannen: Er setzt sich dabei unter massiven Leistungsdruck mit Lautheitszunahme des Tinnitus. »Loslassen« sei schon immer seine persönliche Schwierigkeit gewesen. In der Gruppentherapie »soziale Phobie« und »soziale Kompetenz« wird er mit seinem Unsicherheitsgefühl konfrontiert und ermutigt, durch aktive Expositionen unbegründete Ängste abzubauen und mehr Selbstsicherheit zu erarbeiten. In der Depressionsbewältigungstherapie erfährt er mit Hilfe Gleichbetroffener, wie mit zunehmender Aktivität und Vertrauensübungen seine Selbstakzeptanz wächst und er durch gezielte Aktivitäten

◻ Tabelle 16.1. Individuelle Therapie im Rahmen einer stationären Krankenhausbehandlung bei komplexem chronischen Tinnitus

Psychologische Diagnostik (Erhebung Anamnese und Biographie)	Etwa 2-mal 50 min
Psychoakustische Diagnostik	50 min
Tinnituscounseling mit Tinnitusanamnese und Erarbeitung eines auf ihn zugeschnittenen Tinnitusmodells auf der Basis des *Strukturierten Tinnitus-Interview (STI)*	50 min
Tinnitusinformationsgruppe	6-mal 50 min
Tinnitustagebuchgruppe	2-mal 50 min
Tinnitusbewältigungsgruppentherapie	8-mal 100 min
Einzelpsychotherapie	8-mal 50 min
Problemlösungsgruppentherapie	13-mal 100 min
Depressionsbewältigungsgruppentherapie	8-mal 100 min
Gruppentherapie soziale Phobie mit Expositionsübungen	8-mal 100 min
Gestaltungstherapiegruppe	8-mal 100 min
Stationsgruppe	6-mal 25 min
Biofeedback-Therapie	4-mal 50 min
Gruppentherapie soziale Kompetenz	6-mal 50 min
Relaxationsübungen	12-mal 40 min
Geräuschexpositionsanleitung	4-mal 25 min
Bewegungserfahrungsgruppe	6-mal 50 min
Summe	*6950 min*
Führen von Protokollen, Tagebuchaufzeichnungen, »Hausaufgaben«: Brief an Tinnitus, Expositionen durch Geräusche, soziale Phobie, positive Aktivitäten im Rahmen der Depressionsbewältigungstherapie, Paargespräche	Täglich 50–300 min
Therapiebeanspruchung an 28 Arbeitstagen	Täglich etwa 6 h

seine Selbstzweifel und das Grübeln in konstruktive Fremd- und Selbstgespräche und bessere Befindlichkeit verändern kann. In der Gestaltungstherapie erlebt er seine hohen Ansprüche an sich und die damit einhergehende Schwierigkeit, Nähe bei sich und anderen zulassen zu können. Es folgen erste Ansätze, Trauer und Wut in Bezug auf seine schwierige Kindheit aber auch auf seine aktuelle Situation bildlich und dann auch emotional zu erfahren.

Die Psychotherapie erreicht auch mit Unterstützung von Antidepressiva nur eine Teilbesserung, die Entlassung erfolgt arbeitsunfähig und mit der Einschätzung einer Teilerwerbsminderung.

Die mit dem Patienten herausgearbeiteten längerfristigen Ziele [Wiederaufnahme der sportlichen Aktivitäten und gesellschaftliche Kontakte sowie die Nutzung einer beidseitigen apparativen Geräuschanwendung (Rauschgenerator zur Behandlung der Hyperakusis und der zentralen Tinnitusanteile)] führen über Monate zu einer Teilkompensierung des Tinnitus (Tinnitusschweregrad II mit TF-Gesamscore 40 Punkte nach Goebel u. Hiller [7], ► s. Kap. 3). Er berichtet, dass er in extremen Klettersituationen in den Alpen seinen Tinnitus über Stunden nicht mehr wahrnimmt. Wieder »in der Zivilisation« kommt das Leiden unter dem Tinnitus allerdings wieder. Eine ambulante Psychotherapie mit Behandlungsziel der bis zu dem Tauchunfall gut kompensierten sozialen Phobie, der noch mäßigen Depression und Aufarbeitung biographischer Traumata, die ihm Zugang zu seinen Persönlichkeitsanteilen ermöglichen, zeigt langsame Erfolge. Die private Unfallversicherung verweigert abschließend die Entschädigung des Tinnitusleidens.

16.4   Indikationen der Behandlung in einer Klinik mit Schwerpunkt Tinnitusbehandlung

Stationäre Behandlung des dekompensierten Tinnitus

Der dekompensierte Tinnitus, bei dem psychische Faktoren immer eine wesentliche Rolle spielen, sollte unter folgenden Umständen stationär behandelt werden:

1. Wenn die Schwere der Erkrankung eine engmaschige Betreuung im stationären Setting notwendig macht.
2. Wenn die Therapieintensität und das therapeutische Setting vorwiegend stationär zur Verfügung gestellt werden kann [Beispiele: ausgeprägte Depression mit Dekompensationsgefahr (latente Suizidalität), schwerste Angst- und Panikzustände, Zwangsstörung, Hypochondrie)].
▼

3. Wenn sich eine ambulante Therapie als nicht ausreichend erweist und gleichzeitig durch stationäre Therapie ein Therapieerfolg zu erwarten ist.
4. Wenn ambulante Therapie zwar ausreichend wäre, aber ein etwaiger Therapieerfolg durch stationäre Therapie bedeutend schneller, ökonomischer und damit auch den Bedürfnissen des Patienten entsprechend erreicht werden könnte, um die ambulante Behandlung dann anzuschließen.
5. Nicht selten ist bei fehlenden ambulanten psychosomatischen Behandlungsmöglichkeiten (Nord-Süd- bzw. Ost-West-Gefälle) durch niedergelassene Psychotherapeuten eine stationäre Behandlung die einzige Lösung.
6. Bei schweren psychosozialen Konfliktsituationen (familiärer Missbrauch, Gewalt in der Partnerschaft) ist die vorübergehende Distanzierung in Form einer stationären Psychotherapie die Vorraussetzung für eine effektive Behandlung.

16.5   Eignung der Kliniken für die stationäre Versorgung von Patienten mit dekompensiertem Tinnitus

Wichtig

Kliniken, die sich auf die stationäre Behandlung des dekompensierten chronischen Tinnitus spezialisiert haben, müssen hohen Anforderungen genügen (◘ Tabelle 16.2).

Die Ausrichtung und Ausstattung vieler »psychosomatischer Rehabilitationskliniken« genügt diesen bisher nicht. Maßstab für eine Eignung der Kliniken für die stationäre Versorgung ist die eindeutige Überlegenheit der dort angebotenen Behandlung gegenüber ambulanter Therapie oder anderen stationären Einrichtungen ohne diese Spezialisierung [8].

◘ Tabelle 16.2. Anforderung an eine Klinik mit Schwerpunktangebot dekompensierter Tinnitus

Ärztliche Leitung	Facharzt für Psychotherapeutische Medizin bzw. Psychiatrie und Psychotherapie mit umfassender otologischer Kenntnis; in speziellen Fällen auch ein Facharzt für HNO mit umfassender psychotherapeutischer Kenntnis und Erfahrung, dem ein Facharzt für psychotherapeutische Medizin bzw. Psychiatrie und Psychotherapie zur Seite steht
Assoziiert	HNO-Arzt bzw. eng eingebundene HNO-Praxis mit Vestibulometrie, BERA, OAE
Therapeuten	Kenntnis der Tinnitusauswirkung und damit einhergehender Ursachen
Assistenzärzte und Psychologen	Tinnitusspezifische Fortbildung
24-stündige ärztliche und pflegerische Betreung bei stationärer Krankenhausbehandlung (§ 108 SGB V) Bereitschaftsdienst bei stationärer Rehabilitationsbehandlung (§ 111 SGB V bzw. § 21 SGB IX)	
Strukturiertes Tinnitus-Interview (STI)	zur umfassenden Erfassung der Tinnitusanamnese, Ätiologie und der verschiedenen Tinnituscharakteristika
Psychoakustische Diagnostik	Tinnitusanalyse, Unbehaglichkeitsschwelle, Hörfeld usw.
Psychodiagnostik	Tinnitusfragebogen/TF; Tinnitustagebuch mit visuellen Analogskalen unterschiedlicher Parameter (VAS), psychopathologische Befunderhebung, Symptomchecklisten, Angst- und Depressionsinventare
Obligates Counseling als individuelle Therapie und Gruppendesign	
Spezielle Tinnitusstation und/oder intensives spezielles Tinnitusbewältigungstherapieangebot	Stationsübergreifende Behandlung als Einzel- und Gruppentherapie
Obligates Entspannungstraining	Autogenes Training (AT) oder progressive Muskelrelaxation nach Jakobson (PME) oder Atementspannung oder Biofeedback-gestützte Entspannung
Über die tinnitusspezifische Thematik hinausgehende Einzel- und Gruppentherapie (obligat bei § 108 SGB V, fakultative bei § 111 SGB V/§ 21 SGB IX)) Indikatives Zusatzangebot einer Depressions-, Angst- und Zwangsbewältigungstherapie Indikatives Zusatzangebot Stressbewältigung Fakultativ Bewegungstherapie, Gleichgewichtstraining Fakultativ Gestaltungstherapie Fakultativ Soziotherapie	
Qualitätsmanagement	Veröffentlichungen über Behandlungsergebnisse, enge Kooperation mit der Deutschen Tinnitus-Liga und HNO-Fachgesellschaften; Forschung zur Tinnitusthematik, Katamnesestudien

In der Regel wird eine stationäre Krankenhausbehandlung daher in einer Einrichtung durchgeführt, die unter der Leitung eines die Verantwortung tragenden Facharztes für psychotherapeutische Medizin oder Psychiatrie und Psychotherapie steht, dem die übrigen therapeutischen (ärztlichen und psychologischen) Mitarbeiter und Pflegekräfte untergeordnet sind. Die Arbeit der Einrichtung erfolgt nach wissenschaftlich anerkannten Methoden (Verhaltenstherapie, evtl. Integration tiefenpsychologischer Verfahren), bietet eine für die psychische und somatische Betreuung ausreichende apparative Ausstattung, und die ärztliche Versorgung ist durch Dienst und Rufbereitschaft entsprechenden Personals gewährleistet [17].

16.6   Dschungel im deutschen Versorgungswerk: Krankenhausbehandlung vs. Rehabilitation beim chronischen Tinnitus

Es gibt zwei unterschiedliche Arten von stationärer Behandlung:
- die stationäre Krankenhausbehandlung und
- die stationäre Rehabilitationsbehandlung.

Während für die erste als Kostenträger die gesetzlichen Krankenkassen (GKV) sowie die private Krankenversicherung (PKV; als Vollversicherung und als Krankenhauszusatzversichenrung) zuständig sind, sind für gesetzliche Rehabilitationsleistungen je nach Versichertem entweder die gesetzlichen Rentenversicherungen oder nachrangig wiederum die GKV zuständig. Die PKV schließt Rehabilitationsmaßnahmen aus (s. unten)!

16.6.1   Stationäre Krankenhausbehandlung

Nach dem Wortlaut des Sozialgesetzbuchs (SGB) unterscheidet sich der Auftrag einer stationären Krankenhausbehandlung eindeutig von einer Rehabilitation.

Es besteht ein hoher Schweregrad der Tinnitusqual (meist Schweregrad III und IV nach Goebel u. Hiller [7], ▶ s. Kap. 3). Entsprechend liegen psychische (z. B. Angststörungen, Zwangsstörungen, Persönlichkeitsstörungen, posttraumatische Belastungsstörungen) oder körperliche Begleiterkrankungen vor, die den Erfolg einer ambulanten Behandlung erheblich in Frage stellen (psychische Komorbidität mit entsprechender Beeinträchtigung [3]). Die Möglichkeiten der ambulanten Therapie einschließlich medikamentöser Behandlung und Psychotherapie sollten erschöpft sein, und die

stationäre Behandlung sollte begründete Aussicht auf Erfolg haben.

Gesetzliche Krankenkasse

Eine Krankenhausbehandlung steht nach § 39 SGB V dem Versicherten zu, wenn:
1. Die Aufnahme nach Prüfung durch die verantwortlichen Ärzte notwendig ist und die Einrichtung nach § 108 SGB V zugelassen ist (◘ Abb. 16.1).
2. Wenn das Behandlungsziel die Heilung oder wesentliche Besserung einer Erkrankung ist.
3. Wenn dieses Ziel nicht genauso gut durch ambulante oder teilstationäre (und damit kostengünstigere) Behandlung erreichbar ist.
4. Wenn die zu behandelnde Erkrankung so schwerwiegend ist, dass die aufwendige stationäre Behandlung gerechtfertigt ist und Aussicht auf Erfolg besteht.

Private Krankenversicherung

Knapp 10% der Bevölkerung haben bei einer PKV eine Vollversicherung abgeschlossen, weitere 17% eine Zusatzversicherung, z. B. für Wahlleistungen im Rahmen einer stationären Krankenhausbehandlung. Des Weiteren haben beihilfeberechtigte

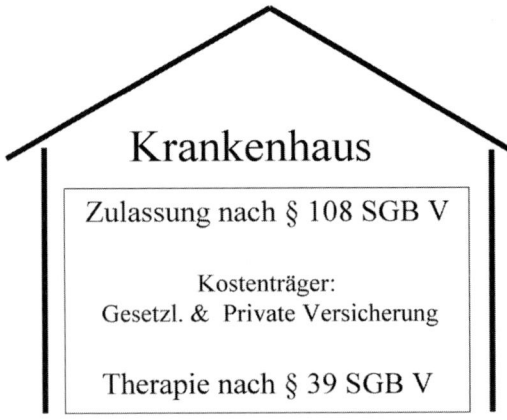

◘ **Abb. 16.1.** Stationäre Krankenhausbehandlung beim dekompensierten chronischen Tinnitus mit psychiatrischer Komorbidität. (Aus [8])

Beamte meist eine ergänzende PKV zur Abdeckung der restlichen Kosten.

In den Allgemeinen Versicherungsbedingungen (AVB) der PKV heißt es:

»Es besteht dann Anspruch auf Leistungen, …wenn nur mit den besonderen Mitteln eines Krankenhauses eine Krankheit geheilt oder gebessert, das Leben verlängert, Beschwerden gelindert oder Verschlimmerungen abgewendet werden.«

Das bedeutet, dass bei Vorliegen einer ökonomischeren Alternative in Form einer ambulanten und teilstationären Versorgung keine Indikation zur stationären Therapie besteht.

In diesem Fall tritt also die Leistungspflicht der GKV und der PKV ein, die allerdings ihrerseits die Möglichkeit haben ihre Leistungspflicht, d. h. die Notwendigkeit eines Krankenhausaufenthaltes, im Vorfeld zu überprüfen.

> Es ist daher erforderlich, für die Begründung der Einweisung einen erfahrenen Psychiater, Facharzt für psychosomatische Medizin oder Psychotherapeuten zu Rate zu ziehen (Zusatzattest).

Die Indikationsstellung für stationäre Therapie von Patienten mit dekompensiertem chronischen Tinnitus muss die Möglichkeiten und Grenzen von ambulanter und teilstationärer Therapie abwägen und sie den Erfolgsaussichten einer stationären Therapie gegenüberstellen (Prognose).

Nicht selten kommt es bei privat Zusatzversicherten vor, dass die PKV nach Prüfung durch den medizinischen Dienst der Krankenkassen (MDK) die Kostenzusage erteilt, wohingegen die private Zusatzversicherung trotzdem zu einer anderen Entscheidung kommt und die Kostenzusage z. B. mit dem Hinweis verweigert, es genüge allenfalls eine Kur- oder Sanatoriumsbehandlung. In solchen Fällen sollte zwischen der Versicherung und dem einweisenden bzw. kooperierenden Facharzt für Psychiatrie oder Psychosomatik eindeutig geklärt werden, dass die erforderliche Maßnahme ganz klar einer sta-

tionären Krankenhausbehandlung mit dem Ziel einer Wiederherstellung der Gesundheit entspricht.

Im ärztlichen Attest müssen neben der Tinnitus- und Ohr- oder Schwindelproblematik vorrangig auch die unterschiedlichen seelischen Belastungen in Form einer oder mehrerer Diagnosen aufgeführt werden.

> **Wichtig**
>
> Es muss daher eine Aussage gemacht werden zum Schweregrad der seelischen Erkrankungen, die infolge des Tinnitus oder bereits vor dem Tinnitus bestanden haben.

Weitere Argumente für eine stationäre Krankenhausbehandlung sind selbst bei einem chronischen Tinnitus die Aktualität der seelischen Belastung (akute Krankenhausbehandlung) und die Begründung, dass die Behandlung die Genesung des Patienten bezüglich seiner seelischen Störung/Belastung zum Ziel hat.

Die Begründung für eine stationäre Krankenhausbehandlung lässt sich mit dem Hinweis unterstreichen, dass wegen der seelischen Belastung im Zusammenhang mit dem Tinnitus bisher keine stationäre Psychotherapie durchgeführt wurde. Entscheidend ist einerseits die Schwere und Komplexität der Erkrankung und andrerseits die gebotene Intensität und Qualität der notwendigen Behandlung.

16.6.2 Stationäre Rehabilitationsbehandlung

Der Auftrag einer stationären Rehabilitationsbehandlung nach § 15 SGB VI bzw. § 40 SGB V betrifft gegenüber der stationären Krankenhausbehandlung in der Regel Erkrankungen in einem nicht akuten Stadium mit langem, chronischem Verlauf und wiederholten Arbeitsunfähigkeitszeiten. Es brauchen aber auch noch keine längeren Arbeitsunfähigkeitzeiten bestehen, d. h. der Patient kommt arbeitsfähig zur Rehabilitation. Die Möglichkeiten der ambulanten Therapie einschließlich medikamentöser Behandlung und Psychotherapie brauchen noch nicht ausgeschöpft sein. Die psychiatrische Komorbidität ist deutlich niedriger (z. B. Anpassungsstörung, leicht bis mittelgradige Depression oder Angststörungen, überwiegend nur eine F-Diagnose nach ICD-10) als bei Patienten, für die nur die stationäre Krankenhausbehandlung in Frage kommt (s. oben). Es sollte eine Tinnitusqual mit dem Schweregrad II bis III nach Goebel u. Hiller [7], ► s. Kap. 3, vorliegen.

In die Behandlung werden oft so genannte Heilmittel wie Krankengymnastik und physikalische Therapie, aber auch Soziotherapie mit beruflichen Belastungserprobungen integriert. Bei jeder Form des dekompensierten Tinnitus handelt es sich um eine Erkrankung mit gelegentlichem Rückfallrisiko, so dass durchaus ein typischer Behandlungsauftrag für eine Rehabilitationsbehandlung vorliegen kann. Dies ist insbesondere dann der Fall, wenn es gilt, langfristige Auswirkungen der Tinnitusbelastung auf die Erwerbsfähigkeit zu lindern, eine weitere Verschlimmerung zu verhüten oder die Rückfallgefahr zu reduzieren.

Gesetzliche Rentenversicherungsträger
Eine Rehabilitationsmaßnahme (◘ Abb. 16.2) lässt sich begründen, um

»(1) eine Behinderung einschließlich chronischer Krankheiten abzuwenden, zu beseiti-

gen, zu mindern, auszugleichen, eine Verschlimmerung zu verhüten oder
(2) Einschränkungen der Erwerbsfähigkeit und Pflegebedürftigkeit zu vermeiden, zu überwinden, zu mindern, eine Verschlimmerung zu verhüten sowie den vorzeitigen Bezug von laufenden Sozialleistungen zu vermeiden oder laufende Sozialleistungen zu mindern.« (§ 26 SGB IX)

In diesen Fällen ist der Kostenträger der Rehabilitation der gesetzliche Rentenversicherungträger (z. B. Bundesversicherungsanstalt für Angestellte/BfA, Landesversicherungsanstalt/LVA für Arbeiter, Knappschaft, landwirtschaftliche Alterskasse), der mit dieser Leistung die Erwerbsfähigkeit des Versicherten erhalten oder wieder herstellen soll. Dies ist in § 15 SGB VI geregelt. Es muss ein Versorgungsvertrag nach § 21 SGB IX bestehen (► vgl. Abb. 16.2). Die Leistungspflicht, d. h. die Notwendigkeit der Rehabilitation muss im Vorfeld überprüft werden (Rehabilitationsantrag).

Gesetzliche Krankenkasse

> **Wichtig**
>
> In manchen Fällen trägt aber auch die GKK die Rehabilitation, z. B. bei Nicht-Berufstätigen oder bei bereits berenteten Personen.

Die Aufgaben werden im § 40 SGB V umschrieben. Es muss ein Versorgungsvertrag nach § 111 SGB V bestehen (► vgl. Abb. 16.2).

Keine Leistungspflicht der PKV für medizinische Rehabilitationsmaßnahmen bei Privatversicherung
Dagegen haben nach § 5 Abs. 1d der AVB voll Privatversicherte inklusive den für stationäre Krankenhausbehandlung privat zusatzversicherten Beamten (Beihilfeberechtigte) *keinen Anspruch auf Leistungen der PKV* auf medizinische Rehabilitationsmaßnahmen. Auch die private Krankenhauszusatzversicherung sowie die Krankenhaustagegeldversicherung sind nach den AVB in aller Regel bei einer Rehabilitationsmaßnahme nicht leistungspflichtig.

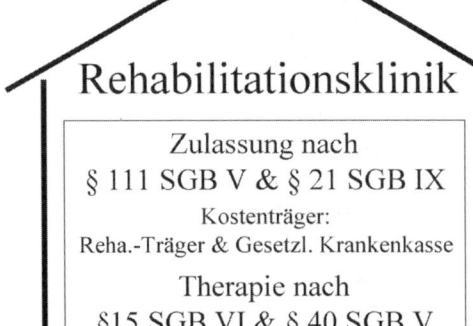

◘ **Abb. 16.2.** Stationäre Rehabilitation beim dekompensierten chronischen Tinnitus mit psychiatrischer Komorbidität. (Aus [8])

Diese Besonderheit bei den Privatversicherten und Beamten sowie Zusatzversicherten ist bei Ärzten und Versicherten meist nicht bekannt und gibt immer wieder Anlass für Enttäuschung und leidvollen Ärger bei den Versicherten (z. B. bei einem unbedacht formulierten Attest).

Die PKV tragen in der Regel allenfalls einen kleinen Anteil an einer so genannten Kur- oder Sanatoriumsbehandlung. Die typischen Mittel der Sanatoriumsbehandlung sind physikalische Anwendungen, geregelte Tagesstrukturen und Entspannung. Solche Behandlungsformen sind für die Behandlung des dekompensierten Tinnitus keinesfalls ausreichend. Hinzu kommt, dass mit den Sanatoriumstarifen der PKV die Kosten der weit aufwendigeren stationären Rehabilitation, geschweige denn einer stationären Krankenhausbehandlung (▶ vgl. Tabelle 16.1) nicht gedeckt sind.

16.6.3 Stationäre Krankenhausbehandlung und stationäre Rehabilitationsmaßnahmen unter einem Dach: die so genannte »gemischte Anstalt«

In Deutschland haben spezielle Kliniken die Zulassung sowohl für stationäre Krankenhausbehandlung als auch für medizinische Rehabilitationsmaßnahmen (◘ Abb. 16.3). Bei diesen in einer Liste des Verbandes der PKV geführten Kliniken muss der Sachbearbeiter der PKV in der Regel eine Vorprüfung veranlassen, ob die beantragte stationäre Behandlung dem Charakter einer stationären Krankenhausbehandlung oder einer Sanatoriumsbehandlung entspricht.

Nach § 4 Abs. 5 der Musterbedingungen (MB) des Verbandes der PKV von 1994 (MB/KK 94) besteht nur dann Leistungspflicht für eine stationäre Krankenhausbehandlung (stationäre Heilbehandlung), wenn der Versicherer die tarifliche Leistung vor Beginn der Behandlung schriftlich zugesagt hat. Grundlage der Entscheidung ist die Prüfung des eingereichten Attestes durch den beratenden Arzt der PKV. Der Patient muss bei der Einweisung in eine so genannte gemischte Anstalt also die Zusage der PKV

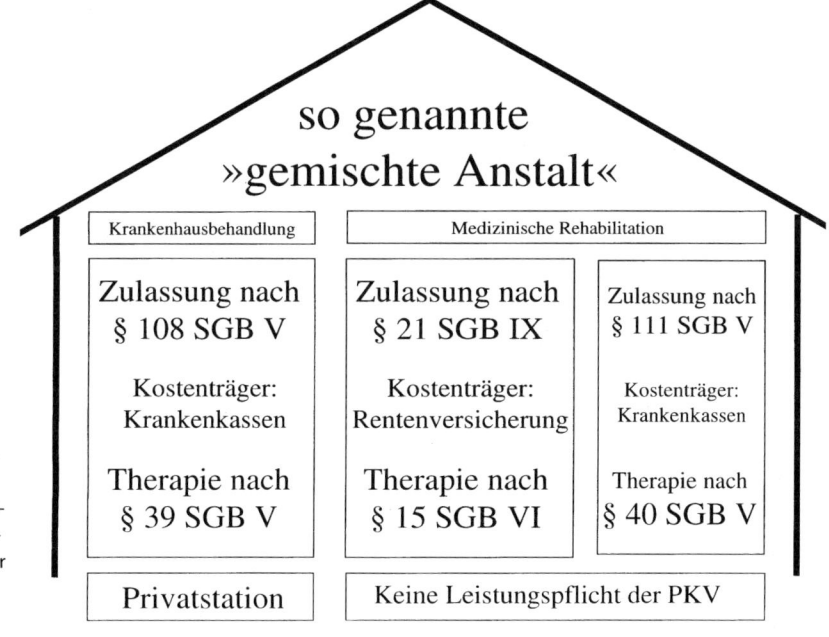

◘ **Abb. 16.3.** Stationäre Behandlungsmöglichkeiten beim dekompensierten chronischen Tinnitus mit psychiatrischer Komorbidität in einer so genannten »gemischten Anstalt«. (Aus [8])

abwarten, bevor er die stationäre Krankenhausbehandlung antritt. Allerdings ist die Frage, ob eine stationäre Krankenhausbehandlung indiziert ist, zuweilen zwischen dem behandelnden Arzt, dem Patienten bzw. Versicherten und der PKV streitig.

Aber auch bei den nur für stationäre Krankenhausbehandlung zugelassenen Kliniken erfolgt diese Prüfung unmittelbar nach der Klinikaufnahme, und es droht hier bei ungenügender Begründung der Klinikaufnahme ebenfalls das Risiko einer Kostenübernahmeverweigerung, ggf. sogar rückwirkend, sodass eine vorzeitige Entlassung erfolgt und die begonnenen Therapieansätze ungenügend bleiben! Vorteil der Kostenzusage für eine stationäre Krankenhausbehandlung in einer so genannten »gemischten Anstalt« ist also die Gewissheit, dass die Kosten übernommen werden, wenn die Krankenversicherung zugesagt hat. Nachteil bei einer »gemischten Anstalt« ist daher lediglich, dass es etwas dauert, bis über die Kostenübernahme entschieden ist.

Fazit

Für eine Vielzahl von Patienten mit sehr quälendem chronischen Tinnitus ist die stationäre psychotherapeutische Versorgung ohne gleichwertige Alternative. Kriterien sind ausgeprägte funktionelle Einschränkungen, aber auch die somatische Beteiligung (Hörstörung, Schwindel, Schmerz) mit erheblicher psychischer oder somatischer Instabilität des Patienten (psychiatrische und somatische Komorbidität). Behandlungsgegenstand im weiten Sinn sind immer sowohl die bestehenden somatischen als auch die seelischen Störungen, unabhängig davon, welche ätiologischen Modelle über die jeweiligen Entstehungszusammenhänge diskutiert werden. Die Krankheitsbilder sind komplex und bedeuten nicht nur eine beträchtliche Einschränkung der Lebensqualität und Leistungsfähigkeit der Betroffenen, sondern führen auch über Suizidalität oder organische Komplikationen zu einer deutlich erhöhten Mortalität.

Bei der Frage nach der Effektivität und der »Volkswirtschaftlichkeit« der stationären Psy-

▼

chotherapie kann auf eine Reihe von Studien verwiesen werden, aus denen der Langzeiterfolg der stationären Psychotherapie hervorgeht [9, 22]. Es zeigt sich deutlich, dass es bei zwei Dritteln der meist als chronisch krank zu bezeichnenden Patienten infolge der Behandlung zu einem deutlichen kostensparenden Effekt durch die Reduzierung der kostenrelevanten Variablen kommt. Nach einer in der Klinik Roseneck durchgeführten Studie [11] sind die investierten Krankheitskosten durch Rückgang der Krankschreibung, Kosten im Gesundheitswesen und Wiederteilnahme am Produktionsprozess innerhalb von 21 Monaten amortisiert.

Wenn man bedenkt, dass Patienten mit psychosomatischen Störungen durch ausschließlich traditionell-somatische Behandlungen in ihrer Krankheitskarriere meist eher fixiert werden und damit ein Behandlungskarussell in Bewegung gesetzt wird, das letztlich zu den Hauptfaktoren des Kostenanstiegs im Gesundheitswesen gehört, wird deutlich, dass eine Wende dieses Karussells nicht nur für den Patienten gut, sondern auch ökonomisch von Vorteil ist.

Andrerseits können wir im Gesundheitswesen mit dem alleinigen ökonomischen Faktor schlecht argumentieren. So können wir nicht die absurde Frage stellen, was volkswirtschaftlich effektiver ist: Eine durch Herztransplantation erreichte Lebensverlängerung oder ein durch stationäre Psychotherapie verhinderter Suizid.

Die allgemeine differenzielle Indikationsfrage »Welche Behandlung kommt für diesen Patienten mit seinem individuellen Problem als die sinnvollste in Frage und von wem und wo führt sie am optimalsten zum Erfolg?« ist aus wissenschaftstheoretischer und forschungspraktischer Sicht zwar kritisierbar. Sie muss aber unter den gegebenen Umständen – auch unter Einbeziehung nicht überprüfter Annahmen, individueller Erfahrungen, von Experten- und Kollegenmeinungen sowie Alltagswissen – entschieden werden [19].

▼

Grundsätzlich geht es bei Indikationsentscheidungen um die optimale Zuordnung von Behandlungsverfahren für Patienten, bei denen die jeweilige Intervention effektiv ist. Entscheidend für den Erfolg sind dabei eine differenzierte Diagnostik, d. h. »Was fehlt dem Patienten eigentlich?« und andererseits »Wie ist die Effektivität der dafür in Frage kommenden Behandlung?«. In Anbetracht eines immer noch vielfältigen Angebots unterschiedlichster psychotherapeutischer Schulen sind klare Standards eindeutig notwendig, um nicht die unbestreitbaren Erfolge stationärer Therapie durch Kliniken mit zweifelhafter Qualifikation und niedriger Struktur- und Prozessqualität in Frage stellen zu lassen. Dies kann im Rahmen der derzeit entwickelten Prozeduren bei Einführung der DRG's zu unvorhersehbaren Veränderungen der »Psycholandschaft« führen.

Auch wenn aufgrund eines noch defizitären Forschungsstandes selbst unter Experten bezüglich der Indikationen noch viele Fragen offen sind, gilt es Wege zu finden, die zu einer transparenten und praktikablen Lösung führen [9]. Gerade im Kontext eines operationalisierten Diagnoseverfahrens, das sich an Symptomen orientiert, kommt dieser Form der symptombezogenen Indikationsstellung derzeit die größte Bedeutung zu. Bei Suizidalität oder Komplikationen – z. B. Entwicklung einer Panikstörung oder Major depression – sind Kriseninterventionsstrategien von relevanter Bedeutung und auch für den Nichtfachmann leicht nachvollziehbar.

Nutzen und Effizienz der stationären Krankenhausbehandlung beim dekompensierten chronischen Tinnitus sind auch abhängig von der Qualität der ambulanten Therapie: Je exakter die Indikation gestellt wird, je genauer der richtige Zeitpunkt für die Therapie gewählt wird, je besser der Patient auf die stationäre Therapie vorbereitet ist, desto höher sind die zu erwartenden Erfolge der stationären Phase [3–6, 10].

Die Aufenthaltszeiten sind auch umso kürzer, je nahtloser die ambulante Weiterbehand-

▼

lung aufgenommen werden kann und je kompetenter die ambulante Therapie die Therapie weiterführt.

In einer engen Vernetzung von ambulanter und stationärer Therapie liegt sicherlich das Psychotherapiemodell der Zukunft für schwere psychische Störungen. Dem HNO-Arzt kommt hier mit seinem Einfluss zusammen mit dem Psychotherapeuten vor und nach der stationären Phase eine nicht zu unterschätzende Bedeutung zu.

Literatur

1. Andersson G, Lyttkens L (1999) A meta-analytic review of psychological treatments for tinnitus. Br J Audiol 33: 201–210
2. Delb W, D'Amelio R, Archonti C, Schoenecke O (2002) Tinnitus – Ein Manual zur Tinnitus-Retrainingtherapie. Hogrefe, Göttingen
3. Goebel G (1999) Therapie des chronischen Tinnitus. Evaluation und Prädiktoranalyse einer multimodalen Verhaltenstherapie. Habilitationsschrift im Fachgebiet HNO-Heilkunde (Prof. W. Arnold). Med. Fakultät der TU München
4. Goebel G (2001 a) Wirksamkeit psychotherapeutischer Verfahren bei Tinnitus. In: Goebel G (Hrsg) Ohrgeräusche. Psychosomatische Aspekte des chronischen Tinnitus. Urban & Vogel, München, S 97–124
5. Goebel G (2001 b) Psychosomatische Erkrankungen im HNO- Bereich. In: Brinkmann-Göbel R (Hrsg) Handbuch des Gesundheitsberaters. Huber, Bern, S 162–179
6. Goebel G (2004) Verhaltensmedizinische Aspekte und Therapie des chronischen Tinnitus. Psychoneuro 6: 330–326
7. Goebel G, Hiller W (1998) Tinnitus-Fragebogen (TF). Ein Instrument zur Erfassung von Belastung und Schweregrad bei Tinnitus. Hogrefe, Göttingen Bern Toronto Seattle
8. Goebel G, Decot E, Marek A (2001) Entscheidungshilfen bei Diagnostik und Wahl psychologischer Behandlungsmethoden. HNO 49:1036–1047
9. Grawe K, Donati R, Bernauer F (1994) Psychotherapie im Wandel. Von der Konfession zur Profession. Hogrefe, Göttingen
10. Hesse G, Rienhoff NK, Nelting M, Laubert A (2001) Ergebnisse stationärer Therapie bei Patienten mit chronischem Tinnitus. Laryngorhinootologie 80:503–508
11. Hiller W, Fichter M (2004) High utilizers of medical care. A crucial subgroup among somatizing patients. J Psychosom Res 56:437– 443

12. Janssen PL, Franz M, Herzog T, Heuft G, Paar G, Schneider W (1999) Psychotherapeutische Medizin – Standortbestimmung zur Differenzierung der Versorgung psychisch und psychosomatischer Kranker. Schattauer, Stuttgart

13. Koch U, Schulz H (1999) Zur stationären psychosomatisch-psychotherapeutischen Versorgung in Norddeutschland. Expertise zu Fragen des Bedarfs und der Versorgungsstruktur im Auftrag der Medizinisch-Psychosomatischen Klinik Bad Bramstedt

14. Kröner-Herwig B (2003) Tinnitus. In: Ehlert U (Hrsg) Verhaltensmedizin. Springer, Berlin Heidelberg New York Tokyo, S 535–570

15. Olderog M (1999) Metaanalyse zur Wirksamkeit psychologisch fundierter Behandlungskonzepte des chronischen dekompensierten Tinnitus. Z Med Psychol 1:5–18

16. Paul GL (1967) Strategy of outcome research in psychotherapy. J Consult Psychol 31:109–118

17. Quaas M (1995) Psychosomatische Einrichtungen als Vertragspartner der gesetzlichen Krankenversicherung. Medizinrecht 8:299–305

18. Schaaf H (2001) Morbus Menière: Klinik und psychosomatische Behandlungsansätze. In: Goebel G (Hrsg) Ohrgeräusche. Psychosomatische Aspekte des chronischen Tinnitus. Urban & Vogel, München, S 239–256

19. Schepank H, Tres W (Hrsg) (1988) Die stationäre Psychotherapie und ihr Rahmen. Springer, Berlin Heidelberg New York Tokyo

20. Schilter B (2000) Therapie des chronischen Tinnitus; Metaanalyse zur Effektivität medikamentöser und psychologischer Therapien. Verlag für Akademische Schriften, Frankfurt

21. Schmeling-Kludas C (1999) Fachliche und rechtliche Aspekte zur Abgrenzung einer Krankenhausbehandlung im Gebiet »Psychotherapeutische Medizin« von der Psychosomatischen Rehabilitation. PPMP Psychother Psychosom Med Psychol 49:312–315

22. Zielke M (1994) Indikation zur stationären Verhaltenstherapie. In: Zielke M, Sturm J (Hrsg) Handbuch stationäre Verhaltenstherapie. Beltz Psychologie Verlagsunion, Weinheim, S 193–249

16

Rechtliche Aspekte bei der Abrechnung von Sonderleistungen
Der Kassenpatient als »Privatzahler«

A. Wienke

Auch nach den mehrfachen Reformversuchen im Gesundheitswesen reißen die Diskussionen um die zukünftige Systematik der Finanzierung der Gesundheitskosten nicht ab. Im Gegenteil:

> **Wichtig**
>
> Offenbar ist die Gesellschaft mittlerweile bereit, auch über sehr viel gravierendere Umstrukturierungen und Belastungen in der Finanzierung des Gesundheitswesens nachzudenken.

Dies ist sicherlich auch dadurch bedingt, dass die bislang vom Bundesgesundheitsministerium ausgehenden Reformbemühungen offensichtlich nicht gefruchtet haben und auch in Zukunft keine befriedigende Lösung der vielfältigen Probleme in der Finanzierung des Gesundheitswesens vorgeben.

Zur Lösung der derzeit allerorten diskutierten Fragen ist es erforderlich, die Ursachen für die heutige Situation des Gesundheitswesens an sich und insbesondere seiner Finanzierung aufzudecken. Nicht nur in der Medizin gilt der Grundsatz, dass vor der Therapie eine eingehende Diagnostik erfolgen muss. Auch in der Ökonomie ist diese Logik einzuhalten.

So wird für die derzeitige beklagte Misere des Gesundheitswesens immer noch das Schlagwort von der *Kostenexplosion* herangezogen.

> Die Kostenexplosion im Gesundheitswesen ist aber weder bezogen auf die Anteile der Kosten des Gesundheitswesens an der Entwicklung des Bruttosozialproduktes noch bei näherer Betrachtung überhaupt Realität. Denn diese Explosion ist in Wahrheit keine Kosten-, sondern vor allem eine Effizienz- und Leistungsexplosion.

Ausgaben sind immer das Produkt von Preis und Menge, und wenn die Ausgabenexplosionen der 1970er- und 1980er-Jahre auf diese beiden Komponenten aufgeteilt werden, wird deutlich, dass nicht die Preise, sondern allein die *Mengen* der Hauptmotor der gestiegenen Gesundheitsversorgungskosten gewesen sind.

Der *medizinische Fortschritt* ermöglicht heute in allen Bereichen eine natürliche Innovation, die überaus erfreulich und begrüßenswert ist. Obwohl ein moderner Pflegetag heutzutage bis zu 40mal teurer ist als ein Pflegetag vor 40 Jahren, wird auch hier von einer Kosten- bzw. Preisexplosion nicht ernsthaft die Rede sein können. Denn ein Pflegetag im Jahre 2004 ist etwas ganz anderes als ein Pflegetag im Jahre 1964, und zwar etwas viel besseres. Wer früher einen VW-Käfer fuhr und sich heute einen Mercedes leistet, darf auch nicht darüber klagen, dass der Preis des Fahrzeuges gestiegen ist. Genauso absurd ist es, im Bereich der stationären Versorgung von einer Kostenexplosion zu sprechen. Niemand will sich ernsthaft zu den Bedingungen und Preisen stationär versorgen lassen, wie sie Anfang der 1960er Jahre mit Pflegesätzen von 50 EUR am Tag gegeben waren; mit den Geräten, dem Personal und dem medizinischen Wissen von damals, ohne Intensivstation und Computertomographie, ohne Herzschrittmacher, Dialyseautomaten oder moderne Antibiotika, ohne Ultraschall und Wehenschreiber und ohne alle weiteren Errungenschaften, die die medizinische Wissenschaft mittlerweile hervorgebracht hat und uns allen zugute kommen lässt.

> Der Kostentreiber im Gesundheitswesen – dies bringt die Ursachenforschung zu Tage – ist der medizinische Fortschritt selbst. Deshalb spricht man heute berechtigterweise von der so genannten »Fortschrittsfalle im Gesundheitswesen«.

Von dieser Ausgangssituation werden auch die heutigen gesundheitspolitischen Überlegungen bestimmt. Ungeachtet dessen halten immer noch einige Gesundheitspolitiker zwanghaft daran fest, dass im System der gesetzlichen Krankenversicherung (GKV) eine ausreichende, zweckmäßige und wirtschaftliche Versorgung im umfassenden Sinne für alle bereit gestellt werden müsse. Dabei wird nicht bedacht, dass der von allen ebenfalls gewollte und zu fördernde medizinische Fortschritt dabei Anwendung finden könnte.

Ein aus der Ökonomie entlehntes Beispiel verdeutlicht diese Situation: Bekanntermaßen sterben jedes Jahr in Deutschland mehrere tausend Menschen bei Verkehrsunfällen. Dabei wird man die Behauptung nicht von der Hand weisen können, dass eine nicht unerhebliche Anzahl von Menschenle-

17

ben gerettet werden könnte, wenn alle Verkehrsteilnehmer die höheren Sicherheitsbedingungen eines Fahrzeuges der Marke Daimler-Benz oder BMW genießen würden.

> **Wichtig**
>
> Die Wahrscheinlichkeit nämlich, bei einem Verkehrsunfall zu sterben, ist in nachvollziehbarer Weise in einem Kleinwagen je nach Marke bis zu 10-mal größer als in einem deutschen Luxusauto. Aber dennoch liegt es wohl den meisten fern, für jeden erwachsenen Bundesbürger einen Mercedes auf Krankenschein zu fordern.

Dies wäre nur logisch, wenn man gewisse gesundheitspolitische Maximen bezüglich der Gleichheit der Überlebenschancen konsequent zu Ende dächte. Wenn aber das Auto gegen einen Baum gefahren ist und der Rettungswagen kommt, dann sollen der Mercedes- und der Polofahrer gleiche Chancen haben.

17.1 Die Ausgangssituation in der gesetzlichen Krankenversicherung

Durch den beschriebenen Kostendruck im Gesundheitswesen und durch die stetig nachlassende Rentabilität des Praxisbetriebes sind Rationalisierungsentscheidungen gerade für niedergelassene Ärzte mittlerweile zur alltäglichen Notwendigkeit geworden.

> **Wichtig**
>
> Dabei muss auch geprüft werden, ob die ärztlich veranlassten Leistungen jeweils den gesetzlichen Anforderungen im GKV-Bereich, insbesondere also des Wirtschaftlichkeitsgebotes des § 12 SGB V, entsprechen.
>
> Danach müssen die erbrachten und verordneten ärztlichen und sonstigen Leistungen ausreichend, zweckmäßig und wirtschaftlich sein.
>
> ▼

Leistungen, die diesen Kriterien nicht entsprechen, können Patienten nicht beanspruchen, dürfen Ärzte (zu Lasten der GKV) nicht bewirken und Krankenkassen nicht bewilligen. Klassischerweise beschränkt sich das Leistungsspektrum der GKV daher auf die Verhütung, Behandlung und Rehabilitation von tatsächlich erkrankten Patienten und vernachlässigt bis auf wenige Ausnahmefälle sinnvolle Vorsorge- und andere Gesundheitsuntersuchungen.

Die Sicherung der Finanzierbarkeit des öffentlichen Gesundheitswesens genießt auch nach Ansicht des Bundesverfassungsgerichts höchste Priorität. Die Beteiligten und Verantwortlichen streiten allein um die Frage, *was* sich das öffentliche Gesundheitswesen heute überhaupt noch leisten will oder kann.

> **Wichtig**
>
> Die bereits Anfang 1996 von W. Krämer angestoßene Diskussion zur Fortschrittsfalle im Gesundheitswesen (FAZ, Wochenbeilage), wie sie eingangs beschrieben wurde, sollte mittlerweile ausreichend deutlich gemacht haben, dass unter den bestehenden ökonomischen Rahmenbedingungen des solidarisch finanzierten Systems »eine optimale Medizin für alle heute eine absolute Illusion ist«.

Auch die zentrale Ethikkommission der Bundesärztekammer hat offenbar die Zeichen der Zeit erkannt und bereits Anfang des Jahres 2000 eine Diskussion über die Priorisierung im System der GKV angestoßen. Dabei sollen insbesondere gesellschaftlich akzeptable Zuteilungskriterien und -maßstäbe erarbeitet werden.

> Einleitend stellt die Ethikkommission in ihren Vorschlägen fest, dass nur wenige medizinische Leistungen unersetzbar sind, nicht alle im gleichen Maße zweckmäßig, einige von geringem Nutzungen und manche überflüssig oder sogar schädlich sind.

Diese Situation ist für viele GKV-Patienten Anlass genug, solche medizinischen Leistungen bei Ärzten abzufragen, die den engen Kriterien des Wirtschaftlichkeitsgebotes der GKV nicht entsprechen oder aber vom System der GKV ausdrücklich ausgeschlossen sind. Die Ärzteschaft hat auf diese zunehmende Nachfrage reagiert und Kataloge mit so genannten *individuellen Gesundheitsleistungen* erarbeitet. Darin sind Leistungen enthalten, die nicht zum Leistungsumfang der GKV zählen, gleichwohl jedoch empfehlenswert oder medizinisch sinnvoll sind oder aber zumindest legitimerweise von einzelnen Patienten gewünscht werden können. Ob es sich dem Wortsinne nach immer um Gesundheitsleistungen handelt, mag bezweifelt sein. Der Begriff der »individuellen Gesundheitsleistungen« hat sich mittlerweile in Abgrenzung zu den Leistungen des GKV-Kataloges so eingeprägt, dass er auch als Synonym für Leistungen dient, die man bei näherer Betrachtung nicht als Gesundheitsleistungen bezeichnen kann (z. B. Piercing, ästhetische bzw. kosmetische Eingriffe).

Das System der GKV ist in erster Linie vom so genannten *Sachleistungsprinzip* geprägt. So schreibt § 2 SGB V vor, dass die Krankenkassen den Versicherten die im 3. Kapitel des Gesetzes genannten Leistungen unter Beachtung des Wirtschaftlichkeitsgebotes zur Verfügung stellen müssen, soweit diese Leistungen nicht der Eigenverantwortung der Versicherten zugerechnet werden. Qualität und Wirksamkeit der Leistungen haben dabei dem allgemein anerkannten Stand der medizinischen Erkenntnisse zu entsprechen und den medizinischen Fortschritt zu berücksichtigen. Ausdrücklich wird hervorgehoben, dass die Versicherten diese Leistungen als Sach- und Dienstleistungen erhalten. Krankenkassen, Leistungserbringer und Versicherte haben darauf zu achten, dass die Leistungen wirksam und wirtschaftlich erbracht und nur im notwendigen Umfang in Anspruch genommen werden. Über die Erbringung solcher Sach- und Dienstleistungen schließen die Krankenkassen – auf Landesebene – Verträge (Gesamtverträge) mit den Leistungserbringern bzw. mit Zusammenschlüssen der Leistungserbringer (kassenärztliche Vereinigungen).

Wer aber entscheidet letztlich darüber, welche Sach- und Dienstleistungen im vorgenannten Sin-

ne zum Katalog der GKV zählen, nach § 12 SGB V also ausreichende, zweckmäßige und wirtschaftliche Leistungen sind, die das Maß des Notwendigen nicht überschreiten? Hierzu hat das GKV-System ein sehr eigenwilliges und differenziertes Entscheidungsspektrum entwickelt. In dessen Zentrum steht mittlerweile der *Gemeinsame Bundesausschuss*, der nach § 92 SGB V die zur Sicherung der ärztlichen Versorgung erforderlichen Richtlinien über die Gewähr für eine ausreichende, zweckmäßige und wirtschaftliche Versorgung der Versicherten beschließt. Außerdem kann er die Erbringung und Verordnung von Leistungen oder Maßnahmen einschränken oder ausschließen, wenn nach dem allgemein anerkannten Stand der medizinischen Erkenntnisse der diagnostische oder therapeutische Nutzen, die medizinische Notwendigkeit oder die Wirtschaftlichkeit einer entsprechenden Maßnahme nicht nachgewiesen sind.

> **Wichtig**
>
> Das Bundessozialgericht hat in diesem Zusammenhang gerade in der jüngeren Rechtsprechung hervorgehoben, dass der Gemeinsame Bundesausschuss das zentrale entscheidende Organ dafür ist, was im Bereich der ambulanten und stationären Versorgung im System der GKV angeboten werden soll oder nicht.

Natürlich hat auch der Gesetzgeber selbst vereinzelt spezielle Leistungen zum GKV-Katalog benannt. Namentlich sind hier die Regelungen zur Empfängnisverhütung, bei Sterilisation und bei Schwangerschaftsabbruch sowie bei der Früherkennung von Herz-Kreislauf- und Nierenerkrankungen sowie der Zuckerkrankheit zu nennen. Durch das Gesundheitssystemmodernisierungsgesetz (GMG) sind nun zum 01.01.2004 in § 116 b spezifische hochspezialisierte Leistungen und seltene Erkrankungen und Erkrankungen mit besonderen Krankheitsverläufen vom Gesetzgeber im Einzelnen aufgeführt, die ausnahmsweise auch als ambulante Leistungen im Krankenhaus erbracht werden können.

Eine besondere Ausprägung des Leistungskataloges der GKV findet sich schließlich im *Einheitlichen Bewertungsmaßstab (EBM)*, der als Grundlage der vertragsärztlichen Gebührenordnung dient. Hier gilt die Grundregel, dass all diejenigen Leistungen die im EBM aufgeführt sind, zu Lasten der GKV erbracht und abgerechnet werden dürfen.

> Leistungen, die im EBM nicht aufgeführt sind, dürfen zu Lasten der GKV nicht erbracht und abrechnet werden. Eine Analogabrechnung im Bereich der vertragsärztlichen Gebührenordnungen ist unzulässig.

17.2 Abgrenzungsfragen

Auch wenn durch die weiter oben vorgenommene Erläuterung des Leistungskataloges der GKV deutlich sein müsste, was – negativ ausgedrückt – nicht zum GKV-Katalog zählt, also außerhalb der GKV als individuelle Gesundheitsleistungen abgeboten werden könnte, gibt es doch eine ganze Reihe von schwierigen Abgrenzungsfragen. Meist aber ergibt sich die Abgrenzung aus dem Anlass oder aus dem Behandlungsverfahren selbst.

So ist z. B. eine sportmedizinische Untersuchung im GKV-Katalog als Anlass für die Vornahme eines »check-up« nicht vorgesehen, da sich dieser Katalog primär auf die reine Behandlung von Krankheiten konzentriert. Im Gegensatz hierzu sind solche Leistungen aber im Rahmen individueller Gesundheitsleistungen durchaus als sinnvoll oder empfehlenswert einzustufen. Zu Abgrenzungsschwierigkeiten kann es dann kommen, wenn der Check-up vor Aufnahme einer sportlichen Tätigkeit gerade aufgrund oder nach einer bestimmten Vorerkrankung (Herzinfarkt) durchzuführen ist. Denn in einem solchen Fall ist nicht mehr klar zu unterscheiden, ob diese Check-up-Untersuchung in den Bereich der Behandlung der Vorerkrankung (z. B. als Nachsorge zum Herzinfarkt) oder aber als individuell gewünschter Check-up, also als individuelle Gesundheitsleistung, zu bewerten ist.

Unproblematischer ist die Abgrenzung der individuellen Gesundheitsleistungen von den Leistungen des GKV-Kataloges zumeist unter dem Aspekt des Behandlungsverfahrens. Dies folgt daraus, dass die Leistungsbewertungen im EBM im Wesentlichen an einzelnen Behandlungsmaßnah-

men orientiert sind, aber den Anlass der Behandlung oder die jeweilige Indikation in der Regel unberücksichtigt lassen.

> **Wichtig**
>
> Leistungen, die im EBM erfasst sind, stellen daher regelmäßig keine individuellen Gesundheitsleistungen dar und müssen im System der GKV erbracht und abgerechnet werden.

Es ist an dieser Stelle nachdrücklich zu betonen, dass all diejenigen Leistungen, die im EBM für das GKV-System erfasst sind, auch innerhalb dieses Systems erbracht und abgerechnet werden müssen. Es besteht kein Wahlrecht für den Arzt, solche im GKV-Katalog vorgesehene Leistungen ohne Zustimmung des Patienten aus dem System herauszunehmen und als privatärztliche Leistung anzubieten und abzurechnen.

> **Wichtig**
>
> Ein solches Wahlrecht hat nur der Patient selbst.

17.3 Der Kassenpatient als »Privatzahler«

Werden individuelle Gesundheitsleistungen erbracht, handelt es sich auch bei GKV-Patienten um eine typische privatärztliche Behandlung.

> Daher ist es für den Arzt unbedingt erforderlich, vor Leistungserbringung mit GKV-Patienten einen schriftlichen Behandlungsvertrag abzuschließen.

> **Wichtig**
>
> § 18 Abs. 8 des Bundesmantelvertrages für Ärzte, der im Rahmen der ambulanten Behandlung von GKV-Patienten auch für Krankenhausärzte gilt, schreibt vor, dass der behandelnde Arzt eine Vergütung für Leistungen, die nicht Bestandteil der vertragsärztlichen Versorgung
>
> ▼

sind, von einem in der GKV versicherten Patienten nur nach vorheriger schriftlicher Vereinbarung verlangen darf. Dabei muss der Patient ausdrücklich auf seine Pflicht zur Übernahme der Kosten hingewiesen werden.

> **Wichtig**
>
> Dem Arzt, der individuelle Gesundheitsleistungen anbietet, kommt in diesem Zusammenhang auch eine entsprechende gesteigerte Aufklärungsverpflichtung über wirtschaftliche Folgen zu.

Die Form der Abrechnung muss sicherstellen, dass es dem Patienten nicht möglich ist, sich die Ausgaben im Sinne der Kostenerstattung von seiner Krankenkassen zurück erstatten zu lassen (z. B. bei freiwillig in der GKV versicherten Patienten). Bliebe diese Möglichkeit offen, so würde die Rückerstattung zwangsläufig Auswirkungen auf die Budgetberechnung der Kassenleistungen haben und sich so zum Nachteil des Arztes auswirken.

> **Wichtig**
>
> Zur Vermeidung von Unstimmigkeiten sollte bei Abschluss der schriftlichen Vereinbarung die gewünschte ärztliche Leistung eindeutig definiert werden.

Dabei bietet sich unter Umständen auch ein direkter Bezug auf einen Katalog von individuellen Gesundheitsleistungen an.

Die kassenärztliche Vereinigung Bayerns hat zuletzt Mitte 2003 eine Broschüre herausgegeben mit dem Titel *Informationen zur Privatliquidation bei GKV-Versicherten*, die das Muster einer Erklärung über die Wahlentscheidung zur privatärztlichen Behandlung enthält, wie es § 18 Abs. 8 des Bundesmantelvertrages für Ärzte fordert.

Hintergrund für diese Formalien ist der Umstand, dass Kassenpatienten in der Regel nicht persönlich mit wirtschaftlichen Aufwendungen im Zusammenhang mit Gesundheitsdienstleistungen belastet werden, da im GKV-Bereich das oben beschriebene Sachleistungsprinzip gilt. Deshalb bedarf der Kassenpatient aus Sicht des Gesetzgebers eines besonderen Schutzes vor Übereilung.

Die Abrechnung der individuellen Gesundheitsleistungen findet ihre rechtliche Grundlage in den Vorschriften der Gebührenordnung für Ärzte bzw. Zahnärzte (GOÄ/GOZ), da es sich bei der Erbringung dieser Leistungen auch bei GKV-Patienten immer um eine privatärztliche Behandlung handelt. Dies gilt nicht nur bei stationären individuellen Gesundheitsleistungen, sondern insbesondere auch bei ambulanten Leistungen.

> Somit finden alle Vorschriften der GOÄ/GOZ Anwendung.

Ausdrücklich hebt § 1 Abs. 2 GOÄ im hier maßgeblichen Zusammenhang hervor, dass der Arzt Vergütungen nur für Leistungen berechnen darf, die nach den Regeln der ärztlichen Kunst für eine medizinisch notwendige ärztliche Versorgung erforderlich sind.

> **Wichtig**
>
> Leistungen, die über das Maß einer medizinisch notwendigen ärztlichen Versorgung hinausgehen, darf der Arzt nur berechnen, wenn sie auf *Verlangen des Zahlungspflichtigen* erbracht worden sind.

Bei der Liquidation von individuellen Gesundheitsleistungen ist auch der Gebührenrahmen des § 5 GOÄ zu berücksichtigen.

> Daraus ergibt sich, dass Leistungen grundsätzlich bis zum 2,3fachen Steigerungsfaktor, mit entsprechender Begründung auch bis zum 3,5-fachen Steigerungsfaktor, abgerechnet werden dürfen.

Die Bundesärztekammer und die kassenärztliche Bundesvereinigung haben in diesem Zusammenhang jedoch darauf hingewiesen, dass bei der Abrechnung individueller Gesundheitsleistungen der Status des GKV-Patienten berücksichtigt werden sollte. Deshalb wird häufig empfohlen, individuelle Gesundheitsleistungen lediglich mit dem 1-fachen Gebührensatz der GOÄ abzurechnen. Eine rechtliche Grundlage hierfür gibt es jedoch nicht.

Vielmehr ist in diesem Zusammenhang darauf hinzuweisen, dass auch bei der Erbringung individueller Gesundheitsleistungen, insbesondere bei kosmetischen Maßnahmen, auch mit GKV-Patienten nach entsprechender wirtschaftlicher Information eine Honorarvereinbarung im Sinne von § 2 GOÄ in einer gesonderten Urkunde unter besonderer Berücksichtigung der damit einhergehenden Voraussetzungen abgeschlossen werden kann. Im Rahmen dieser Honorarvereinbarung kann dann auch ein über dem 3,5-fachen Steigerungsfaktor liegender Satz vereinbart werden. Dieser Steigerungssatz muss sich jeweils individuell auf die einzelne Leistung beziehen, die zu einem höheren Steigerungsfaktor abgerechnet werden soll.

> Pauschalvergütungen oder Festpreise sind nicht zulässig.

> **Wichtig**
>
> Fehlt eine Dokumentation im Sinne der zuvor genannten, mit dem Patienten getroffenen schriftlichen Vereinbarung, kann es zu erheblichen Schwierigkeiten bei der Realisierung der abgerechneten Leistungen kommen.

Hierbei ist auch § 12 Abs. 3 Satz 4 GOÄ zu beachten, der bei Erstellung der Rechnung eine Kennzeichnung derjenigen Leistungen verlangt, die auf besonderen Wunsch des Patienten erbracht worden sind. Diese *Wunschleistungen* müssen in der Rechnung ausdrücklich als auf Wunsch des Patienten erbrachte Leistungen bezeichnet werden.

> Medikamente und sonstige Heil- oder Hilfsmittel, die im Zusammenhang mit der gewünschten individuellen Gesundheitsleistung verordnet werden, können ebenfalls nicht zu Lasten der GKV erstattet werden.

Auch wenn der GKV-Patient eine private Zusatzversicherung besitzt, sollte der Arzt stets unmittelbar diesem gegenüber, also nicht mit seiner Krankenversicherung abrechnen. Dieser Hinweis bezieht sich nicht nur auf stationäre private Zusatzversicherungen, sondern auch auf ambulante private Zusatzversicherungen, die nun auch durch GKV-Patienten vermehrt abgeschlossen werden.

> **Wichtig**
>
> Einige private Krankenversicherer haben sich auf den Bereich individueller Gesundheitsleistungen spezialisiert und bieten in diesem Zusammenhang entsprechende Versicherungstarife für ihre Versicherten an.

Durch das Bestehen einer solchen Versicherung wird das Vertragsverhältnis zwischen dem Arzt und seinem Patienten zur Erbringung von individuellen Gesundheitsleistungen und ihrer Abrechnung allerdings nicht berührt. Schließlich handelt es sich bei diesen Leistungen um Wunschleistungen, in deren Fall der private Krankenversicherer unter Umständen an der Notwendigkeit der Behandlung zweifelt und nur einen Teilbetrag an seinen Versicherungsnehmer erstattet. Bei unmittelbarer Abrechnung mit dem Patienten werden solche Erstattungsrisiken meist vermieden.

Da auch bei individuellen Gesundheitsleistungen sämtliche Regelungen der Gebührenordnung für Ärzte Anwendung finden, ist eine Vorschusserhebung vor Erbringung der individuellen Gesundheitsleistungen nicht zulässig.

> Eine Abrechnung der ärztlichen Leistungen kann nach § 12 GOÄ erst nach Erbringung der ärztlichen Leistung und nach Rechnungslegung erfolgen. Die GOÄ sieht Vorschusserhebungen nicht vor.

Von besonderer Brisanz bei der Abrechnung von Sonderleistungen bzw. individuellen Gesundheitsleistungen gegenüber GKV-Patienten auf privatärztlicher Basis ist die Frage, ob bei der ein oder anderen individuellen Gesundheitsleistung überhaupt kurative Zwecke verfolgt werden.

Wichtig

Ist dies nämlich – wie bei den eingangs genannten Beispielen Piercing, ästhetische/kosmetische Operationen – nicht der Fall, handelt es sich unter steuerlichen Gesichtspunkten nicht um insoweit steuerlich begünstige Heileingriffe, sondern um nichtkurative Leistungen, die regelmäßig der Umsatzsteuerpflicht unterliegen.

So hat das Urteil des Finanzgerichts Berlin vom 12.11.2002, welches bisher noch nicht rechtskräftig ist, für einige Unruhe gesorgt.

Danach soll die privatärztliche Liquidationen bei so genannten Schönheitsoperationen stets umsatzsteuerpflichtig sein.

So sei bei nichtkurativen ärztlichen Leistungen, also insbesondere auch bei medizinisch nicht indizierten Wunscheingriffen, die gesetzliche Umsatzsteuer in Höhe von derzeit 16% zusätzlich zu dem nach der GOÄ berechneten Honorar hinzu zu rechnen und nach Einziehung an das zuständige Finanzamt im Rahmen von regelmäßigen Umsatzsteuervoranmeldungen abzuführen.

Grundsätzlich sind alle *kurativen ärztlichen Leistungen* nach § 4 Nr. 14 des Umsatzsteuergesetzes von der Umsatzsteuer befreit. Diese in erster Linie unter sozialen Aspekten geschaffene Ausnahmeregelung war jedoch bereits durch ein Urteil des Europäischen Gerichtshofs vom 14.09.2000 dahingehend spezifiziert worden, dass regelmäßig nur die kurativen Zwecken dienenden ärztlichen Tätigkeiten im Bereich der Humanmedizin umsatzsteuerfrei seien. Demgegenüber unterlägen alle ärztlichen Maßnahmen, die nicht der Gesundheiterhaltung dienten, der Umsatzsteuerpflicht. So ist in Folge der Entscheidung des Europäischen Gerichtshofs die Berechnung ärztlicher Gutachten nur noch dann umsatzsteuerfrei, wenn ein therapeutisches Ziel im Vordergrund der Begutachtung steht.

Statusgutachten über den Gesundheitszustand eines Patienten oder im Rahmen von Gerichtsverfahren sind stets umsatzsteuerpflichtig.

Bei der Abrechnung von Sonderleistungen außerhalb des GKV-Katalogs gegenüber Privatpatienten und auch gegenüber GKV-Patienten auf privatärztlicher Grundlage nach der GOÄ ist daher stets zu prüfen, ob die vorgenommene Maßnahme in erster Linie kurativen Zwecken dient. Ist dies – was bei solchen Sonderleistungen häufig vorkommt – nicht der Fall, ist zusätzlich zu dem GOÄ-Honorar noch die Umsatzsteuer zu erheben.

17.4 Die Therapie- und Methodenwahlfreiheit des behandelnden Arztes

Gerade bei Tinnitus sind die mittlerweile entwickelten Diagnose- und Therapieverfahren so zahlreich und so streitig, wie sonst selten in der Medizin. Wegen der beschränkten wirtschaftlichen Ressourcen im Gesundheitswesen hat sich daher in jüngster Vergangenheit so mancher Funktionär der Krankenkassen und der medizinischen Dienste zu der Aussage verstiegen, dass die im Rahmen der Tinnitustherapie entwickelten Infusionstherapien bislang keinen wissenschaftlichen Wirkungsnachweis erbracht hätten und daher nicht zu Lasten der GKV abgerechnet werden dürfen. Aufgrund solcher Äußerungen hat es daher bereits von Seiten der behandelnden Ärzte die Forderung gegeben, sämtliche im Rahmen der Tinnitustherapien zum Einsatz kommende Maßnahmen immer privatärztlich, auch gegenüber GKV-Patienten, abzurechnen.

Diese sicherlich auch unter ethischen Aspekten sehr problematische Situation lässt sich nur dahingehend lösen, dass deutlich werden muss: Es können bzw. müssen Leistungen im eingangs definierten Sinne immer dann zu Lasten der GKV durchgeführt und abgerechnet werden, wenn diese nach den aktuellen medizinisch-wissenschaftlichen Erkenntnissen vertretbar sind.

Wenn demnach die aktuelle medizinisch-wissenschaftliche Leitlinie »Tinnitus« der *Deutschen Gesellschaft für Hals-Nasen-Ohren-Heilkunde, Kopf- und Hals-Chirurgie* ein Infusionstherapieverfahren für vertretbar erachtet, kann dieses im Rahmen der Therapie- und Auswahlentscheidung des jeweils behandelnden Arzt auch zu Lasten der GKV durchgeführt und abgerechnet werden.

Der für das Leistungsrecht der GKV zuständige 3. Senat des Bundessozialgerichts hat in seinem Urteil vom 13.05.2004 diese Therapie- und Methodenwahlfreiheit des jeweils behandelnden Arztes nochmals hervorgehoben.

Damit knüpft das Bundessozialgericht konsequent an seine bisherige Rechtsprechung an, mit der den jeweils verantwortlichen Ärzten in Klinik und Praxis eine im Nachhinein nicht korrigierbare Schlüsselstellung bei allen therapeutischen Entscheidungen zugebilligt wird, soweit diese Entscheidungen in medizinisch-wissenschaftlicher Hinsicht vertretbar sind. Die Entscheidung des verantwortlichen Arztes, die immer eine Prognose erfordere, müsse nach Ansicht des Bundessozialgerichts auch von Seiten der gesetzlichen Krankenkassen hingenommen werden, sofern sie vertretbar sei, zumal der Arzt die volle strafrechtliche und zivilrechtliche Verantwortung für seine Entscheidungen trage.

Vertretbar seien ärztliche Entscheidungen immer dann, wenn sie sich am jeweils aktuellen Stand der anerkannten medizinisch-wissenschaftlichen Erkenntnisse orientierten. Dieser Standard spiegele sich in erster Linie in den Leitlinien und Therapieempfehlungen der jeweiligen medizinisch-wissenschaftlichen Fachgesellschaften und ärztlichen Berufsverbände wider.

Aufbauend auf diese Rechtsprechung des Bundessozialgerichts hat das Sozialgericht Düsseldorf im Urteil vom 17.05.2002 festgestellt, dass sich die Notwendigkeit und die Dauer einer stationären Behandlung danach beurteilen lassen, ob die maßgebliche Entscheidung des verantwortlichen Arztes

nach seinen jeweiligen Erkenntnismöglichkeiten *vertretbar* sei. Danach reiche es für die Vertretbarkeit der Ansicht des behandelnden Arztes über die Notwendigkeit eines bestimmten Therapieverfahrens aus, wenn seine Auffassung zumindest von wesentlichen Teilen der medizinischen Wissenschaft als zutreffend dargestellt werde.

Soweit z. B. die stationäre Infusionsbehandlung bei Tinnitus demnach auch durch die Leitlinie der *Deutschen Gesellschaft für HNO-Heilkunde, Kopf- und Hals-Chirurgie* zum Zeitpunkt der Behandlung als vertretbar bewertet werde, sei die Notwendigkeit der stationären Behandlung damit ausreichend nachgewiesen.

Dasselbe gilt natürlich auch für die ambulanten Therapieverfahren im Zusammenhang mit dem Tinnitus. Im ambulanten Sektor ist allerdings zu berücksichtigen, dass im Gegensatz zum stationären Bereich hier nur diejenigen Leistungen zu Lasten der GKV durchgeführt und abgerechnet werden dürfen, die vom Gemeinsamen Bundesausschuss genehmigt worden sind und sich im EBM abgebildet haben. Insoweit besteht ein systematischer Unterschied zwischen dem ambulanten und stationären Bereich.

Nur im stationären Bereich steht die Anwendung bestimmter Therapieverfahren nicht unter dem Genehmigungsvorbehalt des Gemeinsamen Bundesausschusses.

Im stationären Bereich sind alle Therapien auf medizinisch-wissenschaftlicher Grundlage zu Lasten der GKV durchführbar und können abgerechnet werden, soweit sie nicht ausdrücklich vom Gemeinsamen Bundesausschuss ausgeschlossen wurden.

Im ambulanten Sektor gilt genau das Umgekehrte. Dort sind nur die Therapien zu Lasten der GKV durchzuführen und abzurechnen, die vom Gemeinsamen Bundesausschuss genehmigt wurden und im EBM zur Abrechenbarkeit abgebildet sind.

Fazit

Die Durchführung und Abrechnung von Sonderleistungen, also von medizinisch sinnvollen Leistungen außerhalb des Kataloges der GKV, wird sich angesichts der sich dramatisch entwickelnden Finanzierungssituation des Gesundheitswesens zukünftig erheblich ausweiten. Auch aktuelle politische Vorschläge zur Umstrukturierung des Gesundheitswesens gehen dahin, nur noch in einem relativ engen Korridor Regelleistungen zu Lasten der GKV anzubieten und den Versicherten darüber hinaus selbst zu überlassen, welche weiteren Gesundheitsrisiken sie versichern wollen. Auch die ur-
▼

sprünglich ab dem Jahre 2005 wirkende Herausnahme des Zahnersatzes bei GKV-Patienten aus dem GKV-Katalog ist wie auch die nun vorgesehene Versicherungslösung nur ein Anfang einer Entwicklung, die das Feld von bisherigen Sonderleistungen demnächst zu einem Feld der Regelleistungen werden lässt. Hier besteht nicht nur für die Patienten, sondern insbesondere auch für die Ärzte eine besondere Chance, sich zu spezialisieren und den Patienten auf hohem Niveau medizinisch sinnvolle Leistungen unter Ausnutzung des stetigen medizinischen Fortschritts anzubieten.

17

Sachverzeichnis